全国卫生职业教育康复治疗类应用技能型
人才培养"十三五"规划教材

供康复治疗技术、药学、中药学、中医学、护理等专业使用

人体机能学

主　编　高　玲　王玉勤　范秀英

副主编　李小玲　李春梅　李恩耀　张　丽

编　委　（以姓氏笔画排序）

于晓婷　辽宁医药职业学院

王玉勤　辽宁医药职业学院

李小玲　鄂州职业大学

李春梅　随州职业技术学院

李恩耀　郑州大学第五附属医院

吴晓岚　辽宁医药职业学院

张　丽　聊城市医药技工学校

陈　辉　随州职业技术学院

范秀英　聊城职业技术学院

胡英君　博尔塔拉职业技术学院

胡鸿雁　随州职业技术学院

奚　丹　长春医学高等专科学校

高　玲　长春医学高等专科学校

唐　红　长春医学高等专科学校

华中科技大学出版社
http://www.hustp.com
中国·武汉

内 容 简 介

本书是全国卫生职业教育康复治疗类应用技能型人才培养"十三五"规划教材。

本书共分十二章,主要包括绪论、细胞、血液、血液循环、呼吸、消化与吸收、能量代谢和体温、肾的排泄、感觉器官、神经系统、内分泌、运动系统等内容。本书突出表现为以章节为板块,重点详述了神经系统和运动系统的内容,有助于学生更好地学习后续课程和进行康复医疗实践。

本书适用于康复治疗技术、药学、中药学、中医学、护理等专业。

图书在版编目(CIP)数据

人体机能学/高玲,王玉勤,范秀英主编. —武汉:华中科技大学出版社,2018.8(2022.1重印)
全国卫生职业教育康复治疗类应用技能型人才培养"十三五"规划教材
ISBN 978-7-5680-4284-0

Ⅰ.①人… Ⅱ.①高… ②王… ③范… Ⅲ.①人体生理学-高等职业教育-教材 Ⅳ.①R33

中国版本图书馆 CIP 数据核字(2018)第 182351 号

人体机能学
Renti Jinengxue

高 玲 王玉勤 范秀英 主编

策划编辑:罗 伟
责任编辑:毛晶晶
封面设计:原色设计
责任校对:何 欢
责任监印:周治超
出版发行:华中科技大学出版社(中国·武汉)　　电话:(027)81321913
　　　　　武汉市东湖新技术开发区华工科技园　　邮编:430223
录　排:华中科技大学惠友文印中心
印　刷:武汉市籍缘印刷厂
开　本:880mm×1230mm　1/16
印　张:15
字　数:377 千字
版　次:2022 年 1 月第 1 版第 4 次印刷
定　价:52.00 元

全国卫生职业教育康复治疗类
应用技能型人才培养"十三五"规划教材

编委会

随着我国经济的持续发展和教育体系、结构的重大调整,职业教育办学思想、培养目标随之发生了重大变化,人们对职业教育的认识也发生了本质性的转变。我国已将发展职业教育作为重要的国家战略之一,高等职业教育成为高等教育的重要组成部分。作为高等职业教育重要组成部分的高等卫生职业教育也取得了长足的发展,为国家输送了大批高素质技能型、应用型医疗卫生人才。

康复医学现已与保健医学、预防医学、临床医学并列成为现代医学的四大分支之一。现代康复医学在我国发展有 30 多年历史,是一个年轻但涉及众多专业的医学学科,在我国虽然起步较晚,但发展很快,势头良好,在维护人民群众身体健康、提高生存质量等方面起到了不可替代的作用。

2017 年国务院办公厅发布的《关于深化医教协同进一步推进医学教育改革与发展的意见》中明确指出,高等医学教育必须"坚持质量为上,紧紧围绕人才培养质量要素,深化教育教学改革,注重临床实践能力培养","以基层为重点,以岗位胜任能力为核心,围绕各类人才职业发展需求,分层分类制订继续医学教育指南,遴选开发优质教材"。高等卫生职业教育发展的新形势使得目前使用的教材与新形势下的教学要求不相适应的矛盾日益突出,加强高职高专医学教材建设成为各院校的迫切要求,新一轮教材建设迫在眉睫。

为了更好地顺应我国高等卫生职业教育教学与医疗卫生事业的新形势和新要求,贯彻落实《国家中长期教育改革和发展规划纲要(2010—2020 年)》中"以服务为宗旨,以就业为导向"的思想精神,以及国家《职业教育与继续教育 2017 年工作要点》的要求,充分发挥教材建设在提高人才培养质量中的基础性作用,同时,也为了配合教育部"十三五"规划教材建设,进一步提高教材质量,在认真、细致调研的基础上,在全国卫生职业教育教学指导委员会专家和部分高职高专示范院校领导的指导下,我们组织了全国近 40 所高职高专医药院校的近 200 位老师编写了这套以医教协同为特点的全国卫生职业教育康复治疗类应用技能型人才培养"十三五"规划教材,并得到了参编院校的大力支持。

本套教材充分体现新一轮教学计划的特色,强调以就业为导向、以能力为本位、以岗位需求为标准的原则,按照技能型、服务型高素质劳动者的培养目标,坚持"五性"(思想性、科学性、先进性、启发性、适用性)和"三基"(基本理论、基本知识、基本技能)要求,着重突出以下编写特点:

(1)紧扣最新专业目录、教学计划和教学大纲,科学、规范,具有鲜明的高等卫生职业教育特色。

(2)密切结合最新高等职业教育康复治疗技术专业教育基本标准,紧密围绕执业资格标准和工作岗位需要,与康复治疗师资格考试相衔接。

(3)突出体现"医教协同"的人才培养模式,以及课程建设与教学改革的最新成果。

(4)基础课教材以"必需、够用"为原则,专业课程重点强调"针对性"和"适用性"。

(5)内容体系整体优化,注重相关教材内容的联系和衔接,避免遗漏和不必要的重复。

(6)探索案例式教学方法,倡导主动学习,科学设置章节(学习情境),努力提高教材的趣味性、可读性和简约性。

(7)采用"互联网+"思维的教材编写理念,增加大量数字资源,构建信息量丰富、学习手段灵活、学习方式多元的立体化教材,实现纸媒教材与富媒体资源的融合。

这套新一轮规划教材得到了各院校的大力支持和高度关注,它将为新时期高等卫生职业教育的发展作出贡献。我们衷心希望这套教材能在相关课程的教学中发挥积极作用,并得到读者的青睐。我们也相信这套教材在使用过程中,通过教学实践的检验和实际问题的解决,能不断得到改进、完善和提高。

全国卫生职业教育康复治疗类应用技能型人才培养
"十三五"规划教材编写委员会

前　言

　　为了满足高职高专医药院校康复治疗技术专业的教学需要，更好地培养面向社区、城乡各级医疗卫生服务机构康复专业方面的实用技能型人才，华中科技大学出版社组织编写了供高职高专医药院校康复治疗技术等专业教学使用的工学结合"十三五"规划教材。在教材的编写中，我们始终围绕教材编写的总体原则和编写要求，根据康复治疗技术专业人才培养方案的要求，在贺伟、李光辉、张洁琼主编的《正常人体机能》基础上，进行了本次《人体机能学》教材的编写工作。

　　人体机能学是高职高专康复专业的一门重要的专业基础课，其主要内容包括正常状态下人体及其各部分的功能。本课程的主要任务是使学生掌握或了解今后从事职业所必需的人体机能学的基本知识和基本技能；掌握正常人体结构与功能之间的关系、人体与环境的关系及人体功能活动的一般规律和影响因素；学会正确运用本课程的术语、常用概念及重点知识，为后续专业课及相关职业技能的学习奠定基础。

　　本教材的编写框架突出表现为以章节为板块，在《正常人体机能》基本内容的基础之上，重点详述了康复医疗技术专业人才所必须掌握的神经系统和运动系统的内容，有助于学生后续课程的学习和在康复医疗实践过程中更加准确地判断患者病情、病变部位、性质和严重程度，并为后续康复治疗提供相关的理论依据和参考。

　　本教材的编委是来自全国各地的高等医学院校的骨干教师，具有丰富的教学和科研工作经验，编写过程中也得到了各参编学校领导、教研室的大力支持和帮助，在此表示感谢。

　　由于时间和编者的学术水平有限，书中疏漏之处在所难免。恳切希望读者对本教材中存在的问题和不足提出批评和指正，以使本教材再版时得到进一步的补充和完善。

编　者

目 录

MULU

第一章 绪 论

　　人体机能学是研究正常人体各种功能活动及其机理的一门科学,它是基础医学主干课程之一。

　　人体机能学的研究内容包括了系统、器官、细胞不同水平及人体整体所表现的各种生命现象、活动规律及各部分之间的相互关系;内、外环境变化对人体机能的影响及其机制。

　　正常人体机能学是一门实验性科学,它的所有知识都来自临床实践和实验研究。实验研究包括动物实验和人体实验。动物机体的结构和功能相对简单,或在某些方面具有典型性或优越性,在研究一些基本生命活动或特殊功能活动时更为适合。由于动物与人体在结构和功能上有很多相似之处,因此,常常利用动物实验的结果来推断人体的功能。人体实验主要是进行人群资料调查,例如,目前开展的慢性病防治中人体血压的相关数值就是通过对大批人群采样后,再用统计学方法对数据进行处理后所获得的。正常人体机能学是以人体以及组成人体的各个系统、组织器官和细胞为研究对象,研究他们的活动规律和活动机制。研究不同系统、组织器官和细胞之间的相互关系、相互作用及机体内外环境变化对它们的影响。因此,学习正常人体机能要从细胞和分子水平、器官和系统水平以及整体水平有机地结合和关联起来,才能更好地遵循人体机能活动的客观规律,更好地理解健康与疾病,同时又有助于在后续课的学习及康复医疗实践过程中更加准确地判断康复病人功能障碍的部位、性质、严重程度,并且为康复治疗前、中、后期的病人,进行与康复治疗相关的功能评价提供参考。

第一节　生命活动的基本特征

　　人体所表现出的各种功能活动,统称为生命活动,如食物的消化和吸收、呼吸运动、血液循环等。生命活动的基本特征包括新陈代谢、兴奋性、适应性和生殖。

一、新陈代谢

　　新陈代谢(metabolism)是指人体或组织细胞与环境不断地进行物质交换和能量交换以实现自我更新的过程。

　　新陈代谢包括物质代谢和能量代谢两个过程。物质代谢包括合成代谢和分解代谢。合成代谢也称为同化,是指人体从环境中摄取营养物质合成自身成分同时储存能量的过程;分解代谢也称为异化,是指人体分解自身成分同时释放能量的过程。由此可见,人体内的能量代谢是建立在物质代谢基础上的,物质代谢与能量代谢密不可分。

机体通过不断地与环境进行物质交换及体内物质形式、能量的转换完成各种生命活动。生命活动最基本的特征就是新陈代谢，生命的全部活动特征都是在新陈代谢基础上产生的。可以说人体有新陈代谢就有生命，新陈代谢一旦停止生命就会结束。

二、兴奋性

兴奋性（excitability）是指人体或组织细胞对刺激发生反应的能力或特性。

（一）刺激和反应

刺激（stimulus）是指能被人体感受并产生反应的环境变化。刺激引起人体产生反应需要具备以下三个条件：刺激的强度、刺激的作用时间和刺激强度的变化率。

人体受到的刺激主要分为物理性刺激、社会心理性刺激、生物性刺激和化学性刺激四种。①物理性刺激：如康复治疗中的电疗、光疗、超声波疗法、温热疗法、机械运动疗法等就是通过对患者施加物理性刺激，以促进康复。②社会心理性刺激：良好的社会环境和心理刺激会使人的心理及身体产生积极的反应，而不良的社会环境和心理刺激则会使人的心理及身体产生消极的反应。因此，在康复过程中，除了必要的医学康复手段，同时还要注重患者的心理变化，采用恰当的形式，创造良好的社会环境，这些同样会有助于患者树立战胜困难、重归社会的信心，恢复热爱生活的勇气，有利于患者的康复。③生物性刺激：如细菌、病毒、支原体等。④化学性刺激：如酸、碱、盐、某些药物和化妆品等。

反应（response）是指人体或组织细胞受到刺激后所产生的功能活动变化。反应的形式分为两种：兴奋和抑制。兴奋是指受刺激后，人体或组织细胞的活动在原有基础上增强；抑制是指受刺激后，人体或组织细胞的活动在原有基础上减弱。

（二）衡量兴奋性的指标——阈值

人体内不同的组织，其兴奋性的高低不同；同一组织在不同的环境或不同的功能状态下，其兴奋性的高低也不相同。阈值是指引起组织兴奋的最小刺激强度。测定组织阈值的大小，可以反映组织兴奋性的高低；组织的兴奋性高低与阈值呈反变关系。强度与阈值相等的刺激称为阈刺激；强度比阈值低的刺激称为阈下刺激，强度比阈值高的刺激称为阈上刺激。如果用阈刺激可引起组织兴奋，表明组织的兴奋性正常；如果用阈下刺激可引起组织兴奋，表明组织的兴奋性高于正常；如果用阈上刺激才能引起组织兴奋，表明组织兴奋性低于正常。人体各种组织中，通常将兴奋性较高的神经、肌肉、腺体称为可兴奋组织。

（三）兴奋性的周期性变化

当组织受到一次刺激发生兴奋时，该组织的兴奋性随之会发生一系列有规律的变化（图1-1），依次为绝对不应期、相对不应期、超常期和低常期。在绝对不应期内，组织细胞对任何强度刺激都不会再次发生反应，即兴奋性为"0"；在相对不应期内，组织细胞可以对阈上刺激再次发生反应，即兴奋性低于正常；在超常期内，组织细胞可以对阈下刺激可再次发生反应，即兴奋性高于正常；在低常期内，组织细胞可以对阈上刺激可再次发生反应，即兴奋性低于正常。组织细胞的兴奋性经过上述一系列规律性的变化后，其兴奋性恢复正常。

组织兴奋时其兴奋性变化所经历的时间是极其短暂的，并且不同的组织时间也不相同，但一般都在100 ms以内，例如，哺乳动物的粗大神经纤维，其绝对不应期约为0.3 ms，相对不应期约为3.0 ms，超常期约为12.0 ms，低常期约为70.0 ms，兴奋性变化的全过程约85.3 ms。

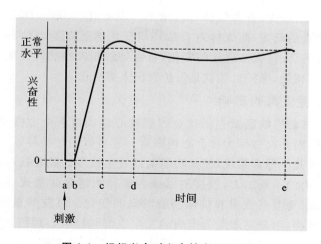

图 1-1　组织兴奋时兴奋性变化示意图

注：ab,绝对不应期；bc,相对不应期；cd,超常期；de,低常期。

组织一次兴奋后其兴奋性的周期性变化是普遍存在的。其中绝对不应期时间的长短决定了组织两次兴奋之间的最短时间间隔，即无论给予组织的刺激频率多快，组织都会依据其不应期的长短，在单位时间内最多只能产生一定次数的兴奋。

三、适应性

人体长期生活在某一特定环境中，在环境因素的影响下，可逐渐形成一种特殊的、适合自身生存的反应方式。人体根据环境变化调整自身生理功能的过程称为适应；而人体按环境变化调整自身生理功能以适应环境的能力称为适应性（adaptability）。例如：长期居住在高原地区的人，其血液中红细胞数远远超过平原地区的人，以提高血液的运氧能力，克服高原缺氧对人体生命活动产生的影响，即所谓的"适者生存"；另外，有些运动项目运动员在大赛前通常选择到海拔较高的地区进行一段时间的封闭集训以提高运动成绩，也是合理地利用了人体对高原缺氧这一特殊环境所产生的适应性。

四、生殖

生命靠生殖活动得以延续。生殖是指生物体生长发育成熟后，能够产生与自己相似的子代个体的功能。它是维持生物绵延和种系繁殖的重要生命活动。

第二节　人体与环境

机体生存在两个环境中，一个是不断变化着的外环境，另一个是比较稳定的内环境。

一、人体与外环境

人类生活的外环境包括自然环境和社会环境。外环境的变化对人体的生理活动会产生影响。

（一）自然环境因素的影响

自然环境对人体的影响因素按其性质可分为物理因素、化学因素和生物因素。例如,空气的温度、气压、湿度、有毒气体等因素的不断变化,会对人体造成刺激,人体必须或不得不做出适应性的反应,而人体对自然环境变化的适应能力是有一定限度的,如果环境因素发生过度的、人体无法适应的变化,将会导致相关疾病的发生,甚至是死亡。因此,人与自然要和谐相处,保护自然就是保护我们人类自己。

(二) 社会环境因素的影响

社会环境对人体的影响因素包括社会因素和心理因素两个方面。由于这二者之间存在着密切的联系,因此又常称为社会心理因素。它可以通过神经系统特别是通过大脑皮层,作用于一个或几个器官系统,使其功能活动发生改变。随着社会竞争的不断加剧,学习、工作、生活压力的不断加大,过度的紧张劳累导致情绪波动或心理失衡,可通过神经系统、内分泌系统、免疫系统引起机体功能活动的变化。目前严重威胁人类健康的心脑血管疾病、恶性肿瘤、内分泌紊乱等疾病的发生也都与社会心理因素有关。因此,现代医学在对疾病的治疗或人体康复治疗的实践中,也正在从过去的生物医学模式逐渐向生物-心理-社会医学模式转变,并在具体的医疗实践中逐步改变过去"以疾病为中心"的诊治方法,更加侧重"以病人为中心"的诊治方法。

二、内环境与稳态

(一) 内环境

人体内的绝大多数细胞是不与外环境直接接触的,而是处在细胞外液之中。由细胞外液构成细胞的生存环境,称为内环境(internal environment)。

内环境对细胞的生存及维持细胞的生理功能十分重要。一方面它为细胞的新陈代谢提供场所,如细胞代谢所需要的 O_2 和营养物质只能直接从内环境中摄取,而细胞代谢产生的 CO_2 和代谢产物也只能直接排到内环境中,然后通过血液循环运送到排泄器官排出体外;另一方面内环境又为细胞生存及活动提供了适宜的理化条件,如温度、渗透压、酸碱度及各种物质的浓度等。

(二) 稳态

维持内环境理化性质相对恒定的状态,称为稳态(homeostasis)。稳态的含义,一方面是指细胞外液的理化性质如温度、渗透压、酸碱度、各种物质的浓度等要经常保持相对恒定,不随外环境的变化而发生明显波动,如自然环境(外环境)的温度可随着四季的更替而发生较大幅度的变化,但正常人体内的温度总是恒定在 37 ℃左右,变化范围不会超过 1 ℃;另一方面是指这个恒定的状态是在一定范围内波动的动态平衡。

目前,稳态已经泛指从细胞到整体功能的相对恒定。从稳态的角度分析健康与疾病,可以认为健康就是人体的功能处于稳态水平,疾病就是人体功能较大幅度地偏离了稳态,而治疗的目的就是让人体功能重新恢复到稳态。

第三节　人体功能的调节

一、人体功能的调节方式

人的生存离不开环境。人体所处的内、外环境每时每刻都在发生变化,这就需要人体对其感受到的内、外环境变化做出及时、准确的反应,而这些反应是在人体内调节系统的调控下产生的。人体功能的调节方式有三种:神经调节、体液调节和自身调节。

（一）神经调节

神经系统通过神经纤维的联系对人体功能进行的调节称为神经调节。神经调节的基本方式是反射(reflex)。反射是指在中枢神经系统参与下,机体对刺激产生的规律性应答反应。反射活动的结构基础是反射弧,它包括感受器、传入神经、神经中枢、传出神经和效应器五个部分(图 1-2)。

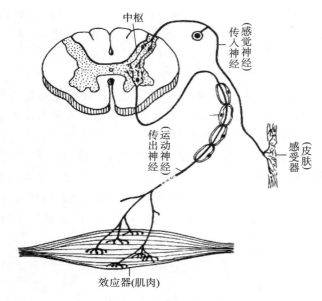

图 1-2 反射弧模式图

感受器是感受内、外环境变化(刺激)的结构和装置,它能将人体感受到的各种刺激转变成电信号,由传入神经传向神经中枢;神经中枢可对传入信号整合分析并做出指令,经传出神经,同样以电信号的形式传至效应器;效应器在中枢的指令下增强或减弱其本身活动(反应)。反射活动过程是按着反射弧的顺序进行的,反射弧中任何一个部分受到损坏,与此相关的反射活动都会受到影响甚至消失。人和高等动物的反射活动分为非条件反射和条件反射两种。神经调节的特点是迅速、精确、作用的持续时间较短。

（二）体液调节

体液中的化学物质(如激素、细胞代谢产物等)对人体功能进行的调节称为体液调节。激素是由内分泌细胞或内分泌腺分泌的高效能生物活性物质,接受激素调节的细胞、组织、器官,分别称为这种激素的靶细胞、靶组织、靶器官。激素可通过血液循环等途径运到靶细胞、靶组织或靶器官,并通过与靶细胞的相关受体结合,而改变靶细胞的代谢活动及功能。体液调节的特点是缓慢、范围广泛、作用的持续时间较长。

一般情况下,体液调节中的内分泌腺分泌激素是一个独立系统,但人体主要的内分泌腺都受神经调节,结果使体液(激素)调节成为神经反射弧中的一部分,即反射弧传出神经通路上的分支或延长。这种以神经调节为主导、有体液调节参加的联合调节方式又被称为神经-体液调节(图 1-3),人体功能的调节大多数是这种联合调节方式。

（三）自身调节

自身调节是指组织细胞在不依赖神经调节和体液调节的情况下,对刺激自动产生适

Note

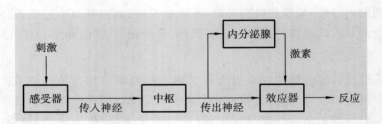

图 1-3　神经-体液调节示意图

应性变化的过程。如当动脉血压在 $80\sim180$ mmHg 范围内变化时,肾血流量保持相对恒定就是肾血管自身调节的结果。自身调节的特点是调节的幅度小、灵敏度较低。

二、人体功能调节的自动控制

按照控制论的原理,可将人体的神经调节系统与体液调节系统看作是"自动控制系统"。其中,反射中枢或内分泌腺是"控制部分",神经递质或激素是控制信息,效应器或靶细胞是"受控部分",而效应器或靶细胞活动的变化是"反馈信息"。在控制部分和受控部分之间,存在着双向的信息联系,即控制部分通过发放控制信息(神经递质或激素),调节受控部分的活动;而受控部分又通过反馈信息,对控制部分的活动施加影响,并不断地纠正和调整控制部分的活动,从而达到精确的调节。这种由受控部分发出信息反过来影响控制部分活动的调节过程称为反馈(feedback)(图 1-4)。根据反馈的结果不同可将其分为负反馈和正反馈两种类型。

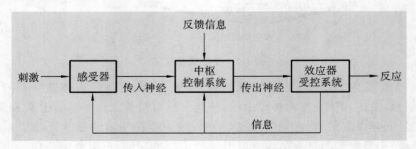

图 1-4　人体功能调节的自动控制示意图

(一) 负反馈

通过反馈信息使控制部分活动减弱的调节过程,称为负反馈(negative feedback)。当某种生理活动过强时,可通过负反馈调节使该生理活动减弱至正常水平。例如下丘脑-腺垂体-甲状腺功能轴对甲状腺激素分泌的调节过程,以及颈动脉窦和主动脉弓压力感受性反射对动脉血压的调节过程,都存在着负反馈调节机制,其结果是使人体内的甲状腺激素水平及动脉血压维持在正常水平。负反馈在人体功能的调节过程中普遍存在,其意义是维持稳态。

(二) 正反馈

通过受控部分发出的反馈信息使控制部分活动增强的调节过程,称为正反馈(positive feedback)。正反馈能使某项生理过程持续加强,例如人体的分娩、血液凝固、排尿反射等过程都存在着正反馈调节机制。正反馈在人体功能的调节过程中相对少见,其意义是使人体内的某一生理活动过程在短时间内达到最大的反应程度并能尽快完成。

目标检测

一、名词解释

1. 反应　2. 刺激　3. 阈值　4. 内环境　5. 稳态

二、单项选择题

1. 生命活动的最基本的特征是（　　）。

A. 适应性　　　　　　　　B. 兴奋性　　　　　　　　C. 生殖

D. 新陈代谢　　　　　　　E. 自控调节

2. 能引起生物机体发生反应的各种环境变化，统称为（　　）。

A. 反射　　　B. 反应　　　C. 刺激　　　D. 兴奋　　　E. 兴奋性

3. 反应的形式有（　　）。

A. 兴奋和兴奋性　　　　　B. 去极化和超极化　　　　C. 兴奋和抑制

D. 肌肉收缩和腺体分泌　　E. 肌肉收缩和舒张

4. 衡量组织兴奋性的指标是（　　）。

A. 阈电位　　　　　　　　B. 阈值　　　　　　　　　C. 强度/时间变化率

D. 静息电位　　　　　　　E. 动作电位

5. 内环境是指（　　）。

A. 细胞内液　　　　　　　B. 细胞外液　　　　　　　C. 血浆

D. 淋巴液　　　　　　　　E. 体液

6. 机体内环境的稳态是（　　）。

A. 细胞内液理化性质保持不变　　　　B. 细胞外液理化性质保持不变

C. 细胞内液理化性质相对恒定　　　　D. 细胞外液理化性质相对恒定

E. 细胞内液和细胞外液化学成分相对恒定

7. 神经调节的基本方式是（　　）。

A. 反应　　　B. 反射　　　C. 反馈　　　D. 正反馈　　　E. 负反馈

8. 维持人体某种功能状态的稳定主要依赖于下列哪一调节过程？（　　）

A. 神经调节　　　　　　　B. 体液调节　　　　　　　C. 自身调节

D. 正反馈调节　　　　　　E. 负反馈调节

9. 下列哪一过程不存在正反馈调节？（　　）

A. 分娩　　　　　　　　　B. 血液凝固　　　　　　　C. 排尿反射

D. 降压反射　　　　　　　E. 射精过程

10. 体液调节的特点是（　　）。

A. 速度快　　　　　　　　B. 范围小　　　　　　　　C. 持续时间长

D. 调节幅度小　　　　　　E. 不存在负反馈

三、问答题

1. 生命活动的基本特征有哪些？

2. 人体功能的调节方式及主要特点是什么？

3. 举例说明反馈的类型及生理意义。

实验项目　反射弧分析

【实验目的】

（1）分析反射弧的组成部分。

（2）明确反射弧的完整性与反射活动的关系。

【实验原理】

反射弧是完成反射活动所需的结构基础,包括感受器、传入神经、神经中枢、传出神经、效应器五个环节。反射弧结构和功能的完整是实现反射活动的必要条件,反射弧任何一部分被破坏,都将导致反射活动不能正常进行或消失。

【动物与器材】

1. 实验动物　蛙或蟾蜍。

2. 器材　玻璃分针,万能支架台,蛙类手术器材,双凹夹,滤纸片,肌夹,小烧杯,脱脂棉。

3. 药品与试剂　0.5%硫酸溶液,1%硫酸溶液。

【实验方法】

1. 脊蛙的制备　用粗剪刀横插入蛙口,剪除上方头部,保留蛙下颌和脊髓,即制成脊蛙。

2. 游离右侧大腿坐骨神经干　于右侧大腿背侧纵行剪开皮肤,在股二头肌和半膜肌之间的沟内找到坐骨神经干,在神经干下穿二条细线备用。

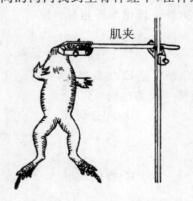

肌夹

图 1-5　反射弧分析的装置

3. 悬挂脊蛙　手术完后,用蛙夹夹住蛙下颌,悬挂在铁支架上(图 1-5)。

4. 观察搔扒反射和屈肌反射

（1）搔扒反射:用 1%硫酸滤纸片贴在蛙下腹部,观察其后肢反应。

（2）屈肌反射:分别在左、右后肢趾尖贴上 0.5%硫酸滤纸片,观察双侧后肢是否都发生反应。

5. 捣毁脊髓　用刺蛙针捣毁脊髓,重复搔扒反射和屈肌反射,观察结果。

【注意事项】

（1）用硫酸刺激蛙足趾时间只需要几秒钟,以免损伤皮肤,并且每次浸入硫酸的面积应一致,注意足趾不要触及小烧杯的底或边缘。

（2）一旦硫酸刺激出现反应后,应立即用清水清洗蛙足,并用纱布擦干,以免硫酸溶液被稀释。

【结果与分析】

（1）记录每项实验的结果并对其出现的反应做出合理的分析。

（2）讨论反射和反应的区别和联系。

（高　玲）

Note

第二章　细　　胞

细胞是人体最基本的结构和功能单位。人体的各种生理活动都是在细胞基础上进行的。因此,了解细胞可以更好地理解和掌握人体各组成部分的功能。

第一节　细胞膜的基本结构

细胞膜是细胞与环境之间的一道屏障,使细胞成为一个相对独立的单位;同时也作为门户,使细胞借以与外界环境进行物质和能量的转运及信息的传递。细胞膜主要由脂类、蛋白质、糖类组成。关于各种物质分子在膜内的存在形式和排列方式,目前被人们普遍接受的是由 Singer 和 Nicolson 于 1972 年提出的液态镶嵌模型。它的主要内容是细胞膜以液态的脂质双分子层为基架,在脂质双分子层中镶嵌着具有不同功能的蛋白质(膜蛋白),在某些脂质分子和膜蛋白上结合着糖分子链。

构成细胞膜的脂类主要是磷脂,其次是胆固醇。磷脂分子均由一个亲水的头部和一个疏水的尾部组成。细胞膜中的蛋白质称为膜蛋白。根据蛋白质在膜中的位置,分为外在膜蛋白和内在膜蛋白。外在膜蛋白,分布于膜的内、外表面,与膜的结合力较弱,易与膜分离。内在膜蛋白又名镶嵌蛋白,以不同形式嵌入脂质双分子层中或贯穿于整个脂质双分子层,与膜结合十分紧密。膜所具有的各种功能,在很大程度上取决于膜蛋白。真核细胞膜表面均含有一定的糖类,通常和膜蛋白或脂类结合成糖蛋白或糖脂。

膜脂质的熔点较低,这使脂质分子在一般体温条件下呈液态,并因此具有一定程度的流动性。还应该指出的是,由于膜蛋白、糖蛋白和糖脂的不对称分布,膜还具有不对称的特点。

第二节　细胞膜的基本功能

一、细胞膜的物质转运功能

(一) 单纯扩散

单纯扩散(simple diffusion)是脂溶性小分子物质由细胞膜的高浓度一侧向低浓度一侧跨膜转运的过程。如人体内的 O_2、CO_2 等气体分子,属于脂溶性物质,因而可以靠各自

Note

的浓度差以单纯扩散的形式进或出细胞。影响单纯扩散的因素有两个：①膜两侧物质的浓度差。②膜对该物质的通透性。临床上给缺氧的病人进行吸氧，就是提高肺泡气与肺泡毛细血管血液之间的 O_2 浓度差，使肺泡气中的 O_2 快速扩散到肺泡毛细血管血液中，使血氧含量增加，缓解病人的缺氧症状。

（二）易化扩散

水溶性的小分子物质或离子，在特殊膜蛋白质的帮助下，由细胞膜的高浓度一侧向膜的低浓度一侧跨膜转运的过程叫作易化扩散（facilitated diffusion）。根据膜蛋白的作用和形态不同，将易化扩散分为载体介导的易化扩散和通道介导的易化扩散。

1. 载体介导的易化扩散　在细胞膜载体蛋白的帮助下完成的易化扩散，称为载体介导的易化扩散（图 2-1）。载体在把物质从高浓度的一侧转运到低浓度的一侧后，载体与被转运物质分离并恢复其原来的构型。载体介导的易化扩散转运的物质有葡萄糖、氨基酸、核苷酸等小分子物质。载体介导的易化扩散具有以下特点：①特异性：即某种载体只选择性地与某种物质特异性结合，如转运葡萄糖的载体只能与葡萄糖结合进行易化扩散，而转运氨基酸的载体只能与氨基酸结合进行易化扩散。②饱和现象：由于膜上载体数量或载体上能与该物质结合的位点数目有限，故当转运物质超过一定的限度时，转运量则不再增加，这种现象称为饱和现象。③竞争性抑制：如果一个载体可以同时转运 A 和 B 两种物质，那么在环境中增加 B 物质，由于 B 物质更多地占据了有限的载体，A 物质的转运量就会减少。

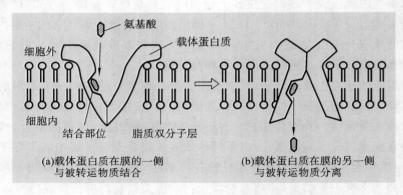

图 2-1　载体介导的易化扩散转运机制示意图

2. 通道介导的易化扩散　在细胞膜通道蛋白的帮助下完成的易化扩散，称为通道介导的易化扩散（图 2-2）。通道介导的易化扩散转运的物质有 Na^+、K^+、Ca^{2+}、Cl^- 等无机离子。离子通道具有两个重要特性：离子选择性和门控特性。根据膜通道介导的易化扩散的离子不同，将其分为 Na^+ 通道、K^+ 通道、Ca^{2+} 通道、Cl^- 通道等；根据控制膜通道开放与关闭的因素不同，可将其分为电压门控式通道、化学门控式通道和机械门控式通道。当膜通道处于开放状态时，离子能够顺着浓度差和电位差经过相应的膜通道进或出细胞，其转运特点如下：①特异性不高：通道蛋白的特异性不如载体蛋白那样严格。②无饱和现象：只要通道处于开放状态，相应的离子即可顺着浓度差进行易化扩散，直到通道关闭为止。

上述的单纯扩散与易化扩散，由于物质分子都是顺浓度差跨膜移动的，其转运动力是来自高浓度溶液中所蕴含的势能储备，不需要消耗细胞代谢产生的能量（ATP），因而统属于被动转运。

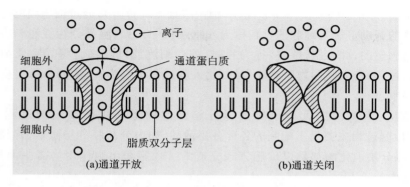

图 2-2　通道介导的易化扩散的转运机制示意图

（三）主动转运

主动转运（activity transport）是通过细胞膜离子泵的作用，将物质逆着浓度差和（或）电位差进行跨膜转运的过程。离子泵是一种特殊的膜蛋白，具有 ATP 酶的功能。在哺乳动物细胞膜上普遍存在的离子泵是钠-钾泵（简称钠泵），也称 Na^+-K^+-ATP 酶，此外还有钙泵、碘泵等。细胞代谢产生的能量，1/3 以上用于维持钠泵活动，钠泵每分解 1 分子 ATP，可将 3 个 Na^+ 移至细胞外，同时将 2 个 K^+ 移入细胞内。由于钠泵的活动，在安静状态下细胞内液 K^+ 浓度约为细胞外液 K^+ 浓度的 30 倍，而细胞外液 Na^+ 浓度为细胞内液 Na^+ 浓度的 10～12 倍，当细胞内液 Na^+ 浓度升高或细胞外液 K^+ 浓度升高时，都可激活钠泵，将 Na^+ 逆着浓度差移至膜外、将 K^+ 逆着浓度差移入膜内，恢复到安静状态下细胞内液与细胞外液中 Na^+ 和 K^+ 的浓度分布（图 2-3）。

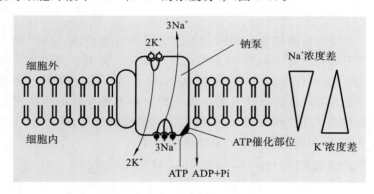

图 2-3　钠泵主动转运示意图

钠泵活动造成的细胞内高 K^+、细胞外高 Na^+ 具有重要的生理意义：①细胞兴奋性的基础，细胞产生生物电的重要条件。②形成势能储备，用于其他物质的逆浓度差跨膜转运。如葡萄糖、氨基酸等营养物质的跨膜转运，其所需的能量就来自于钠泵活动所形成的细胞外 Na^+ 的高势能，而不是直接来自 ATP 的分解。因此，这类转运形式的物质转运称为继发性主动转运（secondary active transport）。③细胞内高 K^+ 是许多细胞代谢反应的必要条件，细胞外高 Na^+ 对维持细胞内、外渗透压平衡具有重要作用。

（四）入胞和出胞

进出细胞的物质中还涉及一些大分子物质，如多肽、蛋白质或物质团块等，它们是不能直接穿过细胞膜的，需要细胞膜做"变形运动"，以入胞（endocytosis）或出胞（exocytosis）的方式完成跨膜转运。

1. 入胞 大分子物质或团块状物质（细菌或细胞碎片等），通过细胞膜的变形运动或是在膜受体的帮助下进入细胞的过程称为入胞（图 2-4）。入胞又分为吞噬和吞饮。若入胞的物质是固态的，此入胞过程被称为吞噬，如白细胞或巨噬细胞将异物或细菌吞噬到细胞内部的过程；若入胞的物质是液态的，此入胞过程被称为吞饮，如小肠上皮细胞对营养物质的吸收过程。

2. 出胞 胞质内的大分子物质以分泌囊泡的形式排出细胞的过程称为出胞（图 2-4）。出胞过程主要见于细胞的各种分泌活动，如内分泌腺分泌激素、神经末梢释放递质、消化腺分泌消化酶都是以出胞方式完成的。入胞和出胞作用均需要消耗能量，能量来自细胞内的 ATP。

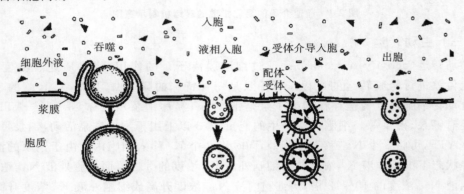

图 2-4 入胞和出胞示意图

二、细胞间的信号转导

人体是由许多结构和功能各不相同的细胞组成的有机整体。如何使人体的局部功能活动和整体功能活动达到协调统一，细胞之间的信息传递起着至关重要的作用。能够在细胞与细胞之间进行信息转导的物质称为信号分子，如人体内的神经递质、激素、调节因子等。信号分子大多数是选择性地同靶细胞膜上具有特异性的受体相结合。细胞间的信息转导主要有以下三种形式：①离子通道耦联受体介导的信号转导；②G 蛋白耦联受体介导的信号转导；③酶耦联受体介导的信号转导。

（一）离子通道耦联受体介导的信号转导

某些细胞膜上化学门控离子通道蛋白同时也具有受体的功能，它们能够与特定的信号分子（如神经递质等）结合，可引起相应的离子通道开放，引起细胞膜电位、细胞内的代谢活动及该细胞特有的生理功能等发生一系列的变化，人体内神经-骨骼肌接头处的信息传递就是最典型的以离子通道耦联受体介导的信号转导方式实现的。

（二）G 蛋白耦联受体介导的信号转导

G 蛋白耦联受体是细胞膜上的另一种蛋白质，它与信息分子结合后可激活细胞膜上的 G 蛋白（鸟苷酸调节蛋白）、G 蛋白效应器酶（如腺苷酸环化酶），G 蛋白效应器酶再催化某些物质（如 ATP）产生第二信使（如 cAMP、cGMP、DG、IP3 等），细胞内的第二信使可使细胞内蛋白激酶或离子通道被激活，从而引起细胞内的代谢活动、细胞膜电位及该细胞特有的生理功能等发生一系列的变化。

（三）酶耦联受体介导的信号转导

酶耦联受体是细胞膜上的一种既具有受体作用又具有酶作用的蛋白质，其中酪氨酸激酶受体又称受体酪氨酸激酶,而人体内的各种生长因子和胰岛素就是通过与这类受体结合而完成信号转导,并对细胞的代谢活动及细胞的功能发挥调节作用。

第三节　细胞的生物电现象

一切活细胞无论是安静状态还是活动状态都伴随着电现象,称为生物电。细胞的生物电现象是由细胞膜两侧不同离子跨膜流动产生的,故称跨膜电位,简称膜电位。膜电位主要有两种形式,一种是安静状态时的静息电位,另一种是受刺激后在静息电位基础上产生的动作电位。本章将以神经细胞为例对生物电现象进行阐述。

一、静息电位

(一) 静息电位的概念

静息电位(resting potential)是指细胞处于安静状态时存在于细胞膜两侧的电位差。将示波器的两个测量电极放置在神经细胞外表面任意两点或均插入细胞膜内时,示波器上的光点在零位线上做横向扫描,说明细胞膜外表面和内表面任意两点间不存在电位差。若将其中一个电极置于细胞膜外表面,另一个电极插入细胞膜内,则示波器光点立即从零位向下移动,并停留在一个较稳定的水平上。这一现象说明细胞膜内、外存在着电位差,且膜内电位低于膜外电位。不同的细胞其静息电位值是不同的,如哺乳动物的肌肉和神经细胞的静息电位为$-70 \sim -90$ mV,平滑肌细胞的静息电位为$-50 \sim -60$ mV。

(二) 静息电位产生的机制

安静时,细胞内外的离子浓度分布不同。细胞内液与细胞外液都是电解质溶液,细胞内液的主要阳离子是K^+,安静状态下,细胞内液的K^+浓度比细胞外液的K^+浓度高约30倍;细胞外液的主要阳离子是Na^+,细胞外液的Na^+浓度比细胞内液的Na^+浓度高$10 \sim 12$倍;细胞内液中的主要阴离子是A^-(有机负离子)离子;细胞外液的主要阴离子是Cl^-。

安静时,细胞膜对离子的通透性不同。在静息状态下,细胞膜对K^+的通透性大,对Na^+的通透性小,对A^-不通透。因此,在安静状态下跨膜移动的离子主要是K^+。

静息状态下,细胞内的K^+就顺着浓度差向膜外扩散,细胞膜外带有的正电荷增多。细胞内带负电荷的A^-在电荷异性相吸引的作用下,虽有随同K^+外流的倾向,但因A^-的相对分子质量较大,膜对A^-无通透性,A^-被阻隔在膜的内侧面,因此就形成了细胞膜外面带正电荷,细胞膜内带负电荷的内负、外正的极化状态。但是K^+外流并不是无限制地进行下去,随着K^+外流的增多,所形成的内负外正的电场力会阻止带正电荷的K^+继续外流。当促使K^+外流的浓度差和阻止K^+外流的电场力达到平衡时,K^+的净通量为零,这时膜内为负、膜外为正的电位差就是静息电位;对于神经细胞来说,此时膜内电位比膜外电位低70~90 mV。所以说,K^+的外流是静息电位产生的主要原因,静息电位又称K^+外流的平衡电位,是细胞处于安静状态的标志。

Note

二、动作电位

（一）动作电位的概念

可兴奋细胞受到一定强度的刺激后,在静息电位的基础上爆发一次可传播的电位变化,称为动作电位(action potential)。动作电位由锋电位、后电位两部分组成,其中锋电位又包括上升支(去极化相)和下降支(复极化相);上升支和下降支持续时间都很短,形成刀尖样图形,称为锋电位(图2-5)。一般所说的动作电位就是指锋电位而言。

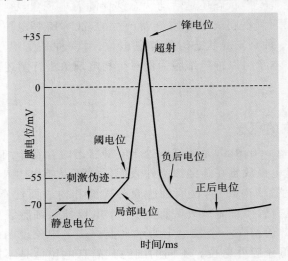

图2-5　单一神经纤维的动作电位示意图

细胞在安静时膜两侧所保持的内负外正的状态,称为极化;在极化状态的基础上,若膜内负电位增大称为超极化;膜内负电位减小称为去(除)极化;产生动作电位后,膜内为正、膜外为负的状态,称为反极化;动作电位上升支超过零电位的部分称为超射;受刺激后膜电位可能发生去极化或超极化,当刺激消失后,膜电位逐渐恢复到原来的极化状态(静息电位水平),此过程称为复极化。

动作电位具有以下特点:①脉冲式:由于绝对不应期的存在,动作电位不能发生重叠,动作电位之间总有一定间隔,形成脉冲样图形。②不衰减性传导:动作电位大小和形状不随传导距离而发生改变。③"全或无"现象:达不到刺激强度就不产生动作电位(无),一旦产生就是最大值(全)。

（二）动作电位产生的机制

当细胞受到一定强度的刺激时,膜对 K^+ 的通透性减小(K^+ 通道关闭),而对 Na^+ 的通透性增加(Na^+ 通道开放),Na^+ 顺浓度差和电位差从细胞外向细胞内扩散,导致膜内负电位减小,当膜内负电位减小到某一临界值时(约为 -50 mV),Na^+ 通道大量开放,这一临界膜电位值称为阈电位(threshold potential)。钠通道一旦大量开放,Na^+ 顺浓度梯度瞬间大量内流,细胞内正电荷迅速增加,膜内负电位从减小到消失进而出现膜内正电位,形成锋电位的上升支,即去极化时相,所以上升支主要是 Na^+ 内流的平衡电位。钠通道开放时间很短,很快失活关闭,而 K^+ 通道开放,产生 K^+ 的快速外流,导致膜内负电位迅速上升,直至恢复到静息电位水平,形成动作电位的下升支,即复极化时相,所以下降支主要是 K^+ 外流的平衡电位。当复极化结束后,膜内外的离子分布与静息时相比,膜内 Na^+ 有所增加和膜外 K^+ 有所增加,这时激活膜上 Na^+-K^+ 泵。将进入膜内的 Na^+ 泵出,

Note

同时将逸出膜外的 K^+ 泵入，使细胞内的 K^+ 浓度和细胞外的 Na^+ 离子浓度恢复到静息电位时的原有水平，以维持细胞的兴奋性。

综上所述，当细胞受到一定强度刺激，膜去极化达到阈电位时，就会产生动作电位；动作电位一旦产生，膜两侧电位就会出现暂时倒转，即膜内为正，膜外为负。动作电位或锋电位的产生是所有细胞兴奋的共同标志。

（三）动作电位的传导与局部电流

动作电位由受刺激的部位产生后，可迅速沿着细胞膜向周围扩布，使整个细胞膜都发生一次动作电位。这种动作电位在同一细胞上的传播，称为传导（conduction）。动作电位传导的原理可用局部电流学说来解释。当一条无髓神经纤维的某一段，因受到有效刺激而产生动作电位时，该处膜两侧电位由安静时的内负外正变为内正外负，而邻近未兴奋部位的细胞膜仍处于内负外正的极化状态；由于膜两侧的溶液都是导电的，于是在已兴奋的细胞膜和与它相邻的未兴奋的细胞膜之间，可发生电荷移动，称为局部电流。局部电流这样流动的结果，便会造成邻近未兴奋部位膜外电位降低，膜内电位升高，产生去极化。当去极化达到阈电位水平时，就会爆发动作电位。这样的过程在膜表面连续进行下去，就表现为兴奋整个神经纤维的传导。

在有髓神经纤维，由于髓鞘具有电绝缘性，动作电位（兴奋）的传导只能在相邻的两个郎飞结之间产生跨度更大的局部电流，而呈跳跃式传导，因此有髓神经纤维兴奋传导速度比无髓纤维或一般肌细胞的传导速度更快。

（四）局部电位

局部电位（local potential）是组织细胞对阈下刺激做出的反应。阈下刺激不能使膜电位去极化达到阈电位，但能引起该段膜中所含 Na^+ 通道的少量开放，于是少量内流的 Na^+ 使受刺激的膜局部出现一个较小的膜的去极化反应，称为局部反应或局部兴奋。局部反应（兴奋）具有以下特性：①不具有"全或无"现象，局部反应的程度会随着刺激强度的增大而增大。②电紧张式传播，发生在细胞膜某一点的局部兴奋，随着传播距离增加，其电位变化逐渐减小，这种方式称为电紧张性传播。③具有总和现象，包括空间总和与时间总和。当一处产生的局部兴奋由于电紧张性传播致使邻近处的膜也出现程度较小的去极化，而该处又因另一刺激也产生了局部兴奋，虽然两者单独出现时都不足以引发一次动作电位，但如果遇到一起时可以叠加起来，以致有可能达到阈电位而引发一次动作电位，称为空间总和。如果连续给予阈下刺激，当前面刺激引起的局部兴奋尚未消失时，与后面刺激引起的局部兴奋发生叠加，以致有可能达到阈电位而引发一次动作电位，称为时间总和。

第四节　骨骼肌细胞的收缩功能

人体的肌肉分为骨骼肌、心肌、平滑肌三种，它们的主要功能是收缩。虽然不同肌肉在结构和功能上各有不同，但其舒缩的机制基本相似。骨骼肌是体内最多的组织，约占体重的 40%；而且骨骼肌是随意肌，其活动受意识控制，这与心肌和平滑肌是不同的。本节以骨骼肌为例讨论肌细胞的兴奋-收缩耦联的过程，肌肉的收缩过程、形式及影响肌肉收缩的因素。

Note

一、神经-骨骼肌接头处兴奋的传递

人体骨骼肌的收缩和舒张是在中枢神经系统的控制下进行的。中枢神经的兴奋,通过躯体运动神经传到骨骼肌,引起骨骼肌收缩和舒张。

(一) 神经-骨骼肌接头处的结构

运动神经与骨骼肌之间的连接部位称为神经-肌肉接头。它由接头前膜、接头间隙、接头后膜组成(图 2-6)。接头前膜是运动神经轴突的细胞膜,即突触小体膜,其特点是突触小体内含有大量的乙酰胆碱(ACh)递质囊泡。接头后膜又称运动终板,是与接头前膜相对应的肌细胞膜,其特点是有与 ACh 结合的 N_2 型胆碱能受体,它属于离子通道耦联受体。接头间隙是接头前膜与接头后膜之间的缝隙,约 50 nm,其间充满细胞外液和胆碱酯酶。

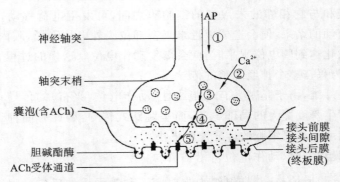

左侧标注(从上到下):神经轴突、轴突末梢、囊泡(含ACh)、胆碱酯酶、ACh受体通道
右侧标注:AP、①、Ca^{2+}、②、③、④、⑤、接头前膜、接头间隙、接头后膜(终板膜)

图 2-6 神经-骨骼肌接头的结构及其兴奋传递过程示意图

(二) 神经-骨骼肌兴奋的传递过程

运动神经的兴奋通过神经-骨骼肌接头处传递给骨骼肌,其过程可概括为"电-化学-电"变化的过程(图 2-6)。当运动神经兴奋时,神经冲动沿着神经纤维以局部电流的方式传到轴突末梢,引起轴突膜上的 Ca^{2+} 通道开放,Ca^{2+} 由细胞外液顺着电-化学梯度进入轴突末梢(突触小体)内,触发其中的 ACh 递质囊泡向接头前膜方向移动,之后递质囊泡膜与接头前膜发生融合破裂,以出胞的方式将储存在囊泡内的 ACh 分子"倾囊"释放进入接头间隙(量子性释放)。一次动作电位能使 200~300 个囊泡内的 ACh 全部释放,约 10^7 个 ACh 分子进入并通过接头间隙,与接头后膜(骨骼肌终板膜)上的 N_2 型胆碱能受体结合,使其通道开放,允许 Na^+、K^+ 等通过(以 Na^+ 为主),Na^+ 顺着电-化学梯度流入终板膜内并使其发生去极化,产生终板电位。终板电位属于局部反应,其去极化的幅度与接头前膜释放的 ACh 的量呈正变关系。由于终板膜去极化,使终板膜与其邻近的普通肌细胞膜之间出现电位差并产生电流,电流刺激邻近肌细胞膜上的 Na^+ 通道使其大量开放,从而产生动作电位。动作电位通过局部电流传遍整个肌膜,引起骨骼肌兴奋。接头前膜释放的 ACh 并不进入肌细胞内,它只在神经与肌细胞之间起信息传递作用,很快被存在于接头间隙与终板膜上的胆碱酯酶水解为胆碱和乙酸而失去作用,这样就能够保证一次神经兴奋只引起其所支配骨骼肌兴奋一次,随后引发一次收缩。

(三) 神经-骨骼肌接头处兴奋传递的特点

神经-骨骼肌接头处兴奋传递的特点:①单向传递:即兴奋只能由接头前膜传至接头后膜。这是因为此传递过程的重要物质 ACh 是由接头前膜释放的,必须要与后膜上的

N_2 型胆碱能受体结合，才能引起骨骼肌兴奋。②时间延搁：每次过程需要 $0.5\sim1.5$ ms，因为在兴奋的传递过程中，化学递质的传递速度要比神经冲动慢得多。③易受环境因素的影响：这一点具有重要的临床意义。医护人员可以根据病人病情的需要，从递质释放、受体的功能、酶的活性三个方面来影响神经-骨骼肌接头处的兴奋传递，从而改变肌肉的收缩力。例如肉毒杆菌产生的毒素，可以抑制接头前膜释放 ACh，从而使神经-骨骼肌接头处兴奋传递减弱，引起骨骼肌收缩力降低；有机磷酸酯类物质能与胆碱酯酶结合并使其失活，从而使神经-骨骼肌接头处的 ACh 堆积，引起骨骼肌持续兴奋和收缩，因此有机磷农药中毒时可出现肌肉震颤；解磷定能恢复胆碱酯酶的活性，是治疗有机磷酸酯类中毒的特效解毒剂。筒箭毒碱是 N 型胆碱能受体阻断剂，能与 ACh 争夺终板膜上的 N_2 型胆碱能受体，使之不能产生终板电位，从而使骨骼肌细胞不能兴奋导致骨骼肌松弛。

二、骨骼肌的兴奋-收缩耦联

骨骼肌细胞由其兴奋的电变化导致其收缩的机械性变化的过程称为兴奋-收缩耦联（excitation-contraction coupling）。兴奋-收缩耦联的结构基础是肌管系统，起关键作用的物质是 Ca^{2+}。

（一）肌管系统

肌管系统是指包绕在每一条肌原纤维周围的膜性囊管状结构。包含两部分，一部分是由肌膜向骨骼肌深处凹陷形成的管道，其方向与肌原纤维垂直，内含细胞外液，称为横管（T 管）；当肌膜兴奋时，动作电位可沿横管传向肌细胞内部。另一部分是由肌质网包绕肌原纤维形成的管道，其方向与肌原纤维平行，称为纵管（L 管）；纵管在靠近横管处膨大，称为终池（钙池），骨骼肌细胞的终池非常发达，因此储存的 Ca^{2+} 非常多，骨骼肌收缩所需要的 Ca^{2+}，90% 以上来自于终池。一个横管与其两侧相邻的各一个终池组成"三联管"结构（图 2-7），是骨骼肌兴奋-收缩耦联的关键部位，其作用是把从横管传来的电信息（动作电位）和终池释放的 Ca^{2+} 联系起来，完成横管向纵管的信息传递，而终池释放的 Ca^{2+} 则是引起肌细胞收缩的直接动因。

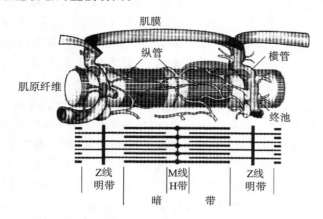

图 2-7 骨骼肌细胞的肌原纤维和肌管系统模式图

（二）骨骼肌兴奋-收缩耦联的过程

当神经-骨骼肌接头处传递产生的兴奋（动作电位），沿着肌膜以局部电流的形式迅速传播，经过横管到达"三联管"处，使终池膜上的 Ca^{2+} 通道开放，终池内的 Ca^{2+} 顺着浓度差流入肌质，使肌质中的 Ca^{2+} 浓度逐渐升高；当肌质中的 Ca^{2+} 浓度 $\geq10^{-5}$ mol/L 时，即可引起肌细胞收缩;相反,当运动神经不再发放神经冲动时,横管膜电位恢复到静息电位,其两侧终池膜上的 Ca^{2+} 通道关闭,同时终池膜上的 Ca^{2+} 泵激活,将肌质中的 Ca^{2+} 逆着浓度差转运到终池内,从而使肌质中的 Ca^{2+} 浓度逐渐降低,当肌质中的 Ca^{2+} 浓度 $<$ 10^{-5} mol/L 时,即可引起肌细胞舒张。

三、骨骼肌的收缩原理

肌肉的长度缩短或张力增加称为收缩。骨骼肌收缩最小的结构和功能单位是肌小节。

(一) 肌原纤维和肌小节

每个肌细胞或肌纤维都包含有大量直径为 $1 \sim 2$ μm 的纤维状结构,称肌原纤维。它们平行排列,纵贯肌纤维全长,在一个肌细胞中可以有上千条之多,并显现出有规则的明带和暗带交替。明带中央有一条与肌原纤维垂直的横线,称为 Z 线。暗带的中央有一段相对透亮区,称为 H 带,其中央有一条暗线,称为 M 线。两条相邻 Z 线之间的区域称为肌小节。肌小节由中间的暗带和两侧的各 1/2 明带所组成,是肌肉收缩和舒张的最基本结构与功能单位(图 2-7)。用电子显微镜观察,肌小节的明带和暗带由不同的肌丝组成。暗带主要由粗肌丝组成,其中 H 带只有粗肌丝,粗肌丝借助 M 线相连,明带只有细肌丝,借助 Z 线相连。由于细肌丝的一部分伸入到相邻的粗肌丝之间,故在 H 带的两侧各有一个粗、细肌丝的重叠区。

(二) 骨骼肌细胞的收缩机制

骨骼肌的收缩机制可用目前已经公认的肌丝滑行学说来解释。其要点如下:肌细胞收缩时肌原纤维缩短,并不是由于肌丝卷曲或缩短,而是细肌丝向粗肌丝中间滑行的结果。实验表明:当肌细胞收缩变短时,肌小节中的暗带长度不变,而明带缩短、H 区变窄,暗带粗、细肌丝的重叠部分增加,相邻 Z 线相互靠拢,肌小节缩短。粗细肌丝间相对滑行的产生与其分子组成密切相关。

1. 肌丝的分子组成 粗肌丝是由许多肌球蛋白分子组成。每个肌球蛋白分子包括头部和杆部(图 2-8(a))。粗肌丝内肌球蛋白分子的杆部朝向 M 线,呈束状排列形成粗肌丝的主干,而它的头部则规律地分布在粗肌丝主干的表面形成横桥(图 2-8(b))。横桥具有 ATP 酶的活性,当它分解 ATP 释放能量后,可以发生扭动,拖动细肌丝向暗带中央滑行。

细肌丝由肌动蛋白、原肌球蛋白和肌钙蛋白三种蛋白质分子组成(见图 2-8(c))。肌动蛋白分子单体呈球形,聚合成双螺旋结构,构成细肌丝的主干;在肌动蛋白上有与横桥结合的位点。原肌球蛋白分子首尾相接,也聚合成双螺旋结构,像"藤缠树"般缠绕在肌动蛋白主干上,掩盖肌动蛋白与横桥的结合位点,阻碍二者的结合。肌钙蛋白是由三个亚单位组成的球形分子,按一定的间隔结合在原肌球蛋白上,它的作用是与 Ca^{2+} 结合,解除原肌球蛋白的"阻碍"作用,使横桥能够与肌动蛋白结合,引发肌丝滑行,使肌肉收缩。

肌球蛋白和肌动蛋白直接参与肌丝滑行,二者又被称为收缩蛋白。原肌球蛋白和肌钙蛋白调控肌丝滑行过程,二者又被称为调节蛋白。

2. 收缩过程 静息状态下,原肌球蛋白掩盖肌动蛋白上与横桥结合的位点,使横桥无法与肌动蛋白结合,肌肉处于舒张状态。当兴奋-收缩耦联过程中终池内的 Ca^{2+} 进入肌浆中,使肌质中的 Ca^{2+} 浓度逐渐升高到 10^{-5} mol/L 以上时,Ca^{2+} 与肌钙蛋白结合,使原肌球蛋白分子变构、位移,暴露出肌动蛋白上与横桥结合的位点,致使横桥与肌动蛋白

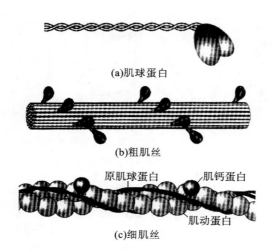

(a)肌球蛋白

(b)粗肌丝

原肌球蛋白　　　肌钙蛋白

肌动蛋白

(c)细肌丝

图 2-8　肌丝分子结构示意图

结合。横桥的 ATP 酶作用使肌质中的 ATP 分解释放能量。获得能量的横桥连续作同向摆动,牵拉细肌丝向 M 线方向滑行,使肌小节缩短,肌细胞收缩。

当肌质中的 Ca^{2+} 被转运回终池,肌质内的 Ca^{2+} 浓度降低到 10^{-5} mol/L 以下时,原肌球蛋白恢复原来构象,又重新掩盖肌动蛋白与横桥的结合点,使横桥与肌动蛋白分离,横桥失去能量供给停止摆动,细肌丝渐渐恢复到收缩之前的位置,结果是肌小节变长,肌细胞舒张。

四、骨骼肌的收缩形式

骨骼肌的主要功能是收缩,它收缩时可以表现出两种状态:一种是长度缩短,另一种是张力增加。在体内,骨骼肌受神经支配,在不同情况下,肌肉收缩有不同的表现形式。

(一)等长收缩与等张收缩

1. 等长收缩　肌肉长度不变、张力增加的收缩称为等长收缩。等长收缩的意义是维持人体的姿势。如在弯腰移动某一物体时,在物体未被移动前,肌肉先张力增加,这时手臂屈肌,腰部肌肉的收缩便是等张收缩,表现肌肉长度不变,但张力增加。

2. 等张收缩　肌肉张力不变、长度缩短的收缩称为等张收缩。等张收缩时,由于长度缩短,被肌肉作用的物体产生移位,所以能够做功。

人体骨骼肌的收缩大多情况下是混合式的,既有张力增加又有长度缩短,而且总是张力增加在前,长度缩短在后。

(二)单收缩与强直收缩

1. 单收缩　肌肉受到一次刺激,产生一次兴奋,随之出现一次收缩,称为单收缩。单收缩曲线可分潜伏期、收缩期和舒张期(图 2-9)。根据肌肉所承受的负荷不同,单收缩可以是等长收缩,也可以是等张收缩。

2. 强直收缩　指肌肉受到连续有效刺激时,出现的强而持久的收缩。当刺激频率增加,使每一个刺激都落在前一次收缩的舒张期,则出现不完全强直收缩;如刺激频率继续增加,使每个刺激都落在前一次收缩的收缩期内,则出现完全强直收缩。强直收缩所产生的张力可达单收缩的 3~4 倍(图 2-9)。

Note

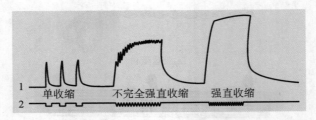

图 2-9 不同频率刺激对肌肉收缩形式的影响

注:1,收缩曲线;2,刺激记号。

目标检测

一、名词解释

1. 单纯扩散 2. 易化扩散 3. 阈电位 4. 动作电位 5. 兴奋-收缩耦联

二、单项选择题

1. 下列哪些物质是以单纯扩散方式进出细胞的?( )

A. $NaCl$、H_2O B. O_2、CO_2 C. 细菌和病毒

D. 激素和酶   E. 葡萄糖、氨基酸

2. 葡萄糖进入红细胞内的过程是( )。

A. 单纯扩散   B. 通道易化扩散   C. 载体易化扩散

D. 主动转运   E. 入胞作用

3. K^+ 通过细胞膜的方式是( )。

A. 单纯扩散和易化扩散   B. 单纯扩散和主动转运   C. 入胞和出胞

D. 易化扩散、入胞和出胞   E. 易化扩散和主动转运

4. 组织细胞兴奋的共同标志是产生( )。

A. 静息电位   B. 动作电位   C. 阈电位   D. 后电位   E. 局部电位

5. 神经细胞膜电位由 $-70\ mV$ 变化到 $+30\ mV$ 的过程叫( )。

A. 复极化   B. 超极化   C. 反极化   D. 去极化   E. 极化

6. 神经细胞动作电位的产生是( )。

A. Na^+ 内流和 K^+ 外流的平衡电位   B. Na^+ 外流和 K^+ 内流的平衡电位

C. Ca^{2+} 内流和 K^+ 外流的平衡电位   D. Ca^{2+} 外流和 K^+ 内流的平衡电位

E. Na^+ 内流和 Ca^{2+} 外流的平衡电位

7. 神经纤维传导兴奋的机制是( )。

A. 化学传导   B. 绝缘性传导   C. 电紧张扩布

D. 突触传递   E. 局部电流

8. 神经-肌接头处兴奋传递的化学物质是( )。

A. 乙酰胆碱   B. 多巴胺   C. 肾上腺素   D. 谷氨酸   E. 去甲肾上腺素

9. 神经-肌接头处接头后膜上的受体是( )。

A. α 受体   B. β_2 受体   C. M 受体   D. N_2 受体   E. V_2 受体

10. 收缩蛋白包括( )。

A. 肌球蛋白和肌动蛋白   B. 肌球蛋白和原肌球蛋白

C. 肌球蛋白和肌钙蛋白   D. 肌动蛋白和原肌球蛋白

E. 肌动蛋白和肌钙蛋白

Note

11. 增加刺激频率使每个刺激落在前一次收缩的收缩期内,骨骼肌可出现(　　)。

A. 单收缩　　　　　　　B. 不完全强直收缩　　　　C. 等长收缩

D. 完全强直收缩　　　　E. 等张收缩

三、问答题

1. 不同物质通过细胞膜分别采用何种方式? 请举例说明。

2. 细胞静息电位产生的基本机制是什么?

3. 试述神经-肌接头处兴奋传递的基本过程。

实验项目　坐骨神经腓肠肌标本制作

【实验目的】

(1) 学习蛙类动物双毁髓的方法。

(2) 掌握蟾蜍坐骨神经-腓肠肌标本制备的基本操作方法。

【实验原理】

蟾蜍等两栖类动物的基本生命活动和生理功能与恒温动物相似,其离体组织的实验条件较简单且容易控制。在机能实验中常用蟾蜍坐骨神经-腓肠肌标本观察神经、肌肉兴奋性、刺激与反应的关系及肌肉收缩等某些基本特性或活动规律。

【动物与器材】

1. 实验动物　蟾蜍或蛙。

2. 试剂与器材　任氏液、蛙板、玻璃板、粗剪刀、手术剪、眼科剪、毁髓针、镊子、玻璃分针、蜡板、锌铜弓、滴管、培养皿、烧杯、纱布、粗棉线。

【实验方法】

1. 破坏脑脊髓

(1) 左手握住蟾蜍,用示指按其头部使之略向前屈,拇指按住其背部,其余三指则握住蟾蜍的四肢和腹部。

(2) 用右手持金属探针,自枕骨大孔与脊椎管之间刺入椎管,先左右摆动,离断脊髓;再向前插入颅腔,向左右摆动数次,捣毁全部脑组织。将探针撤回至枕骨大孔,但不拔出皮肤,直接向后插入脊椎管,直达骶部,轻轻转动探针,以破坏脊髓。

(3) 最后拔出探针,用小棉球堵塞创口以止血。脑脊髓破坏完全后,蟾蜍将失去一切反射活动,全身肌肉软瘫。若动物仍有反射动作,表示破坏不彻底,必须重新破坏。

2. 去皮和制作下肢标本

(1) 左手握住蟾蜍的脊柱,用粗剪刀在前肢腋窝处,将脊柱横断,并沿脊柱两侧避开坐骨神经剪开腹壁,此时头、躯干上部及内脏全部下垂,剪除头、全部躯干及内脏组织,剪去肛周皮肤,留下脊柱和后肢。

(2) 用圆头镊子夹住脊柱边缘,注意不要碰到坐骨神经,捏住皮肤边缘,逐步向下牵拉剥离皮肤。将全部皮肤剥除后,标本放于盛有任氏液的小烧杯中。

(3) 用粗剪刀沿脊柱和骨盆的中线,将标本纵剖为两半,注意勿损伤坐骨神经。一半置于蛙板上,以制备标本;另一半置于盛有任氏液的玻璃平皿中备用。

3. 制备坐骨神经-腓肠肌标本

(1) 把下肢的背面朝上,用玻璃分针把二头肌和半膜肌分开,便可看到一条粗大的神

21

经,即坐骨神经(图 2-10(a))。用玻璃分针把神经挑起,剪去通往大腿肌肉的神经分支,顺着神经走行方向,转向腹腔面沿脊柱逐渐把神经主干全部分出,直到所连的椎骨为止。用粗剪刀剪除多余的肌肉和脊椎骨,仅留下与坐骨神经相连的一小块脊椎骨,用镊子夹住这块脊椎骨,轻轻提起坐骨神经,用手术剪剪去残余的分支,并将坐骨神经一直分离到膝关节附近。

(2)分离腓肠肌的跟腱,用线结扎跟腱,在结扎处以下将跟腱剪断。持线提起腓肠肌,用粗剪刀剪去小腿骨和其上的肌肉,再将大腿肌肉剪去,只留下长为 $1 \sim 2$ cm 的股骨,并将其上肌肉刮除干净,以便在肌动器上固定此标本(图 2-10(b))。

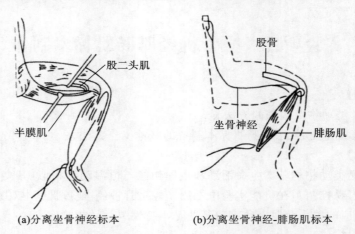

(a)分离坐骨神经标本　　　　(b)分离坐骨神经-腓肠肌标本

图 2-10　分离坐骨神经和坐骨神经-腓肠肌标本

4. 检验标本　用锌铜弓的两端轻轻接触神经,若肌肉产生收缩,则表示此标本的机能状态良好。

【注意事项】

(1)不得用镊子等金属器械接触神经或用力拉扯神经。

(2)剪除神经分支时不得损伤其主干。

(3)制作过程中应经常用任氏液湿润标本,以防干燥,标本必须放在任式液中浸泡数分钟后再开始实验。

【结果与分析】

你认为该标本的制备方法有哪些需要改进的地方?请说出你的看法。

(唐　红　奚　丹)

第三章　血　液

血液（blood）是充满于心血管内的一种黏稠的红色流体组织，在心脏活动的推动下不断循环流动。其中，血浆是内环境中最活跃的部分。血液具有物质运输、防御、保护和调节等功能，在整个机体稳态的维持中具有重要意义。当人体出现失血、血液成分或性质改变、血液循环障碍时，如果超过一定限度，可造成人体代谢紊乱、功能失调、组织损伤等后果，严重时可危及生命。

第一节　血液的组成和理化特性

一、血液的组成

血液由血浆和悬浮于其中的血细胞两部分组成。将新采集的经过抗凝处理的血液注入试管静置或离心后，由于血细胞和血浆的比重不同，试管内的血液可分为三层：上层的淡黄色液体为血浆，下层深红色的为红细胞，两者之间薄层灰白色的为白细胞和血小板（图 3-1）。

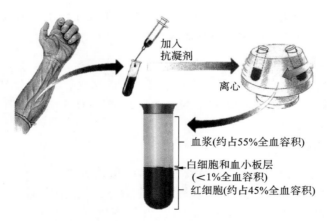

加入抗凝剂

离心

血浆(约占55%全血容积)

白细胞和血小板层
(<1%全血容积)

红细胞(约占45%全血容积)

图 3-1　血液的组成

血浆（blood plasma）相当于细胞间质，其主要成分是水，占血浆总重的 $91\%\sim92\%$，溶质占 $8\%\sim9\%$。溶质中主要成分是血浆蛋白，另外还有多种电解质、其他有机化合物和一些气体。由于电解质和水都很容易透过毛细血管壁与组织液进行物质交换，因此血浆中电解质含量与组织液的基本相同。血浆蛋白主要由血浆中的白蛋白、球蛋白和纤维蛋白原组成。血浆蛋白具有形成血浆胶体渗透压、运输物质、缓冲血液 pH 值、参与机体

Note

生理性止血、免疫、防御和营养等功能。正常成人血浆蛋白含量为 60～80 g/L，其中白蛋白为 40～50 g/L，球蛋白为 20～30 g/L，纤维蛋白原 2～4 g/L，白蛋白/球蛋白的浓度比值为(1.5～2.5)：1。血浆中的白蛋白主要由肝脏合成，肝功能异常可导致白蛋白/球蛋白比值改变。

血细胞分为红细胞、白细胞和血小板。血细胞在血液中所占的容积百分比称血细胞比容(hematocrit)，由于血液中数量最多的是红细胞，故血细胞比容也称为红细胞比容。其正常值成年男性为 40%～50%，成年女性为 37%～48%，新生儿约为 55%。

血液的主要组成简示如下：

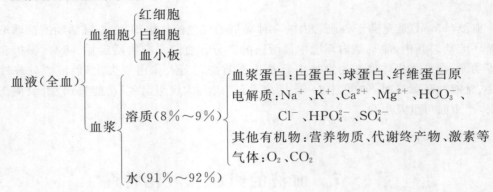

二、血液的理化特性

(一) 血液的颜色

血液的颜色取决于红细胞内血红蛋白的颜色。动脉血中红细胞含氧合血红蛋白多，呈鲜红色；静脉血中红细胞含还原血红蛋白多，呈暗红色。血浆因含有微量的胆色素而呈淡黄色。

(二) 血液的比重

正常人血液的比重为 1.050～1.060，其值的高低取决于红细胞的数量。血浆的比重为 1.025～1.030，其值的高低取决于血浆蛋白的含量。

(三) 血液的黏滞性

液体的黏滞性来源于液体内部分子或颗粒之间的摩擦。如设定水的黏滞性为 1，则血液相对黏滞性为 4～5，主要取决于其中红细胞的含量；血浆相对黏滞性为 1.6～2.4，主要取决于血浆蛋白的含量。

(四) 血液的酸碱度

正常人血浆的 pH 值为 7.35～7.45。血浆 pH 值低于 7.35 为酸中毒，高于 7.45 为碱中毒。若 pH 值低于 6.9 或高于 7.8，将危及生命。血浆 pH 值能保持相对恒定，主要依赖于血浆和红细胞中的缓冲对，一般酸性或碱性物质进入血液时，缓冲系统可将酸碱物质对血浆 pH 值的影响减至很小。血浆中的缓冲对以 $NaHCO_3/H_2CO_3$ 最为重要。另外，加之肺、肾具有排泄功能，可以不断排出过多的酸或碱，故通常血浆酸碱度能够保持相对恒定。

(五) 血浆渗透压

渗透压是指溶液所具有的吸引和保留水分子的能力，其值的大小取决于单位体积溶液中溶质颗粒的多少，颗粒数目越多，渗透压越大，而与溶质的种类和大小无关。通常以压力(mmHg)作为渗透压的单位。体液的溶质浓度较低。人体内血浆渗透压约为 300 mmol/L,相当于 5800 mmHg(773 kPa)。

人体的血浆渗透压由两部分溶质形成。由晶体物质(主要是 Na^+ 和 Cl^-)形成的渗透压称为血浆晶体渗透压,构成血浆渗透压的大部分;由血浆蛋白(主要是白蛋白)形成的渗透压称为血浆胶体渗透压,其数值很小,不足总渗透压的 1%。

血浆中的晶体物质可以自由通过毛细血管壁但不易通过细胞膜,所以血浆晶体渗透压对维持血细胞内外的水平衡以及血细胞的正常形态和功能有重要作用。而血浆蛋白由于相对分子质量大,不易通过毛细血管壁,因此由血浆蛋白形成的血浆胶体渗透压虽然较低,但对于调节血管内外水平衡和维持正常的血浆容量具有重要作用。

临床或实验中使用的各种溶液,其渗透压与血浆渗透压相等的称为等渗溶液,如 0.9%NaCl 溶液(生理盐水)和 5%葡萄糖溶液等;其渗透压高于或低于血浆渗透压的称为高渗溶液或低渗溶液。

第二节　血　细　胞

血细胞包括红细胞、白细胞和血小板。

一、红细胞

(一) 红细胞的形态、数量和功能

正常的成熟红细胞(red blood cell,RBC)无核,无细胞器,呈双凹圆盘形,直径为 7～8 μm。这种特点使其表面积和体积的比值较大,从而有利于气体的交换;还可增加红细胞的可塑性。红细胞是血液中数量最多的血细胞,成年男性红细胞正常值为 $(4.0～5.5) \times 10^{12}/L$,平均为 $5.0 \times 10^{12}/L$;成年女性为 $(3.5～5.0) \times 10^{12}/L$,平均为 $4.2 \times 10^{12}/L$;新生儿可达到 $(6.0～7.0) \times 10^{12}/L$。红细胞的胞质内含有大量的血红蛋白(hemoglobin,Hb),约占红细胞重量的 33%。正常情况下,单位容积血液中,血红蛋白含量和红细胞数量密切相关,红细胞数量越多,血红蛋白含量也越高。正常成年男性血红蛋白浓度为 120～160 g/L,成年女性为 110～150 g/L,新生儿为 170～200 g/L。外周血中单位容积内血红蛋白浓度、红细胞数量和(或)红细胞比容低于正常标准称为贫血,其中以血红蛋白浓度降低最为重要。

红细胞的主要功能是运输 O_2 和 CO_2。红细胞的运输功能主要是依靠红细胞内的血红蛋白完成的,红细胞通过血红蛋白结合而携带的 O_2 和 CO_2,比溶解于血浆中的 O_2 和 CO_2 分别多 65 倍和 18 倍。血红蛋白只有存在于红细胞内才具有携带 O_2 和 CO_2 的功能,若红细胞被破坏使血红蛋白逸出时,以上功能则会丧失。另外,当血红蛋白与一氧化碳结合形成一氧化碳血红蛋白,或分子中的 Fe^{2+} 被氧化为 Fe^{3+} 形成高铁血红蛋白时,其携带 O_2 和 CO_2 的功能亦丧失。

(二) 红细胞的生理特性

1. 红细胞的可塑变形性　红细胞在血管中循环运行时,经常要发生卷曲变形才能挤过口径比其直径还小的毛细血管或血窦孔隙,然后再恢复其正常形状,红细胞具有的这种按照实际需要改变自身形态的特性称为可塑变形性。红细胞具有这一特性取决于其

表面积和体积的比值。双凹圆盘形红细胞的可塑变形能力大；遗传性球形红细胞、衰老的红细胞可塑变形能力降低。

2. 红细胞的渗透脆性 红细胞在低渗盐溶液当中发生膨胀破裂的特性称为红细胞的渗透脆性(osmotic fragility)。正常情况下，红细胞内的渗透压与血浆的渗透压基本相等，所以红细胞在血浆中可以保持正常的形态和大小。将红细胞置于一组浓度递减的低渗 NaCl 溶液中来测定红细胞对低渗溶液抵抗能力的强弱，称为红细胞的渗透脆性试验。实验中可以观察到，将红细胞置入 0.9％的 NaCl 溶液中，红细胞可以保持正常形态；若将红细胞置于 0.8％～0.6％ NaCl 溶液中，水渗入红细胞使之发生膨胀而呈球形，但并不破裂；若置于 0.46％～0.42％NaCl 溶液中，有部分红细胞由于过度膨胀而开始破裂；若在 0.34％～0.32％NaCl 溶液中，全部的红细胞发生破裂。可见，红细胞膜对低渗溶液有一定的抵抗能力，这种抵抗能力的大小，常以红细胞的渗透脆性来表示，并且抵抗能力与渗透脆性互为倒数关系。

3. 红细胞的悬浮稳定性 正常时红细胞能够较稳定地悬浮于血浆中而不易下沉的特性，称为红细胞的悬浮稳定性(suspension stability)，可用测定其沉降率的方法测得。将经过抗凝处理的血液置于血沉管中静置，用第 1 h 末红细胞在血沉管内下沉的距离来表示红细胞的沉降速度，称为红细胞沉降率(erythrocyte sedimentation rate，ESR)，简称血沉。血沉越快，表明红细胞悬浮稳定性越小，反之越大。正常成年男性的红细胞沉降率第 1 h 末为 0～15 mm，正常成年女性第 1 h 末为 0～20 mm。血沉的快慢与红细胞本身无关，主要与血浆蛋白的含量与种类有关，白蛋白可提高红细胞的悬浮稳定性，使血沉减慢；球蛋白和纤维蛋白原可降低红细胞悬浮稳定性，使血沉加快。

（三）红细胞的生成与破坏

1. 红细胞的生成 红骨髓是成年人生成红细胞的唯一场所。红细胞的发育和成熟是连续而又分阶段的过程。一般由造血干细胞分化为红系祖细胞，经原红细胞发育成为早幼红细胞、中幼红细胞、晚幼红细胞、网织红细胞，最后成为成熟的红细胞。红细胞在整个发育过程中，体积由大变小，细胞核亦由大变小直到消失，细胞质内的血红蛋白从无到有，逐渐增多。若骨髓造血功能受到放射线、药物等理化因素的抑制，将使血细胞的生成和血红蛋白合成减少，发生再生障碍性贫血。

红细胞在发育成熟过程中，需要各种原料和成熟因子。红细胞的主要成分是血红蛋白，合成血红蛋白的主要原料是蛋白质和铁。一般情况下，日常饮食中的蛋白质含量已足够保证造血之用，因某些原因引起的蛋白质供给不足或身体丢失蛋白质过多，可致红细胞生成减少而引起贫血。成人每天需要 20～30 mg 铁用于红细胞合成，如各种原因造成机体缺铁时，可使血红蛋白合成减少，引起小细胞低色素性贫血，也叫缺铁性贫血。

在红细胞发育过程中，还需要维生素 B$_{12}$、叶酸等促进红细胞发育成熟的因子。如果体内缺乏维生素 B$_{12}$ 和叶酸，可导致红细胞核内 DNA 合成障碍，细胞分裂和血红蛋白合成也会发生障碍，从而引起巨幼红细胞性贫血。一般饮食中并不缺乏维生素 B$_{12}$，但因食入的维生素 B$_{12}$ 要与胃腺壁细胞分泌的内因子结合成复合物后才能在回肠被吸收。因此，缺乏内因子，也可导致巨幼红细胞性贫血。

2. 红细胞生成的调节 调节红细胞生成的主要因素是促红细胞生成素(EPO)。一般认为，当组织缺氧时，肾产生一种红细胞生成酶，这种酶作用于血浆中的促红细胞生成素原(肝产生)，使它转化为促红细胞生成素。促红细胞生成素可刺激骨髓加速红细胞生成，同时促使成熟的红细胞从骨髓进入血液。此外，红细胞的生成还受到雄激素的调节。

雄激素既可以刺激肾脏产生促红细胞生成素,从而促进红细胞的生成,还能直接刺激骨髓,使红细胞生成增多。

3. 红细胞的破坏　红细胞的寿命为 40～200 天,平均约为 120 天。这期间,红细胞在血管内循环流动的过程中经常需要发生变形才能挤过直径比本身小的毛细血管及血管内皮孔隙。衰老的红细胞细胞膜脆性增加,因而在血流湍急处可因机械冲击被破坏,所释放的血红蛋白立即与血浆中的触珠蛋白结合,被肝脏摄取,经脱铁后转变成胆色素,铁则以铁黄素的形式沉着于肝细胞内。另外,衰老的红细胞通过微小孔隙也比较困难,容易被滞留在肝、脾和骨髓中,被巨噬细胞所吞噬,血红蛋白被分解释放出铁,铁可被再利用合成新的红细胞,而脱铁血红素也转变为胆色素,随粪或尿排出体外。

二、白细胞

(一) 白细胞的数量和分类

白细胞(white blood cell,WBC)是一类无色有核的血细胞,在血液中一般呈球形,在组织中则有不同程度的变形。正常成年人白细胞总数为 $(4.0～10.0)\times10^9/L$。生理情况下,白细胞在血液中的数目可发生变异,如下午较清晨高;进食、情绪激动、疼痛及剧烈运动时白细胞数量均显著增多;女性在月经、妊娠和分娩期,白细胞数量也有所升高。

白细胞可分为粒细胞、单核细胞和淋巴细胞三类。粒细胞又根据所含嗜色颗粒的嗜色性质不同分为中性粒细胞、嗜酸性粒细胞和嗜碱性粒细胞。其中,中性粒细胞占白细胞总数的 50%～70%,嗜酸性粒细胞占 0.5%～5%,嗜碱性粒细胞占 0～1%,单核细胞占 3%～8%,淋巴细胞占 20%～40%。

(二) 白细胞的功能

白细胞可以通过变形运动穿过微血管壁进入周围组织,发挥其防御和免疫功能,防止病原微生物的入侵。但各类白细胞的生理功能又有所不同。

1. 中性粒细胞　中性粒细胞在白细胞中数量最多。血液中的中性粒细胞约有一半随血液循环,称为循环池;另一半附着在血管壁上,称为边缘池。另外,骨髓中还储备了约 $2.5\times10^{12}/L$ 成熟的中性粒细胞,当机体需要时,大量的储备粒细胞可进入血液循环发挥其防御功能。

中性粒细胞在血液的非特异性免疫系统中起着十分重要的作用,是机体抵御微生物病原体,特别是化脓性细菌入侵的第一线。中性粒细胞的变形能力、趋化性及吞噬能力都很强,当病原微生物侵入组织后,中性粒细胞通过变形运动,穿出毛细血管壁,向感染组织游走,到达病灶处进行吞噬活动,并将吞噬入细胞内的细菌和组织碎片消化、分解和杀死。中性粒细胞吞噬过量细菌后,因释放溶酶体酶发生自溶,与溶解的组织碎片及细菌一起形成脓液。血液中中性粒细胞数量明显减少时,可使机体抵抗力明显降低,发生感染的危险性增加。

2. 嗜酸性粒细胞　嗜酸性粒细胞内含有溶酶体和颗粒,但由于缺乏溶菌酶,故仅有微弱的吞噬能力而无杀菌作用。嗜酸性粒细胞可限制嗜碱性粒细胞和肥大细胞在过敏反应中的作用,还参与对蠕虫的免疫反应。

3. 嗜碱性粒细胞　嗜碱性粒细胞的胞质中存在较大的染色深的颗粒,颗粒中含有多种有生物活性的物质,其中最重要的包括组胺、过敏性慢反应物质、嗜酸性粒细胞趋化因子和肝素。组胺和过敏性慢反应物质可引起过敏反应。肝素可加快脂肪分解为游离脂肪酸的过程,有抗凝血作用,有利于保持血管的通畅。嗜酸性粒细胞趋化因子的作用是

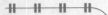

吸引嗜酸性粒细胞,聚集于局部,限制嗜碱性粒细胞在过敏反应中的作用。

4. 单核细胞 单核细胞体积较大,内含较多的非特异性酯酶,在血液中停留 2~3 日后迁移到周围组织发育成巨噬细胞,巨噬细胞具有比中性粒细胞更强的吞噬能力。单核-巨噬细胞具有吞噬细菌和异物,识别和杀伤肿瘤细胞,参与激活淋巴细胞的特异性免疫功能等。

5. 淋巴细胞 淋巴细胞在免疫应答过程中起核心作用,又称免疫细胞。按淋巴细胞的发生和免疫功能的差异通常分为 T 淋巴细胞和 B 淋巴细胞两类。前者是由骨髓生成的淋巴干细胞,在胸腺激素的作用下发育成熟,参与细胞免疫;后者是在骨髓及肠道淋巴组织中发育成熟,参与体液免疫。

(三) 白细胞的生成和破坏

成人的各类白细胞均起源于骨髓的造血干细胞。因为白细胞常在组织中发挥作用,所以寿命难以准确判断。白细胞的被破坏部位主要在巨噬细胞系统,还有一部分白细胞可由黏膜上皮渗出,随分泌物排出。

三、血小板

(一) 血小板的数量

血小板(platelet)又称血栓细胞,体积小,正常时呈梭形或椭圆形,但有时可伸出伪足。无细胞核,有完整的细胞膜,胞质内含有多种细胞器。正常成年人血小板数为(100~300)$\times 10^9$/L。血小板的数目可随机体的机能状态发生一定变化,如妇女月经期血小板数量减少,妊娠中晚期、进食和剧烈运动后数量增加。若血小板减少到 50×10^9/L 以下,称血小板过少,导致机体某些组织容易产生出血倾向;若血小板超过 1000×10^9/L 时,则容易发生血栓。

(二) 血小板的生理特性

血小板的生理特性主要有黏附、聚集、释放、吸附、收缩和修复。这些特性与血小板的生理功能密切相关。

1. 黏附 指血小板易于附着在异物表面,当血管内皮损伤,暴露出内皮下的胶原纤维时,使血小板激活并黏附其上。

2. 聚集 指血小板与血小板相互黏着在一起,聚集成团的现象。聚集分为两个时相,第一时相是可逆的,发生迅速,容易解聚。第二时相发生缓慢,是不可逆的,即不能解聚。

3. 吸附 血小板能吸附血浆中的凝血因子,使血小板聚集的局部凝血因子的浓度增高,促进凝血反应,血小板还能从血浆中主动吸收 5-羟色胺(5-HT)、儿茶酚胺等,储存于致密颗粒中。

4. 释放 血小板激活后,可将储存颗粒中的 ADP、5-HT 和儿茶酚胺等活性物质释放出来。内源性的 ADP 又进一步使血小板聚集,5-HT 和儿茶酚胺使小动脉收缩,均有利于止血。

5. 收缩 血小板内含有收缩蛋白,使血小板具有收缩性,可促使凝血块紧缩、止血栓硬化,加强止血效果。

6. 修复 血小板能融入血管内皮细胞,保持血管内皮细胞的完整,并修复受损伤的内皮细胞。

Note

（三）血小板的生理功能

1. 参与止血 小血管损伤后，暴露出内膜下的胶原组织，激活血小板，引起血小板黏附、聚集于血管破损处，形成血小板血栓堵塞伤口，同时释放 5-HT、肾上腺素等缩血管物质，使破损血管收缩，血流减慢，有利于止血。在止血阶段形成的血小板栓子以及血管损伤暴露的组织因子可激活凝血系统，迅速发生凝血反应，加固血小板血栓，有效地实现生理性止血。

2. 促进凝血 血小板内含有多种凝血因子，这些因子在血液凝固过程中起重要作用。其中以血小板第三因子（PF₃）最为重要。由 PF₃ 直接提供的磷脂表面是凝血反应的重要场所，可使凝血酶原的激活加速万倍以上。

3. 维持毛细血管壁的正常通透性 毛细血管内皮细胞脱落形成的空隙，能迅速由血小板填补修复。血小板可随时在受损的血管壁上黏附，随即插入内皮细胞之间，最后逐渐融合于内皮细胞的细胞质中，从而维持毛细血管壁的正常通透性。当血液中血小板数量低于 $50\times10^9/L$ 时，会出现皮下淤点或紫癜，称为血小板减少性紫癜。

第三节 血液凝固和纤维蛋白溶解

一、血液凝固

血液从流动的液体状态变成不能流动的胶冻状凝块的过程称为血液凝固（blood coagulation），简称凝血。其实质就是血浆中的可溶性的纤维蛋白原转变为不溶性的纤维蛋白，纤维蛋白交织成网，网罗血细胞，形成凝血块。血液凝固发生 1～2 h 后，凝血块会发生回缩并析出淡黄色的液体，称为血清。

（一）凝血因子

血液凝固是一系列的酶促反应过程，需要多种凝血因子共同参与。血液和组织中直接参与血液凝固的物质统称为凝血因子（blood coagulation factor）。参与凝血的因子有十多种，其中 12 种已按国际命名法依发现的先后顺序用罗马数字进行统一编号，即凝血因子Ⅰ～ⅩⅢ（表 3-1），其中因子Ⅵ是血清中活化的 Ⅴa，故不再视为独立的凝血因子。此外，还有前激肽释放酶以及高分子激肽原等。

表 3-1 按国际命名法编号的凝血因子

编号	同义名	编号	同义名
因子Ⅰ	纤维蛋白原	因子Ⅷ	抗血友病因子
因子Ⅱ	凝血酶原	因子Ⅸ	血浆凝血激酶
因子Ⅲ	组织因子（组织凝血激酶）	因子Ⅹ	斯图亚特因子
因子Ⅳ	钙离子（Ca²⁺）	因子Ⅺ	血浆凝血激酶前质
因子Ⅴ	前加速素	因子Ⅻ	接触因子
因子Ⅶ	前转变素	因子ⅩⅢ	纤维蛋白稳定因子

以上凝血因子中，除因子Ⅳ是 Ca²⁺ 外，其余都是蛋白质，且大多数是以酶原的形式存在，须被激活后才具有活性。被激活的因子，在右下角标"a"表示。除Ⅲ因子来自组织

Note

外,其他因子均存在于新鲜血浆中,而且大多数是在肝合成的,其中因子Ⅱ、Ⅶ、Ⅸ、Ⅹ合成过程需要维生素 K 的参与,因此维生素 K 缺乏或肝功能损害都会导致凝血过程障碍而发生出血倾向。

（二）血液凝固的过程

血液凝固大体上可分为凝血酶原激活物的形成、凝血酶的形成和纤维蛋白原转变成纤维原蛋白三个步骤(图 3-2)。

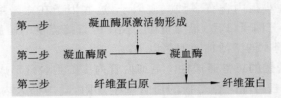

图 3-2　血液凝固的基本步骤

注：——＞,变化方向；----＞,作用方向。

1. 凝血酶原激活物的形成　凝血酶原激活物可经过两条途径形成。

1）内源性凝血途径　内源性凝血途径是指参与凝血的因子全部来自血浆。内源性凝血途径从因子Ⅻ的激活开始,当损伤的血管内膜与血浆中的Ⅻ因子接触后,血管内膜下的胶原纤维可使因子Ⅻ激活成Ⅻa。Ⅻa 可激活前激肽释放酶使之成为激肽释放酶,激肽释放酶反过来又能激活因子Ⅻ,通过这种正反馈,形成大量Ⅻa。Ⅻa 激活因子Ⅺ成为Ⅺa,因子Ⅺa 在 Ca^{2+} 存在的条件下,激活因子Ⅸ转成为Ⅸa,Ⅸa 再与因子Ⅷ、Ca^{2+} 和血PF$_3$结合成复合物,进一步激活因子Ⅹ成为Ⅹa,Ⅹa 与因子Ⅴ、PF$_3$ 和 Ca^{2+} 形成凝血酶原激活物。

2）外源性凝血途径　外源性凝血途径是指由血管外的凝血因子Ⅲ(组织凝血激酶)与血液接触而启动的凝血过程。在组织损伤、血管破裂的情况下因子Ⅲ被释放出来,与血浆中的因子Ⅶ、Ca^{2+} 形成复合物,该复合物又激活因子Ⅹ成为Ⅹa。Ⅹa 与因子Ⅴ、PF$_3$ 和 Ca^{2+} 形成凝血酶原激活物。Ⅹa 形成之后,内源性与外源性两条凝血途径进入相同的过程。

2. 凝血酶的形成　凝血酶原激活物形成后,在其作用下,没有活性的凝血酶原被激活,生成有活性的凝血酶。

3. 纤维蛋白原转变成纤维蛋白　凝血酶生成后催化纤维蛋白原分解,使纤维蛋白原转变成为纤维蛋白单体。同时,凝血酶在 Ca^{2+} 的作用下激活因子ⅩⅢ生成ⅩⅢa,ⅩⅢa 使纤维蛋白单体变成牢固的不溶于水的纤维蛋白多聚体,后者交织成网将血细胞网罗其中形成血凝块(图 3-3)。

（三）影响血液凝固的因素

正常情况下,血管内的血液能保持流体状态而不发生凝固,其原因在于除了血管内膜完整光滑及血液流动速度很快以外,还在于正常人血浆中存在着抗凝物质和纤溶系统。血浆中的抗凝物质有多种,其中最主要的有抗凝血酶Ⅲ和肝素。抗凝血酶Ⅲ可与凝血酶结合成复合物,使凝血酶失活,还能封闭Ⅶa、Ⅸa、Ⅹa 因子的活性中心使它们失活而阻断凝血过程。肝素能与抗凝血酶Ⅲ结合,使后者与凝血酶的亲和力大大增强,从而促使凝血酶失活。此外,肝素还可刺激血管内皮细胞释放组织因子途径抑制物抑制凝血过程。

某些理化因素可加速或延缓凝血。临床手术中用温热盐水纱布或明胶海绵压迫伤

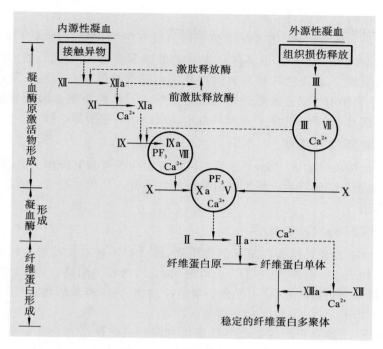

图 3-3　血液凝固过程示意图

注：——，变化方向；-----，催化方向。

口止血，就是由于粗糙表面可以激活血小板，促进凝血过程。在一定范围内升高温度，使酶的活性增强，酶促反应加速，也可促进凝血。需要延缓血液凝固时，则可将血液置于光滑的容器并低温储存。另外，由于 Ca^{2+} 参与凝血过程多个环节，故临床上在输血时可加入枸橼酸钠以去除血浆中的 Ca^{2+}，达到抗凝目的。

二、纤维蛋白溶解

血液凝固过程中形成的纤维蛋白被血浆中的纤维蛋白溶解系统分解、液化的过程称为纤维蛋白溶解（fibrinolysis），简称纤溶。纤溶系统包括纤维蛋白溶解酶原（纤溶酶原）、纤维蛋白溶解酶（纤溶酶）、纤溶酶原激活物与纤溶抑制物。纤溶系统的作用是将生理性止血过程中形成的止血栓逐步溶解，从而保证血管内血流畅通。

纤溶的基本过程可分为纤溶酶原的激活与纤维蛋白的降解两个阶段（图 3-4）。

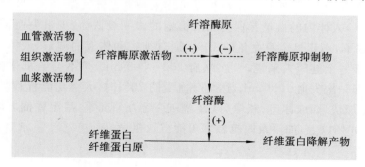

图 3-4　纤溶系统示意图

注：——，变化方向；-----$\overset{(+)}{\longrightarrow}$，催化方向；-----$\overset{(-)}{\longrightarrow}$，抑制作用。

(一)纤溶酶原的激活

纤溶酶原是一种蛋白质,能将纤溶酶原激活成纤溶酶的物质称为纤溶酶原激活物(plasminogen activator,PA)。主要有三类:①血管内激活物,由小血管的内皮细胞合成,血管内出现血凝块时,此类物质可从血管内皮细胞被大量释放。②组织激活物,存在于很多组织中,主要作用是促进血管外纤维蛋白溶解。③依赖于凝血因子Ⅻ的激活物,如前激肽释放酶被Ⅻa激活后生成的激肽释放酶就可激活纤溶酶原。

(二)纤维蛋白的降解

纤溶酶是活性很强的蛋白酶,纤维蛋白或纤维蛋白原可被其降解为许多可溶性的小肽,总称为纤维蛋白降解产物。纤维蛋白降解产物通常不再发生凝固,相反,其中一部分有抗凝血的作用。

(三)纤溶抑制物及其作用

血液中除含有能使纤维蛋白溶解的物质外,还含有多种对抗纤维蛋白溶解的物质。能抑制纤溶的物质主要有两类:一类为抗纤溶酶,它可与纤溶酶结合,然后被吞噬细胞清除,从而对抗纤维蛋白溶解;另一类是激活物的抑制物,它能与激活物竞争而发挥抑制纤溶酶被激活的作用。

正常情况下,纤维蛋白形成系统与纤维蛋白溶解系统保持着动态平衡,使血管内血液保持着良好的流体状态。如果两个系统的动态平衡受到破坏,则会引起病理现象,导致出血性疾病或血栓性疾病。

第四节 血量、血型和输血

一、血量

人体内血液的总量称为血量(blood volume)。适量而相对恒定的血量是人体维持正常血液循环、新陈代谢及内环境稳态的重要条件。正常成年人的血液总量相当于体重的7%~8%,相当于每千克体重有70~80 mL血液。全身血液的大部分属循环血量,在心血管系统中快速循环流动,小部分血液属储存血量,滞留在肝、肺和静脉内,流动很慢。在运动或大出血等情况下,储存血量可被动员出来补充循环血量。

正常情况下,人体内的血量是保持相对恒定的。一般认为,少量失血,即成人一次失血在500 mL以下,不超过全身血量的10%,通过神经和体液的调节,人体可无明显临床症状出现。对于一个健康人来说,一次献血200~300 mL,是不会给机体带来任何损害的。中等失血即一次失血1000 mL,达全身血量的20%时,人体功能将难以代偿,会出现血压下降、脉搏加快、四肢冰冷、眩晕、口渴、恶心、乏力等现象,甚至昏倒。严重失血即失血量达总量的30%以上,如不及时抢救则可能危及生命。

二、血型

血型(blood group)是血细胞膜上特异性抗原的类型。虽然目前血型的概念已经扩展到各种血细胞及人体的其他成分,但一般所说的血型仍然是指红细胞膜上特异性抗原的类型。自1901年Landsteiner发现第一个人类血型系统即ABO血型系统以来,至今已经发现了 25 个不同的红细胞血型系统。其中,ABO 血型系统和 Rh 血型系统与临床关系最为密切。

(一) ABO 血型系统

ABO 血型系统中有 A、B 两种抗原,ABO 血型系统的分型是根据红细胞膜上是否存在 A 抗原和 B 抗原而将血液分为四型:红细胞膜上只含 A 抗原的为 A 型;只含 B 抗原的为 B 型;含有 A 与 B 两种抗原的为 AB 型;A 与 B 两种抗原都没有的,为 O 型。在人类血清中含有与 A、B 抗原相对应的两种天然抗体,即抗 A 抗体和抗 B 抗体。不同血型的人血清中含有不同的抗体,但不会含有与自身所含抗原相对抗的抗体。血型抗原和血型抗体分别也被称为凝集原和凝集素。当凝集原和与其相对应的凝集素相遇时将发生红细胞凝集反应。所谓凝集反应是指某一血型的红细胞和与其对应的凝集素相遇,例如,红细胞膜上 A 凝集原和 A 凝集素相遇时,红细胞聚集成簇,成为一簇簇不规则的细胞团的现象。在补体的作用下,凝集的红细胞可发生破裂溶血。

ABO 血型系统还有几种亚型,其中最重要的亚型是 A 型中的 A_1 和 A_2 亚型。同样 AB 型血型中也有 A_1B 和 A_2B 型。因此,在临床上输血前检验时还要注意血型亚型的存在。

(二) Rh 血型系统

Rh 血型系统是红细胞血型中仅次于 ABO 血型的另一个重要的血型系统。现已知 Rh 血型系统有 40 多种抗原,与临床关系密切的是 D、E、C、c、e 5 种抗原。在 5 种抗原中,以 D 抗原的抗原性最强。故医学上通常将红细胞上含有 D 抗原者称为 Rh 阳性,而缺乏 D 抗原者称为 Rh 阴性。在我国汉族和其他大部分民族中,99％的人是 Rh 阳性,只有 1％的人是 Rh 阴性。但有些少数民族,Rh 阴性者比例较大,如苗族为 12.3％、塔塔尔族为 15.8％、布依族和乌孜别克族为 8.7％。

Rh 血型系统与 ABO 血型系统具有不同之处。从出生几个月之后,在人血清中一直存在着 ABO 血型系统的天然抗体,且一般属于完全抗体 IgG。但在人血清中不存在天然的抗 Rh 的抗体,只有当 Rh 阴性的人接受 Rh 阳性的血液后,通过体液免疫才产生抗 Rh 的抗体,且 Rh 系统的抗体主要是不完全抗体 IgM,分子较小能通过胎盘。故 Rh 血型系统在临床上对以下两种情况有重要意义:其一,Rh 阴性的人,第一次接受 Rh 阳性的血液后,一般不产生明显的反应,但再次输入 Rh 阳性血液时,即可使输入的 Rh 阳性红细胞发生凝集反应并溶血。其二,当 Rh 阴性的母亲怀有 Rh 阳性的胎儿时,Rh 阳性胎儿的红细胞或 D 抗原有可能进入母体,通过免疫反应,刺激母体产生抗 D 抗体。这种抗体可以透过胎盘进入胎儿的血液,使胎儿的红细胞发生凝集反应和溶血,严重时可导致胎儿死亡。由于一般只有在妊娠末期或分娩时才有足量的胎儿红细胞进入母体,而母体血液中抗体的浓度是缓慢增加的,故 Rh 阴性的母体怀第一胎 Rh 阳性的胎儿时,很少出现新生儿溶血的情况;但如果第二次母亲怀孕的仍然是阳性的胎儿,这种抗 D 抗体便有可能透过胎盘进入胎儿的血液,可使胎儿的红细胞发生凝集和溶血,造成新生儿溶血。因此,对于多次怀孕均死胎的孕妇,特别是少数民族妇女,其血型应引起医护人员高度注意,如确定属于少见的 Rh 阴性后,则应采取相应医疗预防措施以防止事故的发生。

三、输血

输血(blood transfusion)已经成为抢救伤员、治疗某些疾病和保证一些手术顺利进行的重要手段。但如果输血不当,将会造成严重后果,甚至可能危及生命。为确保输血安全，必须严格遵守输血原则，做到安全、有效和节约输血。

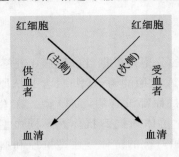

图 3-5　交叉配血试验

输血前必须鉴定血型，保证供血者和受血者的 ABO 血型相合。对于生育年龄的妇女和需要反复输血的患者，还必须使供血者与受血者的 Rh 血型相合。

为了保证输血的安全性，即使供血者和受血者的 ABO 血型相同，在输血前也必须进行交叉配血试验（图 3-5）。交叉配血试验既可检验血型鉴定是否有误，又能发现供血者和受血者的红细胞或血清中，是否还存在一些其他不相容的抗原或抗体。

交叉配血是把供血者的红细胞与受血者的血清进行混合，称为试验的主侧；把受血者的红细胞与供血者的血清混合，称为试验的次侧。如果交叉配血试验的两侧都没有凝集反应，即为配血相合，可以进行输血；如果主侧有凝集反应，则为配血不合，不能输血；如果主侧不发生凝集反应，而次侧发生凝集反应，只能在应急情况下输血，输血时速度要慢，量要少，并密切观察，如发生输血反应，应立即停止输注。

随着医学和科学技术的进步，输血疗法已经从以前的单纯输全血发展到成分输血。成分输血是把人血中的各种有效成分，如红细胞、粒细胞、血小板和血浆分别制备成高纯度或高浓度的制品再输入。这样既能提高疗效，减少不良反应，又能节约血源，降低成本。

目标检测

一、名词解释

1. 红细胞比容　2. 血沉　3. 血液凝固　4. 凝血因子　5. 血清

二、单项选择题

1. 正常成人血浆蛋白中，白蛋白/球蛋白的比值为（　　）。

A. 1∶(1.5~2.5)　　　　B. (1.5~2.5)∶1　　　　C. 1∶2.5

D. 2.5∶1　　　　E. 2.5∶(1~1.5)

2. 全血的比重主要决定于（　　）。

A. 血浆蛋白含量　　　　B. 渗透压的高低　　　　C. 红细胞数量

D. 白细胞数量　　　　E. NaCl 的浓度

3. 合成血红蛋白的基本原料是（　　）。

A. 铁和叶酸　　　　B. 铁和维生素 B_{12}　　　　C. 蛋白质和内因子

D. 铁和蛋白质　　　　E. 铁

4. 当血液中血小板在多少以下时，可引起出血现象？（　　）

A. $150 \times 10^9 / L$　　　　B. $120 \times 10^9 / L$　　　　C. $50 \times 10^9 / L$

D. $100 \times 10^9 / L$　　　　E. $200 \times 10^9 / L$

5. 血小板彼此黏着的现象称血小板（　　）。

A. 黏附　　　B. 聚集　　　C. 释放　　　D. 凝集　　　E. 收缩

6. 血小板减少的患者，皮肤黏膜常出现自发性出血点和紫癜，主要是由于（　　）。

A. 不易形成止血栓　　　　　　　　B. 血管不易收缩

C. 不能维持血管内皮的完整性　　　　D. 血凝块回缩障碍

E. 血液凝固障碍

7. 血液凝固的发生是由于(　　)。

A. 纤维蛋白溶解 　　　　　　　　　　B. 因子Ⅷ的激活

C. 纤维蛋白原变为纤维蛋白 　　　　　D. 纤维蛋白的激活

E. 血小板聚集与红细胞叠连

8. 内源性和外源性凝血途径的共同途径始于(　　)。

A. 凝血因子Ⅴ 　　　　B. 凝血因子Ⅷ 　　　　C. 凝血因子Ⅸ

D. 凝血因子Ⅹ 　　　　E. 凝血因子Ⅲ

9. 检验血浆标本时,常用草酸盐或柠檬酸钠,其凝血机制是(　　)。

A. 去掉血浆中的纤维蛋白 　　B. 增加肝素的作用 　　C. 抑制凝血酶的形成

D. 去掉血浆中 Ca^{2+} 　　　　E. 促进凝血酶的形成

10. 一个体重 60 kg 的正常成年人的血量为(　　)。

A. 2.8～4.0 L 　　　　B. 4.2～4.8 L 　　　　C. 5.0～7.0 L

D. 7.0～8.0 L 　　　　E. 8.0～10.0 L

11. Rh 阳性是指红细胞膜上含有(　　)。

A. C 抗原 　　B. A 抗原 　　C. D 抗原 　　D. E 抗原 　　E. B 抗原

12. 某人的红细胞与 B 型血的血清发生凝集,而其血清与 B 型血的红细胞不凝集,此人的血型可能是(　　)。

A. A 型 　　B. B 型 　　C. AB 型 　　D. O 型 　　E. 无法判断

三、问答题

1. 高原居民的红细胞数量有何变化?为什么?

2. 简述血液凝固的基本过程。

3. 输血的原则是什么?为什么 ABO 系统的同型血互相输入或受血者再次输入同一供血者的血液,还要进行交叉配血试验?

实验项目　ABO 血型测定

【实验目的】

(1) 学习 ABO 血型鉴定的方法。

(2) 通过对红细胞凝集现象的观察,理解血型鉴定在输血治疗中的意义。

【实验原理】

凝集原与其相对应的凝集素相遇时将发生红细胞凝集反应,故可在已知的 A 型标准血清(含有抗 B 凝集素)和 B 型标准血清(含有抗 A 凝集素)中,分别加入一滴受试者血液,使其红细胞与已知血清充分混合后,观察有无凝集现象,从而判定受试者红细胞膜上的凝集原,据此来确定血型。

【对象与器材】

1. 实验对象　人。

2. 器材　消毒棉签、采血针、消毒玻璃棒、清洁载玻片。

3. 药品与试剂　A 型标准血清和 B 型标准血清(抗 B 凝集素和抗 A 凝集素)、碘酒。

【实验方法】

1. 取载玻片 用记号笔在玻片左上角和右上角做好标记,左为 A,右为 B。

2. 载玻片左右两侧分别滴血清 左侧滴 A 型标准血清,右侧滴 B 型标准血清。

3. 采血

(1)采血部位消毒:常选取耳垂或指端。

(2)采血针消毒。

(3)采血:刺破皮肤,用玻璃棒一端蘸血,与 A 型标准血清充分混匀。用玻璃棒另一端蘸血,与 B 型标准血清充分混匀。手持玻璃棒中间,勿触及两端。

4. 观察红细胞凝集现象,判断血型 有沙粒样改变,说明发生了凝集;呈云雾状表示没有发生凝集。

【注意事项】

(1)标准血清与血液需新鲜,因污染后可产生假凝集。

(2)使用采血针时勿对自己和他人造成不必要的损伤。

【结果与分析】

(1)记录在载玻片 A、B 两端所观察到的实验现象。

(2)对实验结果做出合理的分析,判断血型。

（奚 丹 唐 红）

第四章 血液循环

循环系统包括起主要作用的心血管系统和起辅助作用的淋巴系统。心血管系统由心脏、血管和血液组成。心脏推动血液在血管内按一定的方向周而复始地流动,称为血液循环。血管包括动脉、静脉和二者之间的毛细血管。心脏是血液循环的动力器官,动脉血管将血液分配到全身组织和器官,在毛细血管处进行物质交换,最后静脉血管将血液收集回心。血液循环的基本功能是完成体内各种物质的运输。淋巴系统由淋巴管和淋巴器官组成,淋巴液沿淋巴管向心流动,最终汇入静脉。循环系统的活动受神经和体液因素的调节,并且与呼吸、泌尿、消化、神经和内分泌系统相互协调,从而使机体很好地适应内环境和外环境的变化。

第一节 心脏生理

通过心肌有节律的收缩和舒张、心脏瓣膜有规律的开启和关闭,心脏推动血液在密封的心血管中沿单一方向周而复始的循环流动。心肌的收缩活动是在心肌生物电基础上产生的。

一、心肌细胞的生物电现象

心肌细胞的生物电与神经、骨骼肌细胞相比,其整个动作电位的时程长,形态复杂。虽然各部分心肌细胞动作电位及其形成该电位的各种离子流不同,但是却具有基本相似的共同特性。

心肌细胞按其功能分为非自律细胞和自律细胞。非自律细胞(又被称为工作细胞)包括心房肌和心室肌,它们的主要功能是产生节律的收缩和舒张;自律细胞主要是心脏内特殊传导组织中的细胞,包括窦房结、房室交界(结区除外)、房室束(希氏束)、左右束支、浦肯野纤维等,其主要功能是自动产生节律性兴奋,并将兴奋传递给非自律细胞,指挥并控制非自律细胞的兴奋及收缩活动。

下面以心室肌细胞和窦房结的 P 细胞为例来讨论非自律细胞和自律细胞的生物电现象。

(一) 非自律细胞的生物电现象及其产生机制

1. 静息电位 心室肌细胞的静息电位稳定,约为 -90 mV,其产生机制主要是由于在安静状态下,细胞膜对 K^+ 有较高的通透性,细胞内的 K^+ 浓度又远高于细胞外,所以在浓度梯度的驱动下出现 K^+ 外流,形成 K^+ 平衡电位。血 K^+ 浓度的升高或降低以及心肌

Note

37

细胞膜对 K⁺ 的通透性发生改变,都会引起心室肌细胞静息电位数值的变化。

2. 动作电位 心室肌细胞接受来自窦房结发出并下传的兴奋后,在其静息电位的基础上产生的一个可传播的电位变化称为动作电位。心室肌细胞动作电位全过程分为 5 个时期,即去极化过程的 0 期和复极化过程的 1 期(快速复极初期)、2 期(平台期)、3 期(快速复极末期)和 4 期(完全复极期,或静息期)(图 4-1)。

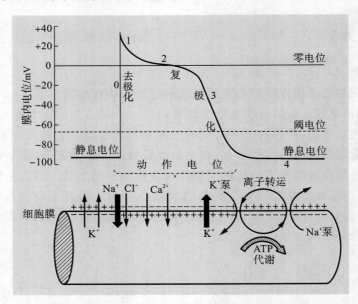

图 4-1 心室肌细胞动作电位和主要离子流示意图

(1) 0 期(快速去极化期):心室肌细胞受到刺激后,膜内电位由静息状态时的 -90 mV 迅速上升到约 $+30$ mV,其幅度约为 120 mV,形成动作电位的上升支即 0 期。0 期去极化的过程十分短暂,仅占 1~2 ms。0 期去极化主要由 Na⁺ 内向电流而引起。其产生的主要机制是由于刺激引起心肌细胞膜上的部分 Na⁺ 通道(快钠通道)开放,少量 Na⁺ 内流使膜去极化达到阈电位(-70 mV),此时膜上的 Na⁺ 通道(快钠通道)突然大量开放,引起 Na⁺ 快速内流膜电位迅速上升到 $+30$ mV,即 Na⁺ 的平衡电位。快钠通道激活快,失活也快。当膜去极化到一定程度(0 mV 左右)时,快钠通道开始失活而关闭,最后 Na⁺ 内流终止。

(2) 1 期(快速复极化初期):心室肌细胞去极化达顶点后,膜上的 Na⁺ 通道关闭、K⁺ 通道开放,K⁺ 顺着电-化学梯度外流,使膜内电位由 $+30$ mV 迅速降至 0 mV 左右,形成复极 1 期。此期占时约 10 ms。由于 0 期和 1 期膜电位变化迅速,在记录的动作电位图形上呈尖峰状,因而常将这两部分合称为锋电位。由 K⁺ 外流所构成的瞬时外向电流是引起心室肌细胞 1 期快速复极的主要跨膜电流。在 1 期快速复极化过程中活动的离子流还有一个氯电流。在正常情况下,该离子流的强度较小,对 1 期快速复极化仅有微弱而短暂的作用;但在儿茶酚胺的作用下,其作用则不能被忽视。

(3) 2 期(平台期):膜电位复极化至 0 mV 水平后,基本停滞于 0 mV 左右,使复极化过程变得非常缓慢,动作电位曲线此时变得比较平坦,故称为平台期。平台期是心室肌细胞动作电位时间长的主要原因,也是心室肌细胞动作电位区别于神经细胞和骨骼肌细胞动作电位的显著特征。其产生机制是由于膜的慢钙通道开放,引起缓慢 Ca²⁺ 内流以及 K⁺ 通道开放引起 K⁺ 外流,使进出细胞的正电荷数量大致相等,因此膜两侧的电位差变

Note

38

化幅度不大,使心室肌复极化速度变缓,形成了平台期。平台期的长短会影响到进入心肌细胞内的 Ca^{2+} 量,从而影响心肌的收缩能力。钙通道阻断剂(如维拉帕米)通过影响 Ca^{2+} 内流而影响动作电位的平台期,进而影响动作电位时程和心肌收缩力。

在 2 期早期,Ca^{2+} 内流和 K^+ 外流处于平衡状态,膜电位保持在 0 mV 左右。随着时间的推移,Ca^{2+} 通道逐渐失活,K^+ 外流逐渐增加,逐渐过渡为复极化 3 期。

(4) 3 期(快速复极化末期):2 期结束后,复极加快而进入快速复极末期,膜内电位由 0 mV 较快地下降到 -90 mV,形成 3 期。3 期持续 100~150 ms。它是复极化的主要部分。其产生机制是由于 Ca^{2+} 通道关闭,Ca^{2+} 内流停止,而心肌细胞膜的 K^+ 通道持续开放,K^+ 快速外流,直到复极完成。

从 0 期去极化开始到 3 期复极化完毕的这段时间,称为动作电位时程。心室肌细胞的动作电位时程为 200~300 ms。

(5) 4 期(完全复极期、静息期):4 期是动作电位复极完毕即膜电位恢复后的时期,又称静息期。尽管此时膜电位恢复至静息电位水平,但膜内外离子浓度分布尚未恢复正常,由于动作电位期间少量的 Na^+ 和 Ca^{2+} 进入细胞,少量 K^+ 流出细胞,此时心肌细胞膜上的离子泵被激活发挥其主动转运作用,逆浓度差和电位差将流入细胞内的 Na^+、Ca^{2+} 泵到细胞外液,同时将流到细胞外的 K^+ 泵回到细胞内,恢复到静息状态下细胞内外的离子分布。

综上所述,在心室肌细胞一次动作电位产生过程中有离子的被动转运和主动转运。离子的被动转运取决于生物膜通透性的改变,即离子通道的开放和关闭,由此产生各种离子电流而引起膜电位的变化,即动作电位。而离子泵的主动转运则能保持各种离子在细胞膜两侧的不对等分布,即保持膜的正常兴奋性,以确保动作电位得以持续不断地进行下去。

(二)自律细胞的生物电现象及其产生机制

特殊传导系统的心肌细胞具有自动节律性,属于自律细胞。自律细胞动作电位 3 期复极末期达到的最大极化状态时的电位值称为最大复极电位,此后的 4 期膜电位并不稳定于这一水平,而是立即开始自动去极化,这种 4 期自动去极化具有随时间而递增的特点。因此,自律细胞和心肌工作细胞的最大区别在于 4 期去极化电位不稳定,无稳定的静息电位。4 期自动去极化是自律细胞产生自动节律性的基础。

正常情况下,心脏非自律细胞的兴奋和收缩活动是由窦房结细胞控制的,下面主要讨论窦房结 P 细胞生物电的产生机制及特点。

1. 窦房结 P 细胞的跨膜电位　窦房结 P 细胞的最大复极电位和动作电位幅度均较小,动作电位没有平台期,只有 0 期、3 期和 4 期(图 4-2)。而 4 期电位不稳定,在 3 期复极完毕后就自动去极化,当去极化达到阈电位水平时便可爆发下一个动作电位。窦房结 P 细胞的 4 期膜电位不稳定而发生自动去极化,是自律细胞动作电位最主要的特点。

(1) 0 期(去极化):当膜电位由最大复极电位自动去极化达阈电位水平时,膜上 Ca^{2+} 通道开放,引起 Ca^{2+} 缓慢内流,膜电位上升,而形成 0 期。0 期去极化速度较慢,持续时间较长,去极化幅度为 70~85 mV。因为 0 期由 Ca^{2+} 内流而形成,所以它受细胞外 Ca^{2+} 浓度的影响明显,且可被 Ca^{2+} 通道阻断剂(如维拉帕米)所阻断。

(2) 3 期(复极化):Ca^{2+} 通道逐渐失活,K^+ 通道开放,K^+ 外流,膜电位下降,形成 3 期,3 期复极末所达到的最大复极电位约为 -60 mV。

(3) 4 期(自动去极期):膜电位复极化至最大复极电位水平后,窦房结细胞膜出现时

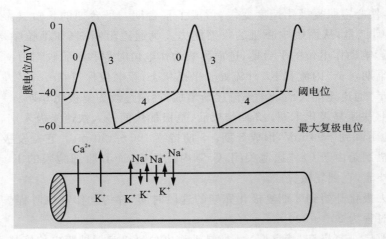

图 4-2　窦房结 P 细胞动作电位示意图

间依从性的衰减性 K^+ 外流和 Na^+ 内流的进行性增强,同时 Ca^{2+} 通道开放, Ca^{2+} 内流。三种因素共同作用,使膜自动去极化达到阈电位水平,引起 0 期去极,产生下一个动作电位。

2. 窦房结 P 细胞动作电位的特点

(1)窦房结 P 细胞的最大复极电位约为 -60 mV,其阈电位约为 -40 mV。

(2)0 期去极化速度慢,幅度较低。

(3)不形成 1 期和 2 期(平台期)。

(4)4 期电位不稳定能自动去极化,当去极化达到阈电位时会产生动作电位而自动兴奋,这是窦房结 P 细胞最显著的特点,是自律性产生的原因。

二、心肌的生理特性

心肌具有兴奋性、自律性、传导性和收缩性四种基本生理特性。其中,兴奋性、自律性和传导性以心肌细胞的生物电活动为基础,属于电生理特性;而心肌细胞的收缩性则以细胞内收缩蛋白的功能活动为基础,属于心肌细胞的机械特性。心脏的收缩功能是心脏泵血的重要基础,此特性受心肌细胞电生理特性影响。因此,心肌细胞的电生理特性和机械特性是紧密联系的。心肌细胞在收缩之前先有动作电位的产生,而后通过兴奋-收缩耦联引起心肌收缩。

(一)兴奋性

心肌对刺激发生反应的能力或特性称为心肌的兴奋性,其高低可用阈值的大小来衡量。心肌细胞每产生一次兴奋,其膜电位都将发生一系列规律性变化,兴奋性也随之发生相应的周期性变化。现以心室肌细胞为例,阐述在一次兴奋过程中兴奋性的周期性变化(图 4-3)。

1. 心肌兴奋性的周期性变化

(1)有效不应期:从 0 期去极化开始到 3 期复极至 -55 mV 这段时期,无论给予多大的刺激,心肌细胞都不会再次发生反应(此时 Na^+ 通道处于失活状态)的时期,称为绝对不应期。此后,膜电位由 -55 mV 恢复到 -60 mV 的时期内,给予心肌阈上刺激,可引起局部反应,但不能爆发动作电位(此时 Na^+ 通道刚刚开始复活),此期为局部反应期。上述两段时期合称为有效不应期。在有效不应期内,心肌细胞的兴奋性为零或极度下降。

(2)相对不应期:膜电位由 -60 mV 复极到 -80 mV 这段时期内, Na^+ 通道已逐渐

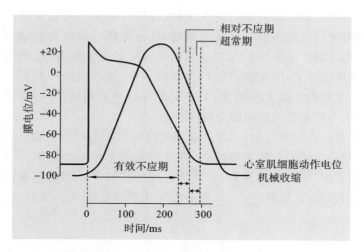

图 4-3　心室肌细胞动作电位兴奋性的变化及其与机械收缩的关系

复活,但尚未恢复到正常水平,此时若用阈上刺激可引起心肌细胞产生动作电位而兴奋,故称相对不应期,此期内心肌细胞的兴奋性低于正常。

(3) 超常期:膜电位由-80 mV 复极到-90 mV 这段时期内,膜电位已经基本恢复,Na^+通道基本复活到备用状态,但膜电位绝对值尚低于静息电位,这样,膜电位与阈电位的距离较近,心肌兴奋性增高,故用阈下刺激即可使心肌细胞产生动作电位而兴奋,此期内兴奋性高于正常,故称为超常期。最后,复极完毕,膜电位恢复到静息电位,兴奋性也随之恢复至正常水平。

2. 影响心肌兴奋性的因素

(1) 静息电位或最大复极电位水平:若阈电位水平不变而静息电位(在自律细胞,则为最大复极电位)绝对值增大时,则与阈电位的距离增大,引起兴奋所需的刺激阈值增大,表现为兴奋性降低。反之,静息电位绝对值减少时,与阈电位的距离缩小,所需的刺激阈值减小,兴奋性增高。

(2) 阈电位水平:阈电位是反映离子通道电压依赖性的一种内在特性,它决定了在什么条件下 Na^+ 通道或 Ca^{2+} 通道可被激活而大量开放。若阈电位水平上移,则其和静息电位之间的距离增大,引起兴奋所需的刺激阈值增大,兴奋性降低。反之,则兴奋性升高。

静息电位水平和(或)阈电位水平的改变,都能够影响兴奋性,但在心脏,以静息电位水平的改变较为多见。

(3) Na^+ 通道的性状:Na^+ 通道能够被激活是兴奋产生的前提。Na^+ 通道具有激活、失活和静息三种功能状态。当膜电位处于静息电位水平-90 mV 时,Na^+ 通道处于静息状态,这种状态下 Na^+ 通道虽是关闭的,但受到阈刺激后,膜上的部分 Na^+ 通道被激活,当膜电位去极化达到阈电位水平(-70 mV)时,膜上的 Na^+ 通道被迅速大量激活。Na^+ 通道激活后就立即迅速失活,此时 Na^+ 通道关闭,处于失活状态的 Na^+ 通道不能被再次激活。只有在膜电位恢复到静息电位水平时,Na^+ 通道才重新恢复到静息状态,这就是落在有效不应期内的刺激不能产生有效兴奋的原因,此时钠通道正处于失活状态。由此可见,心肌细胞兴奋性的周期性变化主要取决于钠通道当时的功能状态。Na^+ 通道是否处于静息状态是心肌细胞是否具有兴奋性的前提。

3. 兴奋性的周期性变化与收缩活动的关系　心肌细胞兴奋性周期中的有效不应

Note

特别长,一直延续到心肌收缩活动的舒张早期。因此,心肌不会像骨骼肌那样发生完全强直收缩,而始终进行收缩和舒张交替的活动,从而保证心脏泵血活动的正常进行。在正常情况下,当窦房结产生的每一次兴奋传到心房肌和心室肌时,心房肌和心室肌前一次兴奋的不应期均已结束,因此能不断产生新的兴奋,使心肌能按照窦房结的节律进行活动。如果在心室肌的有效不应期后,下一次窦房结兴奋到达前,心室受到一次外来刺激,则可提前产生一次心肌的收缩称为期前收缩。

期前收缩也有其有效不应期,当紧接在期前收缩之后的一次窦房结兴奋传到心室肌时,如正好落在期前收缩的有效不应期内,则此次正常下传的窦房结兴奋将不能引起心室肌细胞兴奋和收缩,形成一次脱失,必须要等待窦房结下一次的兴奋传到心室时才能引起心室的兴奋和收缩。这样,在一次期前收缩之后往往出现一段较长的心室舒张期,称为代偿间歇(图4-4)。

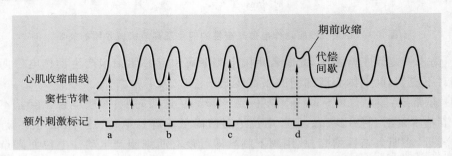

图4-4 期前收缩与代偿间歇

(二)自动节律性(自律性)

心肌细胞在没有外来刺激的条件下,能自动地产生节律性兴奋的能力或特性,称为自动节律性,简称自律性。

1. 自律组织 心脏的特殊传导系统是自律组织,是产生心脏自律性的结构基础,它们包括窦房结、房室交界、房室束和浦肯野细胞等,其自律性的高低依次为100次/分、50次/分、40次/分和25次/分。窦房结因其4期自动去极化速度最快,所以自律性最高,是心脏的正常起搏点,由窦房结控制的心脏节律称为窦性心律。窦房结以外的自律组织在正常情况下仅起到兴奋传导作用,而不表现出其自身的节律性,因此称为潜在起搏点。由潜在起搏点控制的心跳节律称为异位心律。

2. 窦房结控制潜在起搏点的主要机制

(1)抢先占领:因窦房结的自律性高于其他潜在的起搏点,所以在潜在起搏点在其自身4期自动去极化达到阈电位之前,由窦房结传来的兴奋已将其激活而产生动作电位,从而控制心脏的节律活动。这一现象称为抢先占领。

(2)超速驱动抑制:当自律细胞在受到高于其固有频率的刺激时,便按照外加刺激的频率(高的频率)产生兴奋,称为超速驱动。而当外来的超速驱动刺激停止后,自律细胞不能马上恢复其自身自律性,需经过一段时间才能逐渐恢复,这种现象称为超速驱动抑制。由于窦房结的自律性高于其他的潜在起搏点,因此窦房结的活动对于其他潜在起搏点自律性的直接抑制作用就是超速驱动抑制。

3. 影响心肌自律性的因素

(1)最大复极电位与阈电位之间的距离:最大复极电位减小和(或)阈电位水平下移,均使两者之间的距离减小,自动去极化达到阈电位水平所需的时间缩短,自律性增高;反之,最大复极电位绝对值增大和(或)阈电位上移,两者之间的距离增大,自动去极化达到阈电位水平所需的时间延长,自律性降低(图4-5)。

(2)4期自动去极化速度:4期自动去极化速度是影响自律性的最主要因素。若4期自动去极化速度增快,达阈电位水平所需的时间缩短,单位时间内发生兴奋的次数增多,自律性增高,反之,自律性降低(图4-5)。窦房结4期自动去极化速度(约0.1 V/s)远比浦肯野细胞(约0.02 V/s)快得多,所以,窦房结细胞的自律性远高于浦肯野细胞。

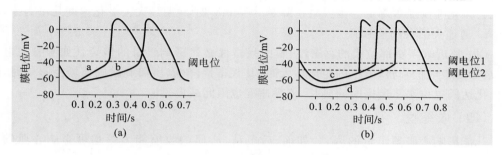

图4-5　影响心肌自律性的因素

(三) 传导性

心肌传导兴奋的能力或特性称为传导性。兴奋传导不仅能发生在同一个心肌细胞上,而且能在细胞之间进行。相邻心肌细胞之间可以通过闰盘将兴奋传播到其他心肌细胞,从而使整块心肌兴奋和收缩。

1. 心脏内兴奋传导的途径　各类心肌细胞都能传导动作电位,但能力和速度则有所不同。心脏内的特殊传导系统包括窦房结、房室交界、房室束、左右束支和浦肯野纤维。它们是心内兴奋传导的重要结构基础。其中以浦肯野纤维传导速度最快,房室结最慢。

正常情况下,起源于窦房结的兴奋能直接传给左、右心房,同时沿心房肌细胞组成的"优势传导通路",迅速传到房室交界区,再经房室束、左右束支、浦肯野纤维传导到心室肌,使两心室兴奋收缩(图4-6)。

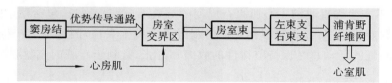

图4-6　兴奋在心脏内传导途径示意图

2. 房室延搁及意义　房室交界是兴奋由心房传向心室的唯一通道。兴奋在房室交界处的传导速度极慢,将出现一个时间延搁,称为房室延搁,其生理意义是保证两心房先收缩,两心室后收缩,防止心房和心室收缩的重叠,从而保证了心室血液的充盈及泵血功能的完成。房室交界也是传导阻滞的好发部位。

3. 影响心肌传导性的因素　心肌的传导性取决于心肌细胞的某些结构特点和电生理特性。

(1)结构因素:心肌细胞的直径与细胞内的电阻呈反变关系,直径小的细胞,细胞内的电阻大,产生的局部电流小于直径大的细胞,兴奋传导速度也较后者缓慢。浦肯野细胞的直径最大,兴奋传导速度最快;结区细胞直径最小,传导速度也最慢,是产生房室延搁现象的结构基础。

(2)0期去极化的速度和幅度:0期去极化的速度越快、幅度越大,形成的局部电流越强,很快就能促使邻近未兴奋部位的细胞膜去极化达到阈电位水平,产生动作电位而兴奋,故兴奋传导速度越快。

（3）膜电位水平:心肌细胞动作电位0期去极化的速度与幅度还受兴奋前膜电位水平的影响。在快反应细胞,Na^+通道性状决定着膜去极化达阈电位水平后通道开放的速度与数量,从而决定膜0期去极化的速度和幅度。在正常静息电位（-90 mV）条件下,膜受刺激达到阈电位后,Na^+通道快速开放,0期最大去极化速度快。反之,膜电位降低,则最大去极化速度显著降低。当膜电位降至-55 mV时,0期最大去极化速度几乎为零,此为Na^+通道失活关闭所致。

（4）邻近未兴奋部位膜的兴奋性:膜的兴奋性必然影响兴奋的传导。如静息膜电位（或最大复极电位）与阈电位的距离增大时,其兴奋性降低（所需刺激阈值增高）,同时,膜去极化达阈电位水平所需时间延长,传导速度也因此减慢。

（四）收缩性

凡能影响心脏搏出量的因素,如前、后负荷,心肌的收缩能力等均可影响心肌的收缩。心肌的收缩是通过心肌细胞内的肌丝滑行产生的,其收缩具有以下特点:

1. 心肌收缩对细胞外液的 Ca^{2+} 有明显的依赖性　由于心肌细胞的终池不发达,心肌细胞自身储存的 Ca^{2+} 少,其兴奋-收缩耦联过程高度依赖于细胞外的 Ca^{2+} 内流。心肌兴奋时,细胞外 Ca^{2+} 经肌膜和横管膜中的 Ca^{2+} 通道进入胞质后,引起肌质网释放大量的 Ca^{2+} 而使胞质中 Ca^{2+} 浓度升高引起心肌收缩。心肌舒张时,肌质网上的钙泵逆浓度梯度将 Ca^{2+} 主动泵回肌质网。另外,也可通过肌膜中的钙泵和 Na^+-Ca^{2+} 交换将 Ca^{2+} 排出细胞外,使胞质中 Ca^{2+} 浓度下降,心肌细胞舒张。

2. 同步收缩　由于每个心肌细胞之间通过缝隙连接进行电传递,从而使心脏成为一个功能上的合胞体。在心脏收缩活动方面,可以认为心脏是由两个合胞体组成:一个是心房,另一个是心室,它们通过房室交界连接。当位于右心房的窦房结兴奋时,通过局部电流的传导很快使左、右心房同步兴奋和收缩,心房收缩结束后,兴奋通过房室交界传导给心室,使左、右心室同步兴奋和收缩。

3. 心肌不产生强直收缩　心肌兴奋周期的有效不应期特别长,包括整个收缩期和舒张早期。在有效不应期内,心肌不会对任何刺激再次产生兴奋,因此不会产生强直收缩。这一特征使心脏的活动总是保持节律性的收缩和舒张,有利于心脏的充盈和泵血功能。

三、心脏的泵血功能

心脏的泵血是以心动周期为单位进行的,无数个心动周期串联在一起,使血液在密闭的心血管系统中周而复始的循环。心脏收缩时,将血液射入动脉,并通过动脉系统将血液分配到全身各组织和器官;心脏舒张时,通过静脉系统使血液回流到心脏,为下一次射血做准备。心脏泵血功能的正常与否会影响到血液循环,如果心脏停止跳动,血液循环立即停止。

（一）心动周期

1. 心率　每分钟心跳的次数称为心率。正常成人安静时心率为 $60\sim100$ 次/分。新生儿可达 130 次/分以上,成年女性的心率较男性快,经常劳动或体育锻炼的人心率较慢,吸气时心率较呼气时快。成年人安静时心率超过 100 次/分,为心动过速;心率低于 60 次/分,为心动过缓。

2. 心动周期　心房或心室每收缩和舒张一次,构成的一个机械活动周期,称为心动周期。在一个心动周期中，心房和心室的机械活动都可分为收缩期和舒张期。心动周期的持续时间与心率成反变关系。按平均心率 75 次/分计算，每个心动周期持续 0.8 s。两心房先收缩，持续约 0.1 s，继而心房舒张，持续约 0.7 s；心房收缩时，心室处于舒张期，心房收缩结束后，两心室开始收缩，持续约 0.3 s，随后进入舒张期，持续约 0.5 s。心室舒张的前 0.4 s，心房也处于舒张状态，这一时期称为全心舒张期(图 4-7)。在一个心动周期中，心房和心室的活动按一定的次序和时程先后进行，且心房和心室的舒张期均长于收缩期。如果心率增快，心动周期缩短，收缩期和舒张期均缩短，尤以舒张期缩短更为明显，这样会使心肌得不到充分的休息，对心脏的持久性活动是非常不利的。

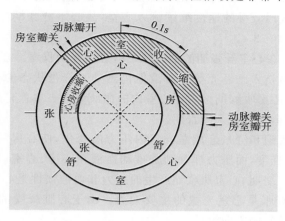

图 4-7　心动周期中心房和心室的活动顺序及时间分配

（二）心脏的泵血过程

在心脏的泵血过程中，心室起主要作用，而左、右心室的泵血过程相似，且几乎同时进行。现以左心室为例，阐述在一个心动周期中心室内压力、瓣膜开闭、血流方向以及心室容积的动态变化过程。

1. 心室收缩期　分为等容收缩期、快速射血期以及减慢射血期。

（1）等容收缩期：心室开始收缩，心室内压力开始持续升高，当超过房内压时，推动房室瓣关闭，此时，室内压仍然低于动脉压，半月瓣仍然处于关闭状态，心室暂时成为一个密闭的腔，因而此期心室的容积不变，故称为等容收缩期。此期持续约 0.05 s。由于此时心室继续收缩，因而心室内压力急剧升高。在主动脉压升高或心肌收缩力减弱时，等容收缩期将延长。等容收缩期是心室内的压力升高速度最快的时期。

（2）快速射血期：等容收缩期间室内压持续升高，当超过动脉压时，半月瓣开放。这标志着等容收缩期的结束，进入射血期。因心室肌强烈收缩，室内压上升并达峰值，由心室射入主动脉的血液量很大（约占总射血量的 2/3），射血速度快，心室容积明显缩小，这段时期称快速射血期。此期持续约 0.10 s。快速射血室内压最高，血液快速射入主动脉，亦使主动脉内的压力进一步升高。

（3）减慢射血期：快速射血后，由于心室内血液量减少及收缩强度减弱，射血的速度减慢，故这段时期称为减慢射血期。此期持续约 0.15 s。

在快速射血的中期或稍后，以及整个减慢射血期，心室内压已经低于主动脉压，但心室内血液因为此时具有较高的动能，依靠惯性作用可以逆着压力梯度继续射入主动脉。

2. 心室舒张期　分为等容舒张期、快速充盈期、减慢充盈期及房缩期。

（1）等容舒张期：心室肌开始舒张后，室内压下降，主动脉内血液向心室方向返流，推

Note

动半月瓣关闭,但此时室内压仍明显高于房内压,房室瓣仍然处于关闭状态,心室又暂时成为密闭的腔,所以当心室肌舒张时,室内压下降的速度最快,但容积不变,故此期称为等容舒张期。此期持续 0.06~0.08 s。由于此时心室肌继续舒张,因而室内压急剧下降。

(2) 快速充盈期:当室内压下降到低于心房内压时,血液冲开房室瓣,由心房快速进入心室,使心室容积迅速增大,此期称为快速充盈期,持续约 0.11 s。在快速充盈期内,进入心室的血液约为心室总充盈量的 2/3。

(3) 减慢充盈期:快速充盈期后,随着心室内血液充盈量的增加,心房与心室间的压力梯度逐渐减少,血液以较慢的速度继续流入心室,故心室舒张期的这段时间称为减慢充盈期。此期持续约 0.22 s。

(4) 心房收缩期:在心室舒张期的最后 0.1 s,心房开始收缩。心房收缩开始后,房内压升高,心房内血液被挤入已经充盈了血液但仍然处于舒张状态的心室,使心室的血液充盈量进一步增加。心房收缩期推入到心室内的血液量占心室总充盈量的 10%~30%。心房收缩持续约 0.1 s,随后进入舒张期。

总之,左心室的收缩和舒张造成左心室内压力的变化,使心房和心室之间及心室和主动脉之间产生压力梯度,而压力梯度则是推动血液在心房、心室以及主动脉之间流动的主要动力,在心室收缩期,心室肌收缩产生的压力和血液惯性是心脏射血的动力,在心室舒张期,心室主动舒张是心室充盈的主要动力。由于心脏瓣膜的结构特点和启闭活动,使血液只能按照一定的方向流动。

在充盈期(包括快速充盈期和减慢充盈期)内,心室得到的血量占心动周期内心室血液充盈总量的 3/4 左右。显然心室的血液充盈主要依赖心室本身舒张所致的低压抽吸作用,心房收缩虽可使心室的充盈量有所增加,但不起主要作用。所以,临床上心室发生病理改变对血液循环的影响更为明显,如果发生心室颤动,心脏泵血功能将立即停止,会危及生命。

(三) 心脏泵血功能的评价及调节

1. 心脏泵血功能的评价 心脏的主要功能是不断射出血液以适应机体新陈代谢的需要。评价心功能的指标有很多,在临床工作中,应对多种指标进行综合分析,才能得出正确的评价。应用较为广泛的评价指标现介绍如下。

1) 心输出量

(1) 每搏输出量:一侧心室一次收缩所射出的血液量,称为每搏输出量,简称搏出量。正常成人在安静状态下,搏出量为 60~80 mL,平均约为 70 mL。

(2) 每分输出量:每分钟由一侧心室射入动脉内的血液量,称为每分输出量,简称心输出量,心输出量=搏出量×心率。左右两心室的心输出量相等。安静和空腹情况下心输出量为 5~6 L/min。心输出量在剧烈运动时可高达 25~35 L/min,麻醉情况下则可降低到 2.5 L/min。

2) 射血分数 正常成年人在安静状态下的心室舒张末期容量约为 125 mL,每搏输出量为 70 mL(60~80 mL),故心室在每次射血时,并未将心室内的血液全部射出,在收缩期末,心室内仍剩余有一部分血液(55 mL)。搏出量占心室舒张末期容积的百分比,称为射血分数(ejection fraction,EF)。健康成年人射血分数为 55%~65%,即正常情况下,心脏的搏出量与充盈量之间要保持一个定比关系,当充盈量增加时,搏出量要相应增加。在心室异常扩大、心室功能减退的情况下,搏出量可能与正常人没有明显差别,但它与已经增大的舒张末期容积不相适应,射血分数明显下降。因此,射血分数比搏出量更能准确地反映心脏的泵血功能,对早期发现心脏泵血功能异常更具有临床意义。

3)心指数 正常人群心输出量存在着个体差异,有的人身材矮小,有的人身材高大,单纯用心输出量评价心脏功能时会出现偏差,但以单位体表面积(m^2)计算的心输出量却几乎相等。空腹或安静状态下以每平方米体表面积计算的心输出量称为心指数(cardiac index)。正常成年人的心指数为 $3.0\sim3.5\ L/(min\cdot m^2)$。一般 10 岁左右儿童的心指数最大,可以达到 $4\ L/(min\cdot m^2)$,随着年龄的增长心指数逐渐下降,到 80 岁时心指数已降至 $2\ L/(min\cdot m^2)$左右。心指数是分析比较不同个体心功能时常用的评定指标。

4)心脏做功量 心脏向动脉内射血要克服动脉血压所形成的阻力才能完成。在不同动脉血压的条件下,心脏射出相同的血量所消耗的能量或者做功是不同的。心室收缩射血一次所做的功,称为每搏功(stroke work)。每搏功乘以心率即为每分功,即心室完成每分心输出量所做的机械功。计算左室每搏功和每分功的简式如下:

$$每搏功(J)=搏出量(L)\times(1/1000)\times(平均动脉压-平均左房压)(mmHg)$$
$$\times13.6\times血液比重\times9.807$$
$$每分功=每搏功\times心率$$

当动脉血压升高时,心脏射血阻力增加,若想保持搏出量不变,心肌必须增加其收缩强度,做更大的功。可见,与单纯的心输出量相比,用心脏做功来评价心脏泵血功能将更加全面,尤其在动脉血压水平不同的个体之间,或在同一个体动脉血压发生改变前后,用心脏做功来比较心脏泵血功能更具有优越性。

在正常情况下,右心室搏出量与左心室基本相等,但肺动脉平均压仅为主动脉平均压的 1/6 左右,故右心室做功量也只有左心室的 1/6。

2. 心脏泵血功能的调节

心输出量取决于心率和搏出量,机体通过对心率和搏出量两方面的调节来调节心输出量。

1)搏出量的调节

(1)前负荷对搏出量的调节——异常自身调节:异常自身调节也称为 Starling 机制。心室前负荷是心室舒张末期充盈的血液量(心室舒张末期容积),凡是影响心室血液充盈量的因素,都可通过异常自身调节机制影响搏出量的多少。

在心肌,初长度是控制收缩功能最重要的因素,而初长度是由前负荷决定的。在达到最适前负荷或最适初长度之前,肌肉收缩强度和做功能力随前负荷或初长度的增加而增加,超过最适水平,收缩效果将随前负荷或初长度的继续增加而降低。

前负荷和初长度对心脏泵血功能的影响,可以通过心室功能曲线说明(图 4-8),纵坐标表示左心室搏功,横坐标表示左心室舒张末期压力。心室功能曲线反映的是左心室舒张末期压力或容量(前负荷)与心室搏功之间的关系曲线。心室功能曲线大致可分为三段:①充盈压 $1.6\sim2$ kPa(12~15 mmHg)是人体心室的最适前负荷,这时,肌小节初长度为 $2.0\sim2.2\ \mu m$,这恰好是肌小节的最适初长度,粗细肌丝处于最佳重叠状态,心室肌进行等长收缩时产生的张力最大。位于其左侧的一段为功能曲线升支,它表明初长度(前负荷)在未达到最适水平之前,搏功随初长度的增加而增加,左心室充盈压通常为 $0.7\sim0.8$ kPa(5~6 mmHg),可见心室是在功能曲线的升支段工作,前负荷(初长度)尚远离其最适水平,即心室具有较大程度的初长度储备;②充盈压 $2\sim2.7$ kPa(15~20 mmHg)范围内,曲线逐渐平坦,表明前负荷在上限范围内变动时对泵血功能的影响不大;③随后的曲线呈平坦状,或轻度下倾,并不出现明显的降支,表明正常心室充盈压即使超过 2.7

Note

47

kPa（20 mmHg），搏功不变或仅轻度减少，只有在心室发生严重病理变化时，功能曲线才出现降支。

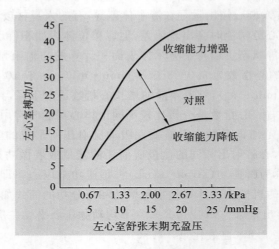

图 4-8　心室功能曲线

　　心室功能曲线说明，当大量的血液进入心室后，心室肌受到较大程度的牵拉，其初长度增加，可使肌小节中的粗细肌丝有效重叠的程度增加，当收缩蛋白被激活时，形成的横桥的连接数目相应增加，肌小节收缩的强度就会增加，结果，整个心室收缩的强度也就增加，搏出量和搏功增加。这样，心室就能自动地泵出额外增加的回心血量，这就是心室功能曲线上升支产生的原因。在搏出量的这种调节机制中，引起调节的因素是心肌细胞本身初长度的改变，其效应是心肌细胞收缩强度的改变，所以将这种形式的调节称为异常自身调节。

　　由于心肌细胞的间质内含有大量的胶原纤维，因此心肌的伸展性较小，从而阻止心肌细胞被继续拉长。心肌这种对抗伸展的作用，使心室功能曲线不出现降支，对心脏泵血功能具有重要生理意义，它使心脏在前负荷明显增加时，不至于引起搏出量和做功能力的下降。

　　通常心室射血量与静脉回心血量之间保持平衡，从而维持心室舒张末期压力和容积于正常范围，如果因某种原因造成静脉回心血量超过射血量，则充盈压将增高，可通过异常自身调节机制增加搏出量使其与回流量重新达到平衡。异常自身调节机制的主要作用是对搏出量进行精细的调节。当体位改变以及当左右心室搏出量不平衡等情况下所出现的充盈量的微小变化，通过异常自身调节机制改变搏出量，使之与充盈量达到平衡。但对于持续剧烈的循环功能变化，例如，长时间的重体力劳动，需要搏出量持久且大幅度的增高，这时异常自身调节机制的作用不大，而主要靠提高心肌收缩能力来进行调节。

　　（2）后负荷对搏出量的影响：动脉血压是心室收缩的后负荷，动脉血压的变化将影响心室肌的收缩过程，影响搏出量。在心率、心肌初长度和收缩能力不变的情况下，如果动脉压增高，等容收缩期室内压峰值必然也增高，从而使等容收缩期延长，而射血期缩短。同时，射血期心室肌纤维缩短的程度和速度均减小，射血速度减慢，搏出量因此减少。应该看到，后负荷对心肌收缩活动的上述影响，是一种单纯的机械效应，并不是某种功能调节机制进行调节的结果。

　　（3）心肌收缩能力的改变对搏出量的调节——等长自身调节：心肌收缩能力是指心肌不依赖于前、后负荷而能改变其力学活动（包括收缩活动的强度和速度）的一种内在特

Note

48

性。人们进行强体力劳动时,心脏舒张末期容积不一定增大,甚至有所减小,但搏出量和搏功可成倍增加,这是通过增加心肌收缩能力实现的。当心肌收缩能力增强时(在去甲肾上腺素的作用下),心室功能曲线左上移位,搏出量和搏功增加,心脏泵血功能明显加强。当心肌收缩能力降低时(如心力衰竭),心室功能曲线右下移位。

心肌收缩能力受兴奋-收缩耦联过程中各个环节的影响,其中活化横桥数和肌凝蛋白ATP酶的活性是控制收缩能力的主要因素。①活化横桥数:粗肌丝上的横桥只有与细肌丝的肌纤蛋白结合形成横桥连接并活化,才能导致肌丝滑行并产生张力。活化横桥的数量,取决于兴奋后胞质 Ca^{2+} 浓度的升高程度和肌钙蛋白对 Ca^{2+} 的亲和力。凡能增加兴奋后胞质 Ca^{2+} 浓度和(或)肌钙蛋白 Ca^{2+} 亲和力的因素,均可增加活化横桥的比例,导致收缩能力的增强。例如,儿茶酚胺增加心肌收缩能力的原因之一,就是它可以通过激活心肌上的 β_1 肾上腺素能受体,增加胞质 cAMP 浓度,使肌膜 Ca^{2+} 通道和肌质网 Ca^{2+} 通道的开放程度增加,导致心肌兴奋后胞质 Ca^{2+} 浓度升高,使横桥连接数增多,活化横桥数增多,心肌收缩能力增强。一些 Ca^{2+} 的增敏剂,如茶碱,可以增加肌钙蛋白对 Ca^{2+} 的亲和力,可使肌钙蛋白对胞质中的 Ca^{2+} 的利用率增加,横桥连接数也会增多,心肌收缩能力增强。②肌凝蛋白 ATP 酶的活性:甲状腺激素和体育锻炼能提高肌凝蛋白 ATP 酶的活性,使心肌收缩能力增强;相反,老年人的心脏和甲状腺功能减退患者的心脏,心肌肌凝蛋白分子结构发生改变,其 ATP 酶的活性较低,收缩能力减弱。

2)心率对心输出量的影响 不同生理条件下,心率有很大变动,可低到每分钟40～50次,高达每分钟200次。心输出量＝搏出量×心率,在一定范围内心率增快,心输出量增加,如果心率增加过快,超过每分钟170～180次,心室充盈时间明显缩短,搏出量可减少到仅有正常时的一半左右,心输出量下降。如果心率太慢,低于每分钟40次,心输出量亦减少。这是因为心室舒张期过长,心室充盈早已接近限度,再延长心舒时间也不能相应增加充盈量和搏出量。可见,心跳频率最适宜时,心输出量最大,心率过快或过慢,心输出量都会减少。

3. 心力储备 心输出量随机体代谢的需要而增长的能力,称为泵功能储备,或心力储备。健康成年人静息状态下心率平均约为每分钟75次,搏出量平均约为 70 mL,心输出量为 5 L 左右。强体力劳动时,心率可达每分钟180～200次,搏出量可增加到150 mL左右,心输出量可达25～30 L,为静息时的5～6倍。心脏每分钟能射出的最大血量,称最大输出量,它可以反映心脏的健康程度。

四、心音和心电图

(一) 心音

正常心脏在一次搏动过程中可产生4个心音,分别是第一心音、第二心音、第三心音和第四心音。多数情况下只能听到第一和第二心音,在某些健康儿童和青年人也可听到第三心音,40岁以上的健康人也有可能出现第四心音。

第一心音发生在心室收缩期,音调低,持续时间相对较长,是心室收缩期开始的标志。第一心音产生的主要原因是心室收缩时,房室瓣突然关闭所引起的振动、心室射血冲击房室瓣引起心室振动和心室射血撞击动脉壁引起的振动。在心尖搏动处(左第五肋间锁骨中线)听诊最为清楚。

第二心音发生在心室舒张期,音调高,持续时间较短,标志心室舒张期开始。第二心音产生的主要原因是心室舒张时,主动脉瓣关闭、血流冲击大动脉根部及心室内壁振动

49

而形成。在胸骨旁左侧第二肋间听诊清楚。

第三心音发生在快速充盈期末，是一种低频、低振幅的心音。它可能是由于心室快速充盈期末，血流速度突然改变形成的一种力使心室壁和瓣膜发生振动而产生的。

第四心音是心房收缩产生的，也称心房音。正常心房收缩，听不到声音，但在异常有力的心房收缩和左室壁变硬的情况下，则可产生第四心音。

综上所述，第一心音主要反映房室瓣的功能，第二心音则主要反映主动脉瓣的功能。临床听诊中，可以根据杂音产生的时间、性质和强度，判断瓣膜功能受损程度。

（二）心电图

心电图与心肌生物电活动有关。心肌生物电主要是记录单个心肌细胞膜内的电变化，心电图记录所有心肌细胞膜外生物电的综合变化。每一个心动周期中，心脏内兴奋的产生和扩布时所发生的电变化可通过组织和体液传到体表。将心电图机的测量电极放置到体表相应位置，即可记录到电变化的波形，称为心电图（electrocardiogram，ECG）（图4-9）。测量电极的连接方式不同，记录到的心电图图形不同。心电图的基本组成包括P波、QRS波群、T波以及各波之间的线段，其中波幅表示电位的值，以毫伏（mV）为单位，波宽表示电变化的时间，以秒（s）为单位。

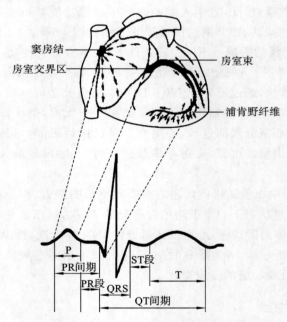

图 4-9　心内兴奋的传导与正常心电图

1. P 波　在一个心动周期中，首先出现的小而圆钝的波，为 P 波。它反映左、右两心房的去极化过程。正常时间为 $0.08 \sim 0.11$ s，波幅不超过 0.25 mV。

2. QRS 波群　在 P 波之后，会出现一个 QRS 波群，它反映左、右两心室的去极化过程。典型的 QRS 波群包括三个紧密相连的电位波动：第一个向下的 Q 波、第二个向上的 R 波和其后面向下的 S 波。在不同导联的记录中，这三个波不一定都出现，而且其波幅差别也较大。正常 QRS 波时间为 $0.06 \sim 0.10$ s，代表兴奋在心室肌扩布所需的时间。

3. T 波　在 QRS 波群之后出现的一个持续时间较长、波幅较低的向上的波，为 T 波。它反映左、右两心室的复极化过程。正常时间为 $0.05 \sim 0.25$ s，波幅为 $0.1 \sim 0.8$ mV。T 波与 QRS 波的主波方向相同。在心肌缺血时，T 波出现低平甚至倒置。

4. PR 间期　也称房室传导时间,是指从 P 波起点到 QRS 波起点之间的时程,一般为 0.12～0.20 s。PR 间期代表由窦房结产生的兴奋由心房经房室交界到达心室并引起心室肌兴奋所需要的时间。如 PR 间期延长,则提示出现房室传导阻滞。

5. QT 间期　是指从 Q 波起点到 T 波终点的时程,代表心室由去极化开始到完全复极化所经历的时间。QT 间期的长短与心率成反变关系,心率越快,QT 间期越短。

6. ST 段　是从 QRS 波终点到 T 波起点之间的线段,代表心室各部分的心肌细胞都处于去极化状态(相当于动作电位的平台期),各部分之间的电位差很小,因此曲线位于基线水平。ST 段的异常压低或抬高表示心肌缺血或者损伤。

临床上,可依据心电图在记录纸上波形的高度和宽度测量出各波段的电位值和时间,从而为心脏疾病的诊断和治疗提供重要的辅助依据。

第二节　血管生理

血液在心脏的推动下在血管里面循环流动,与心脏一起构成心血管系统。血液由心房进入心室,由心室泵出到动脉内,经毛细血管和静脉返回到心房。在这个过程中,动脉分配血液到各组织器官,静脉收集血液回到心脏,在毛细血管处进行物质交换。在本节中,重点介绍动脉血压的形成机制及影响因素、静脉血压及影响静脉回流的因素、微循环的功能和调节、组织液的生成与回流,简要介绍血管的生理功能。

一、血管的分类和功能

(一)弹性储器血管

主动脉和肺动脉等大动脉血管的管壁厚,管壁内含有丰富的弹性纤维,有明显的弹性和可扩张性。当左心室收缩射血时,血液一部分向前流入外周,另一部分则暂时储存在大动脉中,使其管壁扩张,动脉压升高;在心室舒张期,被扩张的大动脉弹性回缩,促使其中所储存的血液流向外周,故这些大动脉称为弹性储器血管。大动脉的弹性储器作用使心室的间断射血转化为血液在血管内的连续流动,同时使心动周期中血压的波动幅度减小。

(二)分配血管

分配血管是指中等动脉,即从弹性储器血管以后到分支为小动脉前的动脉管道。分配血管的主要功能是将血液运输到各器官组织。

(三)阻力血管

小动脉和微动脉的管径小,血流速度快,对血流的阻力大,因此称为阻力血管。阻力血管口径的改变对血流的阻力及其所在器官、组织的血流量,对动脉血压的维持有重要意义。

(四)交换血管

交换血管是指位于动、静脉之间的毛细血管网。毛细血管分布广泛,口径小,管壁仅由单层内皮细胞组成,其外包绕一薄层基膜,故其通透性高,是血管内外进行物质交换的主要场所。

（五）容量血管

静脉血管的管径大且壁薄,在外力作用下易于扩张,故其容量大。在安静状态下,静脉系统可容纳 60%～70% 的循环血量。因此,静脉系统具有血液储存库的作用,称为容量血管。

二、血流量、血流阻力和血压

（一）血流量

血流量(blood flow)是单位时间通过血管某一截面的血液量,是血流的容积速度,单位通常用 mL/min 或 L/min 来表示。血液中的一个质点在血管内移动的速度称为血流速度。

血流量(Q)与血管两端的压力差(ΔP)成正比,与血流阻力(R)成反比。

$$Q = \Delta P / R$$

血液在血管内流动的方式包括层流和湍流。层流是指液体中的每个质点的流动方向都与血管长轴平行,但每个质点的流速不同,血管轴心处流速最快,越靠近血管壁流速越慢。在正常情况下,人体的血液流动方式以层流为主。当血液的流速加快到一定程度后,此时血液中各个质点的流动方向不再保持一致,出现湍流。在血流速度快、血管口径大、血液黏滞度低的情况下,更容易产生湍流,在心室腔和主动脉内的血流方式为湍流。

（二）血流阻力

血液在血管内流动所遇到的阻力称为血流阻力,它包括血液分子之间的摩擦力,血液与血管壁之间的摩擦力。血流阻力(R)与血管半径(r)、血液黏滞度(η)及血管长度(L)有关,可用下面的公式表达它们之间的关系:

$$R = \frac{8\eta L}{\pi r^4}$$

生理情况下,血液黏滞度与血管长度变化很小,血流阻力的大小主要是由血管口径决定的。由于血流阻力与血管口径的四次方成反比,因此血管口径的变化可使血流阻力发生明显的改变。小动脉、微动脉管壁含有丰富的平滑肌纤维,能够在神经因素和体液因素的作用下产生收缩或舒张,使血管口径发生改变,因此是产生血流阻力的主要部位,而此处的血流阻力通常称为外周阻力。正常情况下,组织器官的血流量很大程度是由小动脉和微动脉的收缩和舒张来控制的,血管的收缩和舒张是调节血流阻力和各器官间血流分布的重要方式。

（三）血压

血管内血液对单位面积血管壁的侧压力称为血压(blood pressure),按国际标准计量单位用 Pa 表示,但 Pa 的单位较小,因此血压数值通常用 kPa 来表示,1 kPa=1000 Pa,1 mmHg=0.133 kPa。临床上习惯用 mmHg 表示血压数值。

人体内各段血管内的血压并不相同,血液在主动脉内的血压最高,流经外周血管时血压逐渐减低,在大静脉和心房内的血压最低。

三、动脉血压和脉搏

（一）动脉血压的形成及影响因素

1. 动脉血压的概念和正常值　动脉内血液对血管壁的侧压力称为动脉血压,它会随着心动周期的变化而发生改变。当心室收缩时,动脉内的压力逐渐升高,所达到的最高值称为收缩压,正常值为13.3~16.0 kPa(100~120 mmHg);当心室舒张时,动脉内的压力逐渐下降,所达到的最低值,称为舒张压,正常值为8.0~10.7 kPa(60~80 mmHg);收缩压和舒张压的差值称为脉搏压,简称脉压(pulse pressure),正常值为4.0~5.3 kPa(30~40 mmHg);一个心动周期中,动脉血压的平均值称为平均动脉压,平均动脉压≈舒张压+1/3脉压,正常值为13.3 kPa(100 mmHg)。临床上,成年人在安静状态下,如果收缩压持续高于等于18.7 kPa(140 mmHg),或舒张压持续高于等于12.0 kPa(90 mmHg),称为高血压;如果收缩压持续低于12.0 kPa(90 mmHg)或舒张压低于8.0 kPa(60 mmHg),则称为低血压。

动脉血压存在个体、年龄、性别差异。随年龄的增长,动脉血压逐渐升高,且收缩压升高更为明显。女性在更年期前血压略微低于男性,更年期后则与同龄男性血压基本相同。此外,血压还存在昼夜节律性变化。在凌晨2—3时最低,上午6—10时及下午4—8时各有一个高峰,从晚上8时以后血压呈现缓慢下降的趋势。因此,可根据血压的这种昼夜节律性波动制订高血压患者的给药时间和方案。但在发病时间较长的高血压患者,此种日节律将减弱甚至消失,可能与长时间的高血压致血管平滑肌增生有关。

2. 动脉血压的形成 动脉血压通常是指主动脉血压。血压是在循环系统平均充盈压基础上形成的,即循环系统中有足够血液充盈是形成血压的前提条件;心室射血和外周阻力(小动脉和微动脉所形成的阻力)是形成动脉血压的两个重要因素。

心室的射血是间断性的。左心室一次收缩所射出的血液,因小动脉和微动脉对血流有较高的阻力,约1/3流至外周,其余约2/3被暂时储存在主动脉和大动脉(弹性储器血管)内,使主动脉和大动脉扩张。这样,心室收缩时释放的能量,一部分用于推动血液在血管中流动(形成动能),另一部分用于使主动脉和大动脉扩张(形成势能);心室舒张时,射血停止,被扩张的主动脉和大动脉管壁弹性回缩,将在心室收缩期储存的血液(约2/3的搏出量)继续推向外周(图4-10)。可见,由于弹性储器血管的作用,使左心室的间断射血变为动脉内的连续血流,同时,还能缓冲血压的波动,使每个心动周期中动脉血压的变化幅度远小于心室内压的变化幅度。

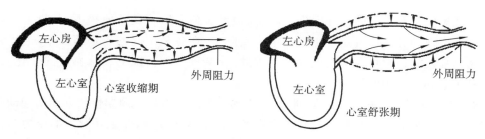

图4-10 大动脉管壁弹性的作用示意图

动脉血压是人体的基本生命体征之一。通过对动脉血压的测定可以帮助临床医生正确评估患者的病情和危急程度。由于大动脉的血压落差很小,故通常将上臂测得的肱动脉血压用来代表动脉血压。

3. 影响动脉血压的因素

(1)心脏每搏输出量:当每搏输出量增大时,心室收缩期中射入主动脉和大动脉内的血量增多,管壁所受的压力也更大,故收缩压明显升高。由于动脉血压升高,血流速度就加快,如果外周阻力和心率的变化不大,则大动脉内增多的血量仍可在心室舒张期流至外周,到舒张期末,大动脉内存留的血量增加并不多,舒张压的升高不明显。因此,当每搏输出量增加而外周阻力和心率变化不大时,动脉血压的升高主要表现为收缩压的升高,舒张压升高不多,故脉压增大。反之,当每搏输出量减少时,则主要使收缩压降低,脉压减小。可见,每搏输出量的变化主要影响收缩压;而收缩压的高低可反映每搏输出量的多少。

(2)心率:如果每搏输出量和外周阻力都不变,当心率加快,心室舒张期缩短,在心室舒张期内流至外周的血液就减少,故心室舒张期末主动脉内存留的血量增多,舒张压就明显升高。由于动脉血压升高可使血流速度加快,因此在心室收缩期内可有较多的血液流至外周,收缩压的升高不如舒张压的升高显著,脉压减小。相反,心率减慢时,舒张压降低的幅度比收缩压降低的幅度大,故脉压增大。可见,心率变化主要影响舒张压。

(3)外周阻力:如果心输出量不变而外周阻力加大,则心室舒张期中,血液向外周流动的速度减慢,心室舒张期末存留在主动脉中的血量增多,故舒张压明显升高。在心室收缩期,由于动脉血压升高使血流速度加快,因此收缩压的升高不如舒张压升高的明显,脉压减小。外周阻力是影响舒张压最主要的因素;而舒张压的变化主要反映外周阻力的大小。

外周阻力的改变,主要是由于骨骼肌和腹腔器官阻力血管口径的改变。原发性高血压的发病,主要是由于阻力血管口径变小而造成外周阻力过高。另外,血液黏滞度也影响外周阻力。如果血液黏滞度增高,血流阻力则增大,血压升高。

(4)主动脉和大动脉的弹性储器作用:主动脉和大动脉的管壁弹性好,可以缓冲动脉血压的变化,即在心室收缩射血时使收缩压不致明显升高,在心室舒张时舒张压不致明显降低;而老年人由于其动脉管壁硬化,大动脉的弹性储器作用减弱,故收缩压明显升高,但老年人小动脉和微动脉也发生硬化,外周阻力增大,所以舒张压也升高。

(5)循环血量与血管容量比:动脉血压的高低与循环血量/血管容量比成正比。因此,在临床上,对于失血性休克的病人,可以通过补充血容量(如输血、输液)和使用缩血管药物,来提高循环血量/血管容量比,从而升高病人血压;而对高血压病人,则可通过使用利尿剂以减少循环血量和使用扩血管药物,降低循环血量/血管容量比,从而降低血压。

上述影响动脉血压的各种因素,都是在假设其他因素不变的前提下,分析某一因素发生变化时对动脉血压可能发生的影响。实际上,在各种不同的生理情况下,上述各种影响动脉血压的因素可同时发生改变。因此,在某种生理情况下动脉血压的变化,往往是各种因素相互作用的综合结果。

4. 动脉脉搏　在每个心动周期中,由于动脉内的压力发生周期性波动而引起动脉血管发生的搏动称为动脉脉搏。左心室收缩将血液射入主动脉,使主动脉内的压力急剧升高,使得这段血管管壁向外扩张。这段血管弹性回缩时把能量传给下一段血管内的血液,又引起下一段血管管壁的向外扩张,如此传递下去,就形成了沿血管壁波浪式向前传播的脉搏波。脉搏波是传导的是一种行波,比血液流动速度快。用手指也可摸到身体浅表部位的动脉搏动,腕部桡动脉处是临床上最常用的检测部位。

四、静脉血压及影响静脉回流的因素

静脉管壁薄,易扩张、容量大,故称为容量血管,起着血液储存库的作用。静脉亦是血液回心的通道,静脉的舒缩可有效地调节回心血量和心输出量,以适应机体在不同生理条件下的需要。

（一）静脉血压

当血液经动脉、毛细血管到达静脉时,血压已经降低到15～20 mmHg。静脉血压无收缩压和舒张压之分,且几乎不受心脏活动的影响。

1. 中心静脉压　血液到达右心房时,血压几乎为零。通常将右心房和胸腔大静脉内的压力称为中心静脉压(central venous pressure)。中心静脉压较低,正常值为 4～12 cmH_2O(1 $cmH_2O≈98Pa$)。

中心静脉压能够反映心脏射血能力与静脉回流之间的关系。一方面,如果心肌收缩力强,能及时地将回流入心室的血液射入动脉,中心静脉压就能够维持在正常水平;相反,心肌收缩力弱,不能及时将回流入心室的血液射入动脉,右心房和胸腔大静脉内血液淤积,中心静脉压就升高。另一方面,如果静脉回流速度加快,中心静脉压也会升高;静脉回流速度减小,中心静脉压降低。因此,临床上对于某些重症病人也可通过监测中心静脉压的变化来判断输血、输液的量和速度及心脏的泵功能情况,如果中心静脉压偏低或有下降趋势,常提示输液量不足;如果中心静脉压高于正常并有进行性升高的趋势,则提示输液过快或心脏泵功能衰竭。

2. 外周静脉压　指各器官的静脉血压。通常用平卧时肘的静脉压为代表,正常为5～14 cmH_2O。心脏功能衰竭、妊娠、腹腔肿瘤、大量腹腔积液时,可导致外周静脉压升高。因此,外周静脉压也可作为判断静脉回流和心脏泵功能的参考指标。

（二）影响静脉回流的因素

单位时间内的静脉回心血量主要取决于外周静脉压与中心静脉压之差,也与静脉内的血流阻力有关。故凡能影响外周静脉压、中心静脉压以及静脉阻力的因素,都能影响静脉回心血量。

1. 体循环平均充盈压　体循环平均充盈压是反映血管系统血液充盈程度的指标。当血量增加或容量血管收缩时,体循环平均充盈压升高,静脉回心血量也就增多。反之,血量减少或容量血管舒张时,体循环平均充盈压降低,静脉回心血量减少。

2. 心肌收缩力　心肌收缩力是影响静脉回流最重要的因素。如果心脏收缩力量强,射血时心室排空较完全,在心室舒张期心室内压较低,静脉、心房、心室之间的压力梯度大,对心房和大静脉内血液的抽吸力量就大,静脉回心血量就多。当右心功能不全时,心肌收缩力明显减弱,右心输出量明显减少,使心室舒张期室内压增高,静脉、心房、心室之间的压力梯度减小,回心血量减少,血液淤积在右心房和大静脉内,中心静脉压升高;由于静脉回心血量减少,使体循环静脉内血量增多,患者可出现颈静脉怒张、肝脏淤血肿大、下肢水肿等体征;而左心功能不全时,左心房和肺静脉压力明显升高,可造成肺淤血和肺水肿。

3. 体位改变　血液由于受地球重力场的作用,可对血管壁产生静水压。各部分的静水压的高低取决于人体的体位。当人体从平卧位转变为立位时,身体低垂部分的静脉因跨壁压增大而扩张,容纳的血量增多,故回心血量减少。例如,长期卧床的病人,静脉管壁的紧张性较低、可扩张性大,加之腹壁肌肉和下肢肌肉的收缩力量减弱,对静脉的挤压作用减小,故由平卧位突然站起来时,可因大量血液积滞在下肢,回心血量过小而发生昏厥。

4. 骨骼肌的挤压作用　肌肉收缩时可对肌肉内和肌肉间的静脉发生挤压,使静脉回心血量增多。因静脉内有静脉瓣膜的存在,使静脉内的血液只能向心脏方向流动而不能倒流。这样,骨骼肌和静脉瓣膜一起,对静脉回流起着泵的作用。当肌肉收缩时,可将静脉内的血液挤向心脏,当肌肉舒张时,静脉内压力降低,有利于微静脉和毛细血管内的血液流入静脉,使静脉充盈。肌肉泵的这种作用,对于在立位情况下降低下肢静脉压和减少血液在下肢静脉内潴留具有十分重要的生理意义。在跑步时,两下肢肌肉泵每分钟挤出的血液可达数升。在这种情况下,下肢肌肉泵的做功在相当程度上加速了全身的血液循环,对心脏的泵血起辅助作用。但是,如果肌肉不是做节律性的舒缩,而是维持在紧张性收缩状态,则静脉持续受压,静脉回流反而减少。

5. 呼吸运动 在吸气时,胸腔容积加大,胸膜腔负压增大,使胸腔内的大静脉和右心房更加扩张,压力也进一步降低,因此有利于外周静脉内的血液回流至右心房;呼气时,胸膜腔负压减小,由静脉回流入右心房的血量也相应减少。因此,呼吸运动对静脉回流也发挥着一定的泵功能。

五、微循环

微循环(microcirculation)是指微动脉和微静脉之间的血液循环。其功能是实现血液和组织细胞之间的物质交换。因此,微循环对维持组织细胞的新陈代谢和内环境的稳定起着重要作用。

(一) 微循环的血流通路及作用

1. 微循环的组成 典型的微循环由微动脉、后微动脉、毛细血管前括约肌、真毛细血管、通血毛细血管、动-静脉吻合支和微静脉七个部分组成(图 4-11)。机体各器官、组织的结构和功能不同,微循环的组成也会不同。

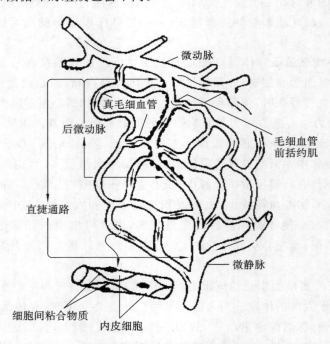

图 4-11 肠系膜微循环模式图

微循环的起点是微动脉,其管壁有完整的平滑肌层,当管壁外层的环形肌收缩或舒张时可使管腔的内径显著缩小或扩大,起着控制微循环血流量的"总阀门"的作用。在真毛细血管起始端的毛细血管前括约肌通常有 1～2 个平滑肌细胞构成,其收缩状态决定进入真毛细血管的血流量,在微循环中起"分阀门"的作用。较大的微静脉亦有平滑肌,属于毛细血管后阻力血管,起"后阀门"的作用,其活动还受体液因素的影响。

2. 微循环的血流通路及作用　微循环有以下三条结构和功能不同的通路。

(1)迂回通路:血液由微动脉经后微动脉、毛细血管前括约肌、真毛细血管汇集入微静脉,这一血流通路迂回曲折,交织成网,称为迂回通路。血液在迂回通路中流动缓慢,真毛细血管的通透性大,这些均有益于血液和组织细胞进行物质交换。因此,迂回通路又被称为"营养通路"。

(2)直捷通路:血液经微动脉、后微动脉和通血毛细血管进入微静脉的血流通路称为直捷通路。通血毛细血管管径较粗,阻力小,且直捷通路经常处于开放状态,血流速度较快,所以其物质交换的意义不大,其作用主要是使流入微循环中的一部分血液迅速回流到静脉,保证有足够的回心血量。另外,血液在此通路中也可与组织液进行少量的物质交换。

(3)动-静脉短路:血液从微动脉经过动-静脉吻合支直接流回微静脉,这一血流通路称动-静脉短路。皮肤的微循环动-静脉短路较多,对体温调节有一定作用。环境温度升高时,动-静脉短路开放,皮肤血流量增多,皮肤温度升高,有利于机体散热;环境温度降低时,则动-静脉短路关闭,皮肤血流量减少,有利于保存体热,所以动-静脉短路的生理作用是参与调节体温。

(二)微循环血流量的调节

血管舒缩活动主要与局部组织的代谢有关。毛细血管关闭时,该毛细血管周围组织中代谢产物积聚(如 CO_2、H^+、腺苷、ATP、K^+),氧分压降低。代谢产物和低氧都能导致局部的后微动脉和毛细血管前括约肌舒张,使毛细血管开放,局部的血流量增多,故能向组织提供更多的氧,并带走代谢产物。因代谢产物被血流清除,毛细血管前括约肌又收缩,使毛细血管关闭(图 4-12),如此反复。在安静状态下,骨骼肌组织在同一时间内只有20%~35%的真毛细血管处于开放状态。当组织代谢活动加强时,愈来愈多的微动脉和毛细血管前括约肌发生舒张,愈来愈多的毛细血管处于开放状态,从而使血液和组织细胞之间发生交换的面积增大,交换的距离缩短。因此,微循环的血流量和组织的代谢活动水平保持一致。

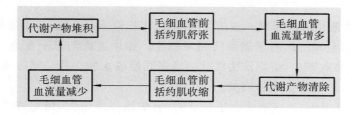

图 4-12　微循环血流量调节示意图

此外,微动脉和微静脉均受交感缩血管神经和儿茶酚胺类神经递质(去甲肾上腺素、肾上腺素)的调节。微动脉的神经支配密度和对儿茶酚胺的敏感性均大于微静脉,因此在交感-肾上腺髓质系统兴奋时,微动脉的收缩强于微静脉,导致微循环血流量减少,毛细血管内血压降低。反之,当交感缩血管神经被抑制时,血管平滑肌舒张,微循环血流量增多,毛细血管血压升高。

六、组织液与淋巴液的生成与回流

组织液来源于血浆。在组织毛细血管的动脉端,血浆中的物质滤出到毛细血管外生成组织液,而其中的 90% 又在毛细血管静脉端回流到血液中,其余的 10% 经淋巴循环回到血液中。组织液与血浆在成分上的主要区别是组织液蛋白质含量较低。

（一）组织液的生成

1. 组织液生成的动力 有效滤过压是组织液生成与回流的动力,它等于促使组织液生成的力量减去阻止组织液生成的力量。毛细血管血压和组织液胶体渗透压是促使组织液生成的力量,而血浆胶体渗透压和组织液静水压则是阻止组织液生成的力量。所以,有效滤过压＝（毛细血管血压＋组织液胶体渗透压）—（血浆胶体渗透压＋组织液静水压）。在毛细血管动脉端,有效滤过压为＋10 mmHg,即促使组织液生成的力量大于阻止组织液生成的力量,液体从毛细血管内滤过到组织间隙生成组织液;而在毛细血管静脉端,有效滤过压为－8 mmHg,即促使组织液生成的力量小于阻止组织液生成的力量,组织液回流到毛细血管内。在毛细血管动脉端滤出的组织液,约有 90% 在毛细血管静脉端回流到血液,其余的 10% 进入毛细淋巴管,生成淋巴液,使组织液的生成和回流达到平衡(图4-13)。

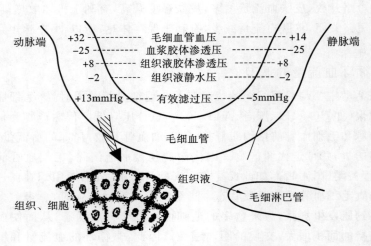

图 4-13　组织液生成与回流示意图
注:"＋"代表使液体滤出毛细血管的力量;"－"代表使液体吸收回毛细血管的力量。

2. 影响组织液生成的因素 在正常情况下,组织液不断生成,又不断被重吸收,保持着动态平衡,故血量和组织液量能维持相对稳定。如果这种动态平衡遭到破坏,使组织液生成过多或重吸收减少,组织液生成就会增多而形成水肿。凡是能影响有效滤过压的因素,都可影响组织液的生成和回流。

（1）毛细血管血压:毛细血管血压升高时,有效滤过压增大,组织液生成增多。炎症时可导致微动脉扩张,进入毛细血管内的血液增多使毛细血管血压升高,使有效滤过压增大,组织液生成增多,而产生局部水肿;当右心泵功能衰竭时,静脉回流受阻,毛细血管血压升高,使有效滤过压增大,组织液生成增多,引起全身水肿。

（2）毛细血管通透性:正常毛细血管壁不能滤过血浆蛋白,而在毛细血管通透性增高时可滤出。在烧伤、过敏反应时,由于局部组胺等物质大量释放,毛细血管壁通透性增高,致使部分血浆蛋白滤出血管,使组织液胶体渗透压升高,有效滤过压升高,组织液生成增多,引起水肿。

（3）血浆胶体渗透压:血浆胶体渗透压降低可使有效滤过压升高,组织液生成增多而引起水肿。如某些肾脏疾病出现的蛋白尿,或摄入蛋白质不足引发的营养不良以及肝脏疾病导致蛋白质合成减少等情况,均可使血浆蛋白浓度降低,血浆胶体渗透压下降,使有效滤过压升高,组织液生成增多,出现水肿。

（4）淋巴液回流:由于有10%的组织液经毛细淋巴管回流入血,如果淋巴回流受阻,则使部分组织液滞留在组织内而引起水肿,如丝虫病、肿瘤组织等阻塞或压迫组织淋巴管时,可使这些部位出现水肿。

（二）淋巴液的生成及淋巴循环的主要功能

组织液进入毛细淋巴管,即成为淋巴液。在毛细淋巴管起始端,内皮细胞的边缘像瓦片般互相覆盖,形成向管腔内开启的单向活瓣。因毛细淋巴管通透性非常大,组织液中的蛋白质分子可以自由地进入毛细淋巴管。每天生成的淋巴液总量为2~4 L,大致相当于全身血浆总量。

淋巴液回流的生理意义如下:①淋巴液回流最重要的生理意义就是回收蛋白质。组织液中的蛋白质只能通过毛细淋巴管进入淋巴液,然后再回到血液。每天由淋巴液回流带到血液的蛋白质多达75~200 g。②运输脂肪及其他营养物质:肠道吸收的脂肪的80%~90%是经过毛细淋巴管这一途吸收入血液的。③调节体液平衡:在毛细血管动脉端滤出的组织液,约有90%在毛细血管静脉端回流到血液,其余的10%进入毛细淋巴管,生成淋巴液,使组织液的生成和回流达到平衡。④防御和免疫功能:组织液中的红细胞、异物和细菌等,进入淋巴液后,在淋巴回流的过程中经过淋巴结时,被巨噬细胞清除掉。

第三节　心血管活动的调节

心血管的活动受神经和体液的调节,它不仅能保持正常心率,保证心输出量、动脉血压和各组织器官血流量的相对稳定,并且当内环境发生变化时,通过神经和体液调节机制,使心血管活动发生相应的变化,从而使各组织、器官的血流量与机体活动相适应。心脏受心交感神经和心迷走神经双重支配,心交感神经兴奋增强心脏的活动,而心迷走神经兴奋则抑制心脏的活动。同时,心脏也受肾素-血管紧张素系统、肾上腺素和去甲肾上腺素、血管升压素、心血管活性多肽等物质的调节。总之,心脏在神经和体液的调控下,对心血管功能进行全身性的和局部的准确而精细的调节。

一、神经调节

机体对心血管活动的神经调节是通过各种心血管反射实现的。

（一）心脏和血管的神经支配

1. 心交感神经及其作用　心交感神经的节前纤维起自脊髓第1~5胸段脊髓灰质外侧角的神经元,与星状神经节或颈交感神经节的神经元形成突触联系,由节后纤维组成心脏神经丛,分布到窦房结、房室交界、房室束、心房肌和心室肌。两侧心交感神经对心脏不同部位的支配存在差异,右侧以支配窦房结为主,兴奋时出现心率加快;左侧以对房室交界和心室肌支配为主,兴奋时房室传导加快和心室收缩能力增强。

心交感神经兴奋,其节后纤维释放的神经递质为去甲肾上腺素（NE）,与心肌细胞膜上的β_1受体结合,使自律细胞4期的内向电流（主要是Na^+内流）加强,导致心率加快;去甲肾上腺素与心肌细胞膜上的 β_1 受体结合,可使心肌细胞膜上的 Ca^{2+} 通道开放,Ca^{2+} 内流增多并引发肌质网释放 Ca^{2+} 增多,使心房肌和心室肌的收缩能力加强,Ca^{2+} 内流量增多可使慢反应细胞 0 期动作电位的上升幅度增大,除极速度加快,经过房室交界传导的时间缩短,房室交界传导的速度加快。

2. 心迷走神经及其作用 心迷走神经的节前纤维起自延髓的迷走神经背核和疑核,下行至胸腔后,与心交感神经一起组成心脏神经丛,节后纤维分布到窦房结、心房肌、房室交界、房室束及其分支,心室肌也有少量迷走神经末梢分布。两侧心迷走神经对心脏不同部位的支配存在差异,右侧以支配窦房结为主,兴奋时致心率减慢;左侧主要支配房室交界,兴奋时表现为房室传导减慢。

心迷走神经兴奋,其节后纤维末梢释放乙酰胆碱(ACh),作用于心肌细胞膜的 M 型胆碱能受体,可使肌质网释放 Ca^{2+} 减少,乙酰胆碱还能抑制 Ca^{2+} 通道,使 Ca^{2+} 内流减少,其最终效应使心肌收缩能力减弱、心率减慢,Ca^{2+} 内流减少,使房室交界处慢反应细胞的动作电位幅度减小,导致房室传导速度减慢。

由此可见,心交感和心迷走神经对心脏的作用相互拮抗,在通常状态下,心迷走神经的活动占优势;在兴奋或运动状态期间,心交感神经的活动占优势。

3. 血管的神经支配 除真毛细血管外,血管的活动受自主神经系统的调节。引起血管平滑肌收缩的神经纤维称为缩血管神经纤维;能引起血管平滑肌舒张的神经纤维称为舒血管神经纤维,二者统称为血管运动神经纤维。机体绝大部分血管的平滑肌仅受交感缩血管神经纤维的支配,只有部分血管同时接受交感缩血管神经纤维和某些舒血管神经纤维的支配。

1) 交感缩血管神经纤维 节前纤维起自脊髓胸、腰段的侧角,到椎旁神经节、椎前神经节换元,其节后纤维主要分布到血管平滑肌。

交感缩血管神经兴奋,末梢释放去甲肾上腺素(NE)。在血管平滑肌细胞膜上的肾上腺素能受体有 α 受体和 β_2 受体。当 α 受体被激活时,引起血管平滑肌的收缩;β_2 受体激活,则引起血管平滑肌舒张。去甲肾上腺素与血管平滑肌的 α 受体亲和力强,而与血管平滑肌 β_2 受体的亲和力弱,因此,交感缩血管神经兴奋时,去甲肾上腺素与血管平滑肌上的 α 肾上腺素能受体结合,可导致血管平滑肌收缩,产生缩血管效应。

不同部位的交感缩血管纤维分布的密度不同。皮肤血管中缩血管纤维分布最密,骨骼肌和内脏的血管次之,冠状血管和脑血管中分布较少。在同一器官中,动脉中缩血管纤维的密度高于静脉,毛细血管前括约肌中神经纤维分布很少,不受神经纤维的支配,它主要受局部代谢产物的影响。

人体内多数血管只接受交感缩血管纤维的单一支配,在安静状态下,交感缩血管纤维持续发放 1~3 次/秒的低频冲动,称为交感缩血管紧张。这种紧张性活动使血管平滑肌保持一定程度的收缩状态。当交感缩血管紧张增强时,血管平滑肌进一步收缩使血管口径变小、外周阻力增加,血压升高;交感缩血管紧张减弱时,血管平滑肌收缩程度减低,血管舒张,血压降低。

2) 舒血管神经纤维 舒血管纤维分为交感舒血管纤维和副交感舒血管纤维。舒血管纤维兴奋时,只引起局部血管舒张、局部血流量增加,不对总的外周阻力和血压变化产生明显影响。

(1) 交感舒血管纤维:骨骼肌血管除接受交感缩血管纤维支配外,还接受交感舒血管纤维支配。交感舒血管纤维平时没有紧张性活动,当情绪激动和发生防御反应时才发放神经冲动,末梢释放的递质是乙酰胆碱,与血管平滑肌上的 M 受体结合,引起血管平滑肌舒张,血流量增多。其效应可被 M 受体拮抗剂阿托品所阻断。

(2)副交感舒血管纤维:少数器官如脑膜,唾液腺、胃肠道外分泌腺和外生殖器血管除接受交感缩血管纤维支配外,也接受副交感舒血管纤维支配,其末梢释放的递质是乙酰胆碱,与血管平滑肌上的 M 受体结合引起血管舒张,局部血流量增多,而对循环系统总外周阻力影响很小,不参与血压的调节。

(二)心血管中枢

在中枢神经系统中控制和调节心血管活动的神经细胞群为心血管中枢。其广泛分布于从脊髓到大脑皮层的各个水平,它们虽功能不同,但存在密切的纤维联系和相互作用,共同协调心血管活动。整合心血管活动的基本中枢位于延髓。

1. 脊髓　脊髓胸腰段中间外侧柱有支配心脏和血管的交感节前神经元,脊髓骶段还有支配血管的副交感神经节前神经元,它们主要受高位心血管中枢活动的控制,是中枢调控心血管活动的最后通路。脊髓交感节前神经元虽能完成某些原始的心血管反射,维持一定的血管紧张度,但调节能力低,功能不完善。

2. 延髓心血管中枢　心迷走中枢位于延髓的迷走神经背核和疑核,二者发出迷走神经的节前纤维;心交感中枢和缩血管中枢位于延髓腹外侧部,分别发出神经纤维控制脊髓的心交感神经和交感缩血管神经的节前神经元;这些神经元在机体处于安静状态时都有紧张性活动,分别称为心迷走紧张、心交感紧张和交感缩血管紧张。

3. 延髓以上的心血管中枢　在延髓以上的脑干部分以及下丘脑、大脑和小脑中,也都存在与心血管活动有关的神经元。它们在心血管活动调节中所起的作用较延髓心血管中枢更加高级,特别是表现为对心血管活动和机体其他功能之间的复杂的整合,使机体的生理活动能协调的进行。

(三)心血管反射

当生理状态或内环境发生变化时,心血管活动能随机体的状态不同而发生相适应的变化,主要是通过各种心血管反射来实现的。

1. 颈动脉窦和主动脉弓压力感受性反射　动脉血压升高可引起压力感受性反射,其反射效应是使心输出量减少,外周阻力降低,血压回降到正常,故此反射又称降压反射。

(1)动脉压力感受器:压力感受性反射的感受器是位于颈动脉窦和主动脉弓血管外膜下的感觉神经末梢,分别称为颈动脉窦压力感受器和主动脉弓压力感受器(图 4-14)。当动脉血压升高时,动脉管壁被牵张的程度就增大,压力感受器发放的神经冲动也就增多。压力感受器的传入冲动频率与动脉管壁的扩张程度成正比。

(2)传入神经:颈动脉窦压力感受器的传入神经是窦神经,窦神经加入舌咽神经;主动脉弓压力感受器的传入神经是主动脉神经,加入迷走神经。

(3)反射过程:当动脉血压升高时,压力感受器传入冲动增多,窦神经和主动脉神经发放的传入冲动也相应增多,通过中枢机制,使心迷走紧张加强,心交感紧张和交感缩血管紧张减弱,其效应为心率减慢,心肌收缩力减弱,心输出量减少,外周阻力降低,故动脉血压下降。反之,当动脉血压降低时,压力感受器传入冲动减少,使心迷走紧张减弱,心交感紧张和交感缩血管紧张加强,于是心率加快,心肌收缩力增强,心输出量增加,外周阻力增高,血压回升。颈动脉窦、主动脉弓压力感受性反射调节过程见图 4-15。可见,降压反射对动脉血压具有双向调节作用,是一种负反馈调节。

(4)生理意义:压力感受性反射是一种负反馈调节,其意义在于当机体血压发生变化时可以进行快速调节,从而保持动脉血压的相对恒定。该反射在心输出量、外周阻力、血

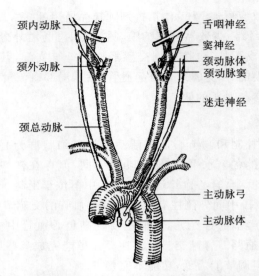

图 4-14　颈动脉窦、主动脉弓压力感受器和化学感受器

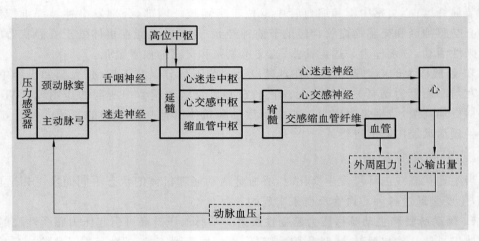

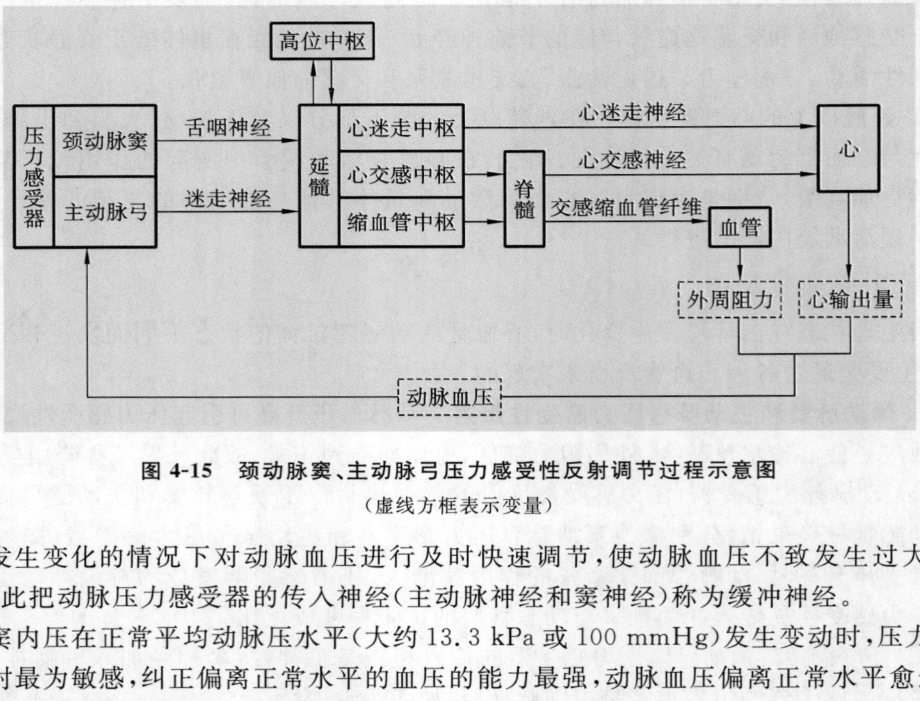

图 4-15　颈动脉窦、主动脉弓压力感受性反射调节过程示意图
（虚线方框表示变量）

量等发生变化的情况下对动脉血压进行及时快速调节，使动脉血压不致发生过大的波动，因此把动脉压力感受器的传入神经（主动脉神经和窦神经）称为缓冲神经。

窦内压在正常平均动脉压水平（大约 13.3 kPa 或 100 mmHg）发生变动时，压力感受性反射最为敏感，纠正偏离正常水平的血压的能力最强，动脉血压偏离正常水平愈远，压力感受性反射纠正异常血压的能力愈低（图 4-16）。

2. 颈动脉体和主动脉体化学感受性反射　在颈总动脉分叉处和主动脉弓区域，存在有颈动脉体和主动脉体化学感受器（图 4-14）。当血液的某些化学成分发生变化时，如缺氧、CO_2 分压过高、H^+ 浓度过高等，可以刺激这些化学感受器兴奋，其感觉冲动分别由颈动脉窦神经和迷走神经传入至延髓的呼吸神经元和心血管活动神经元，进行整合分析后，分别对呼吸运动和心血管活动进行调节。反射的效应主要是使呼吸加深加快，其生理意义是维持呼吸的相对恒定，还能够使心率加快、心肌收缩力增强、心输出量增加、外周血管阻力增大，血压升高。

化学感受性反射在平时对心血管活动并不起明显的调节作用。只有在低氧、窒息、

Note

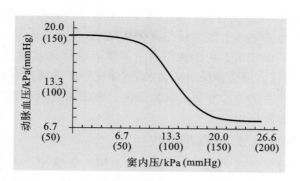

图 4-16　压力感受性反射功能曲线

失血、动脉血压过低和酸中毒情况下才发生作用。

3. 心肺感受器反射　在心房、心室壁和肺循环大血管壁内所存在的对机械牵拉和化学刺激敏感的感受器，称为心肺感受器，迷走神经是其传入神经。心肺感受器受到刺激时引起的效应是使交感神经的紧张性减弱，心迷走神经的紧张性增强，心率减慢、心输出量减少、总外周阻力减少，血压下降。有实验证明，心肺感受器反射对血量的调节具有重要意义。

二、体液调节

心血管的活动除接受神经调节之外，还受血液和局部组织中的一些化学物质（如激素）的调节。血液中调节心血管活动的化学物质随血液循环广泛作用于心血管系统，属于全身性体液调节；在局部产生的化学物质主要调节局部组织的血流量，属于局部性体液调节。

（一）肾上腺素和去甲肾上腺素

肾上腺素和去甲肾上腺素都属于儿茶酚胺类物质。循环血液中的肾上腺素和去甲肾上腺素主要来自肾上腺髓质的分泌，其中肾上腺素约占 80%，去甲肾上腺素约占 20%。

1. 肾上腺素

（1）对心脏的影响：肾上腺素与心肌细胞膜上的 β_1 受体结合，使心脏活动增强，表现为心率加快、心肌收缩力增强、心肌兴奋传导速度加快，使心输出量增多。

（2）对血管的影响：肾上腺素对血管的作用取决于血管平滑肌上 α 型和 β 型肾上腺素受体的分布。在皮肤、肾、胃肠道的血管平滑肌上，α 受体占优势，肾上腺素与血管平滑肌上的 α 受体结合，使这些器官的血管收缩；在骨骼肌、肝脏以及冠脉血管，β_2 受体占优势，肾上腺素与血管平滑肌上的 β_2 受体结合，使这些部位的血管舒张。小剂量的肾上腺素常表现出以 β_2 受体兴奋的效应为主，引起骨骼肌血管和肝脏血管舒张，这种舒血管作用超过肾上腺素对其他部位血管的收缩作用，结果使血管产生的总外周阻力下降；大剂量的肾上腺素常表现出以 α 受体的兴奋效应为主，引起体内血管广泛收缩，使总外周阻力升高。

2. 去甲肾上腺素

（1）对心脏的影响：去甲肾上腺素与心肌的 β_1 受体结合使心脏活动增强，这种强心作用对离体心脏表现得较为明显（如离体蛙心灌流实验），但对在体心脏其强心作用不明显。

（2）对血管的影响：静脉注射去甲肾上腺素可引起全身血管广泛收缩，使外周阻力增加、血压升高，这是因为去甲肾上腺素可与 α 受体结合，也可与心肌上的 β₁ 受体结合，但与 β₂ 受体结合能力较弱的结果。由于去甲肾上腺素有较强的收缩血管和升高血压的作用，而血压升高又会使压力感受器反射活动加强，并使心脏活动减弱，结果抵消了去甲肾上腺素与 β₁ 受体结合产生的强心作用。因此临床上常使用肾上腺素进行强心治疗，而去甲肾上腺素常用其缩血管作用。

（二）肾素-血管紧张素-醛固酮系统

近球细胞兴奋能分泌肾素，它是一种蛋白水解酶。交感神经兴奋、动脉血压降低使入球小动脉牵张感受器兴奋，这些都可使近球细胞兴奋；另外，肾血流量减少，原尿生成减少（肾小球滤过率下降），小管液中的 Na^+ 含量减少，可使致密斑兴奋，而引起近球细胞兴奋，肾素分泌增多。肾素能使血浆中的血管紧张素原（α_2 球蛋白）水解，生成血管紧张素 I（十肽）；血浆和组织中（尤其是肺组织）含有丰富的血管紧张素转换酶，可使血管紧张素 I 降解，生成血管紧张素 II（八肽）；血管紧张素 II 在血浆和组织中的血管紧张素酶 A（氨基肽酶）的作用下，生成血管紧张素 III（七肽）；血管紧张素 II 和 III 可刺激肾上腺皮质球状带分泌醛固酮。由此可以看出，肾素、血管紧张素和醛固酮三者关系密切，统称为肾素-血管紧张素-醛固酮系统（图 4-17），这一系统对动脉血压的长期调节有重要意义。

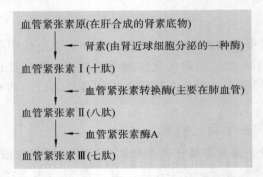

图 4-17 肾素-血管紧张素-醛固酮系统

血管紧张素中最重要的是血管紧张素 II，其主要生理作用如下：①使全身小动脉、微动脉收缩，外周阻力增大，血压升高；也可使静脉收缩，回心血量增多。②作用于交感神经末梢上的血管紧张素受体，使交感神经末梢释放去甲肾上腺素增多。③强烈刺激肾上腺皮质球状带细胞合成和释放醛固酮，醛固酮可促进肾小管和集合管对 Na^+ 和水的重吸收，使细胞外液量增加。④使交感缩血管紧张增强，同时引起渴觉，导致饮水行为。

血管紧张素 III 的缩血管效应仅为血管紧张素 II 的 10%～20%，其主要作用是刺激肾上腺皮质球状带合成和分泌醛固酮，使远曲小管、集合管对水和 Na^+ 的重吸收增加，K^+ 的排出增多，血容量增加。

在正常生理情况下，循环血液中的血管紧张素 II 浓度较低。在失血、失液导致循环血量明显减少时，可激活肾素-血管紧张素-醛固酮系统，产生大量血管紧张素和醛固酮，使血压代偿性升高。如果肾素-血管紧张素系统功能异常时，可产生某些心血管方面的疾病，如高血压等。

（三）血管升压素

血管升压素是下丘脑视上核和室旁核的神经元合成的，在神经垂体储存并释放入血。血管升压素可促进远曲小管和肾集合管对水的重吸收，使尿量减少，故又称为抗利尿激素（ADH）。血管升压素作用于血管平滑肌的相应受体,引起血管平滑肌收缩。血管升压素是已知的最强的缩血管物质之一。在正常情况下,血浆中血管升压素浓度升高时首先出现抗利尿效应,只有当抗利尿激素浓度明显高于正常时,才引起缩血管效应,使血压升高。在禁水、失水、失血等情况下,血管升压素释放增加,对保留体内液体量和维持动脉血压,都起着重要的作用。

（四）其他

1. 血管内皮生成的血管活性物质　血管内皮细胞能够产生和分泌多种血管活性物质,增强血管平滑肌的收缩或舒张。舒血管作用的物质主要有前列环素（也称前列腺素 I_2,即 PGI_2）和内皮舒张因子（EDRF）,现在认为 EDRF 就是一氧化氮（NO）。缩血管物质主要是内皮缩血管因子（EDCF）,如内皮素是由 21 个氨基酸构成的多肽,是已知的最强烈的缩血管物质之一。

2. 激肽释放酶-激肽系统　激肽是一种多肽类物质,具有舒血管活性,参与对血压和局部组织血流的调节。激肽原在激肽释放酶的作用下生成激肽,激肽释放酶包括血浆激肽释放酶和组织激肽释放酶。血浆中的激肽释放酶可使血浆中的激肽原变成缓激肽,组织激肽释放酶主要存在于肾脏、唾液腺、胰腺、汗腺等组织中,并能使上述组织中的激肽原水解生成赖氨酰缓激肽（又称血管舒张素）,赖氨酰缓激肽又在氨基肽酶的作用下脱去氨基后生成缓激肽。

激肽的主要作用是促进血管平滑肌舒张和增加毛细血管通透性,其中的缓激肽和血管舒张素是已知的最强烈的舒血管物质,能使局部组织的血流量增加。循环血中的激肽也参与动脉血压的调节,通过使全身的血管舒张,降低外周阻力而降低血压。激肽在激肽酶的作用下水解失活。

3. 心房钠尿肽（ANP）　当循环血量增加,回心血量增多时,可使心房壁受到牵拉刺激,引起心房钠尿肽的释放。心房钠尿肽是由心房肌细胞合成和释放的一类多肽,其主要作用如下:①使肾脏排钠和排水作用明显增加;②使血管舒张、外周阻力降低,使搏出量减少、心率减慢,使血压降低;③抑制肾素-血管舒张素-醛固酮系统;④抑制血管升压素的合成和释放。

4. 前列腺素　前列腺素是一种脂肪酸类物质,全身各部位的组织细胞都能产生前列腺素。前列腺素有多种类型,前列腺素 E_2 和前列环素（即前列腺素 I_2）具有强烈的舒血管作用,而前列腺素 $F_{2\alpha}$ 则使静脉收缩。

5. 阿片肽　体内有 β-内啡肽、脑啡肽、强啡肽等多种阿片肽。作用极为广泛,对神经、精神、循环、呼吸、消化等功能均有调节作用。实验观察:β-内啡肽可使交感神经活动抑制,使迷走神经活动增强,使血压降低。

6. 组胺　许多组织,特别是皮肤、肺和肠黏膜的肥大细胞中含有大量的组胺。当组织受到损伤或发生炎症和过敏反应时,都可释放组胺。组胺有强烈的舒血管作用,并能使毛细血管和微静脉的管壁通透性增加,血浆漏入组织,导致局部组织水肿。

三、社会心理因素对心血管活动的影响

近年来,流行病学家和心理学家已证实,社会心理因素与心血管疾病的病因及其临床表现密切相关。社会心理因素总体而言可通过神经生理生化、神经内分泌以及免疫功能的变化而起作用。紧张的情绪可导致神经功能失调,出现交感神经功能亢进,使心率加快,血压升高;另外,神经内分泌机制发生变化。肾上腺素、甲状腺激素分泌增多,影响

体内器官的活动,尤对心脑血管的作用较剧烈;交感神经的兴奋可导致交感神经节后纤维末梢释放过多的去甲肾上腺素,同时多巴胺分泌也增多,易引起血压升高、冠状动脉痉挛。当人们在受到巨大精神心理因素打击后,体内更容易出现一系列病变,如心力衰竭、心律失常、脑出血等。研究心理变化的原因和规律对疾病(特别是与社会心理因素有关的疾病)的防治具有重要意义。

目 标 检 测

一、名词解释

1. 心率 2. 心动周期 3. 心输出量 4. 射血分数 5. 血压 6. 收缩压

7. 舒张压

二、选择题

1. 心室肌细胞平台期的主要跨膜离子流是(   )。

A. Na^+内流和K^+外流　　　　B. Na^+内流和Ca^{2+}外流　　　C. Ca^{2+}外流和K^+内流

D. Ca^{2+}内流和K^+外流　　　　E. K^+内流 Na^+外流

2. 心脏内兴奋传导速度最慢、最容易发生阻滞的部位是(   )。

A. 心室肌　　　　　　　　B. 浦肯野纤维　　　　　　　C. 房室交界

D. 左右束支　　　　　　　E. 心房肌

3. 在心脏射血期内,心脏瓣膜的开闭情况是(   )。

A. 动脉瓣开、房室瓣开　　　B. 动脉瓣关、房室瓣关　　　C. 动脉瓣开、房室瓣关

D. 动脉瓣关、房室瓣开　　　E. 主动脉瓣开放、肺动脉瓣关闭

4. 在射血期内,心室内的压力情况是(   )。

A. 动脉压<室内压<房内压　　　　　B. 动脉压<室内压>房内压

C. 动脉压>室内压>房内压　　　　　D. 动脉压>室内压<房内压

E. 动脉压=室内压=房内压

5. 在心脏泵血过程中,心室内压上升速度最快的时期是(   )。

A. 等容收缩期　　　　　　B. 射血期　　　　　　　C. 等容舒张期

D. 充盈期　　　　　　　　E. 房缩期

6. 在心脏泵血过程中,心室内压下降速度最快的时期是(   )。

A. 等容收缩期　　　　　　B. 射血期　　　　　　　C. 等容舒张期

D. 充盈期　　　　　　　　E. 房缩期

7. 下列关于心率的描述,错误的是(   )。

A. 女性心率比男性稍快　　　　　　B. 新生儿心率较成年人慢

C. 运动员平时心率较慢　　　　　　D. 妊娠女性心率较快

E. 正常人安静时为 60~100 次/分

8. 高血压患者与正常人比较,下列哪项指标明显增高?(   )

A. 搏出量　　　　　　　　B. 心输出量　　　　　　C. 心脏做功量

D. 心指数　　　　　　　　E. 射血分数

9. 心室收缩的前负荷可用下列哪一项指标来反映?(   )

A. 等容收缩期心室内压　　B. 心室收缩末期容积　　　C. 等容舒张期心室内压

D. 心室舒张末期容积　　　E. 心房舒张末期容积和压力

10. 心室收缩的后负荷主要是(   )。

A. 心房压　　　　　　　　B. 大动脉血压　　　　　　C. 中心静脉压

D. 平均充盈压　　　　　　E. 脉压

11. 收缩压的高低,主要反映(　　　)。

A. 心率的快慢　　　　　　B. 外周阻力的大小　　　　C. 每搏输出的多少

D. 大动脉弹性　　　　　　E. 循环血量的变化

12. 左心室做功大于右心室的主要原因是(　　　)。

A. 左心室和右心室舒张末期压力不同　　　B. 每分输出量不同

C. 左心室和右心室舒张末期容积不同　　　D. 主动脉压和肺动脉压不同

E. 体循环和肺循环的含氧量不同

13. 在体循环中,血压下降最显著的部位是(　　　)。

A. 主动脉　　　B. 微动脉　　　C. 毛细血管　　　D. 微静脉　　　E. 大静脉

14. 在组织液回流中,淋巴回流的功能主要是重吸收(　　　)。

A. H_2O　　　B. 蛋白质　　　C. NaCl　　　D. 葡萄糖　　　E. 氨基酸

15. 整合心血管活动的基本中枢位于(　　　)。

A. 脊髓　　　B. 延髓　　　C. 脑桥　　　D. 中脑　　　E. 大脑

16. 压力感受性反射最敏感的动脉血压波动范围是(　　　)。

A. <50 mmHg　　　　　　B. 50~100 mmHg　　　　C. 100 mmHg 左右

D. 100~150 mmHg　　　　E. >150 mmHg

17. 压力感受性反射的生理意义是(　　　)。

A. 重新分配各器官血流量　　B. 增加冠脉流量　　　　C. 稳定快速波动的血压

D. 减慢心率　　　　　　　　E. 降低平均动脉压

18. 以下哪种情况可使交感神经活动减弱?(　　　)

A. 动脉血压降低　　　　　　B. 情绪激动　　　　　　C. 急性大失血

D. 跑步　　　　　　　　　　E. 从直立体位变为平卧位

19. 下列各器官血管中,交感缩血管纤维分布密度最高的是(　　　)。

A. 皮肤血管　　　　　　　　B. 脑血管　　　　　　　C. 肾血管

D. 骨骼肌血管　　　　　　　E. 胃肠血管

20. 动脉血和静脉血氧含量差值最大的器官是(　　　)。

A. 脑　　　B. 心脏　　　C. 肾脏　　　D. 肝脏　　　E. 骨骼肌

21. 第二心音的产生主要是由于(　　　)。

A. 心室收缩,血液冲击动脉瓣引起的振动　　B. 心室舒张,动脉瓣迅速关闭时的振动

C. 心室收缩,动脉瓣突然开放时的振动　　　D. 心室舒张,动脉壁弹性回缩时的振动

E. 心室舒张,血液冲击房室瓣引起的振动

22. 心电图中代表心室复极过程的电变化是(　　　)。

A. P 波　　　B. QRS 波　　　C. T 波　　　D. U 波　　　E. P-R 间期

23. 房室延搁的生理意义是(　　　)。

A. 使心肌不发生强直收缩　　　　　B. 增强心肌收缩力

C. 使心肌有效不应期延长　　　　　D. 使心室肌动作电位幅度增加

E. 使心房、心室不同时收缩

24. 心肌不会产生强直收缩的原因是(　　　)。

A. 心肌有效不应期特别长　　　　　B. 心肌肌质网不发达,Ca^{2+} 储存少

C. 心肌是功能上的合胞体　　　　　D. 心肌有自动产生节律性兴奋的特点

E.心肌呈现"全或无"式收缩

三、问答题

1. 心脏的泵血过程包括哪些时程?
2. 在心室肌细胞和窦房结 P 细胞生物电变化各期中,其产生的离子基础是什么?
3. 房室延搁具有什么意义?
4. 动脉血压的形成机制及影响因素是什么?
5. 人由长时间的卧位或蹲位突然转为立位时,为何会感到头晕?
6. 正常人血压突然升高,可通过什么途径使血压快速降至正常?
7. 肾上腺素、去甲肾上腺素对心血管活动有哪些作用?

实验项目　动脉血压的调节及药物的影响

血压是指血管内流动的血液对单位面积血管壁所产生的侧压力(压强),分为动脉血压、毛细血管血压和静脉血压。影响血压的因素有多种,如心脏泵血功能、外周阻力大小及循环血量的多少等,凡能影响上述过程的因素,都会影响动脉血压的形成和稳定。

本实验通过颈总动脉插管的方法直接记录家兔动脉血压,并通过刺激神经、改变体液成分和注射药物来观察家兔血压的变化。

【实验目的】

(1) 学习哺乳类动物动脉血压的直接测量方法。

(2) 掌握影响动脉血压的因素,初步养成在工作中观察、分析血压变化的职业习惯。

(3) 通过基本操作训练,培养尊重、关爱服务对象的良好职业素养。

【实验动物】

家兔。

【药品与器材】

1. 实验药品　20%氨基甲酸乙酯、生理盐水、0.5%肝素、0.1%普萘洛尔、0.25%酚妥拉明、0.005%异丙肾上腺素、0.05%阿托品、0.01%去甲肾上腺素(NA)、0.01%肾上腺素、0.001%乙酰胆碱(ACh)。

2. 实验器材　哺乳动物手术器械、兔手术台、气管插管、动脉夹、注射器(1 mL、2 mL、5 mL、20 mL)、纱布、丝线、呼吸换能器、压力换能器、刺激电极、电脑及生物信号采集处理系统。

【实验过程】

1. 家兔称重、麻醉、固定　耳缘静脉缓慢注射 20%氨基甲酸乙酯 5 mL/kg 进行全身麻醉,注意麻醉深度。

2. 颈部手术

(1) 气管分离与插管。

(2) 分离双侧迷走神经、减压神经,于每条神经下穿一根线备用。

(3) 分离左侧颈总动脉,行动脉插管,用来测量动脉血压。

(4) 分离右侧颈总动脉,于其下穿一根线备用。

(5) 分离右侧颈外静脉,行静脉插管,建立输液通道用以给药。

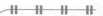

3. 连接设备

（1）压力换能器的连接：压力换能器的一端连电脑信号输入通道，一端连左侧颈总动脉插管。

（2）刺激换能器的连接：刺激电极连电脑输出通道。

（3）启动 BL-420 生物信号采集系统，选择相应实验项目。

4. 实验项目　测量家兔血压的操作过程如表 4-1 所示。

表 4-1　测量家兔血压的操作过程

观察项目	操作过程	血压
观察正常血压	描记血压	
1.观察血压的整体调节	用动脉夹夹闭右侧颈总动脉 15 s	
2.观察神经因素对血压的影响	分别电刺激减压神经和迷走神经	
3.去甲肾上腺素对血压的影响	静脉注射 0.01％去甲肾上腺素 0.1 mL/kg	
4.肾上腺素对血压的影响	静脉注射 0.01％肾上腺素 0.1 mL/kg	
5.异丙肾上腺素对血压的影响	静脉注射 0.005％异丙肾上腺素 0.05 mL/kg	
6.酚妥拉明对去甲肾上腺素、肾上腺素和异丙肾上腺素作用的影响	静脉注射 0.25％酚妥拉明 0.3 mL/kg，重复 1、重复 4、重复 5	
7.乙酰胆碱对血压的影响	静脉注射 0.001％乙酰胆碱 0.05 mL/kg	
8.阿托品对乙酰胆碱作用的影响	静脉注射 0.05％阿托品 1 mL，重复 7	

5. 试验后处理

（1）取下气管插管、血管插管。

（2）将实验动物放置在固定处。

（3）清洗实验器械，擦干并摆放整齐。

【注意事项】

（1）手术过程中动作轻柔，忌粗暴，尽量避免出现大失血。

（2）电刺激神经时时间不宜过长，看到血压明显变化后即停止刺激。

（3）每注射完一种药物后需注射少量生理盐水，保证药物能够到达家兔体内。

（4）每一实验项目在看到明显结果且又恢复到稳定状态后再开始下一项。

（高　玲）

第五章　呼　吸

呼吸(respiration)是指机体与外界环境之间的气体交换过程。通过呼吸,机体不断地从外界环境摄取新陈代谢所必需的O_2,排出代谢所产生的CO_2。呼吸是维持生命的基本生理过程之一。

呼吸过程依赖呼吸系统与循环系统共同完成,包括了三个密切联系又同时进行的环节:①外呼吸(external respiration)是指外界空气与肺泡之间和肺泡与肺毛细血管之间的气体交换,前者称为肺通气,后者称为肺换气;②气体在血液中的运输;③内呼吸(internal respiration)是指组织细胞与血液之间的气体交换,又称为组织换气,有时也将细胞内的氧化过程包括在内。

第一节　肺　通　气

肺通气(pulmonary ventilation)是指肺与外界环境之间的气体交换过程。肺通气的结构基础包括呼吸道、肺泡和胸廓等。呼吸道由鼻、咽、喉、气管和支气管组成,发挥加温、加湿、过滤、清洁吸入气体的作用,是沟通肺泡与外界的通道;肺泡是气体与肺毛细血管交换的场所;胸廓则以其节律性的运动为肺通气提供动力。肺通气取决于推动气体流动的动力和阻止气体流动的阻力之间的相互作用,动力必须克服阻力,才能实现肺通气。

一、肺通气的动力

气体的流通主要靠气压差驱动,肺通气也不例外,直接动力是肺内压与大气压之间的压力差,而形成压力差的原动力是呼吸运动。胸膜腔内压可认为是间接动力。

(一) 呼吸运动

呼吸肌收缩舒张引起胸廓扩大和缩小的运动称为呼吸运动,包括吸气和呼气两个过程。吸气肌主要是膈肌和肋间外肌,呼气肌主要是肋间内肌和腹肌。此外,还有一些吸气辅助肌,如胸锁乳突肌、斜角肌、背肌、胸肌等。

呼吸运动的频率和深度常随机体代谢水平、活动状态等不同而变化。安静状态下呼吸运动频率为12~18次/分,缓和平稳,称为平静呼吸。平静吸气时,钟罩形的膈肌顶部下移,使圆锥形的胸廓上下径增大,同时,因肋间外肌起自上一肋骨近脊椎端下缘,斜向前下方走行,止于下一肋骨近胸骨端上缘,收缩时,止点向起点运动,上提胸骨和肋骨,故肋间外肌收缩导致胸廓左右径和前后径增大。胸廓扩大,肺随之扩张而容积增大,肺内压低于大气压,外界气体顺压力差入肺,完成吸气。随后,吸气肌舒张,胸廓回位,肺容积缩小,肺内压高于大气压,气体由肺内流出,完成呼气(图 5-1)。可见,在平静呼吸过程中,吸气是主动的,呼气是被动的。

当机体活动量增大、吸入气 CO_2 含量增加或 O_2 含量减少时,呼吸将加深、加快,此即用力呼吸(forced breathing)或深呼吸(deep breathing)。这时吸气时不仅有膈肌和肋间外肌参与收缩,还有吸气辅助肌参与,呼气时则有呼气肌等参与(图 5-1)。故用力呼吸时,无论吸气还是呼气都是主动过程。临床上,患者出现呼吸困难时,不仅主观上感觉憋气,还可见呼吸运动加快、深度增大而致鼻翼扇动,张口抬肩等表现。

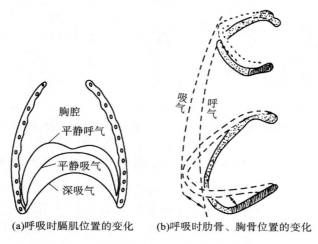

(a)呼吸时膈肌位置的变化　(b)呼吸时肋骨、胸骨位置的变化

图 5-1　呼吸肌活动引起的膈肌、肋骨及胸骨的变化

在呼吸运动中,以肋间肌舒缩、胸部起伏为主的呼吸运动称为胸式呼吸(thoracic breathing)。以膈肌舒缩、腹部起伏为主的呼吸运动称为腹式呼吸(abdominal breathing)。正常成人多见腹式和胸式混合呼吸,但小儿及男性以腹式呼吸为主,女性在妊娠时,因膈肌活动受限,以胸式呼吸为主。

(二)肺内压

肺内压(intrapulmonary pressure)是指肺泡内气体的压力。平静吸气之初,由于肺随胸廓扩大而容积增大,肺内压下降,较大气压低为 $0.13 \sim 0.27$ kPa($1 \sim 2$ mmHg),空气顺气压差进入肺泡,于是,肺内压逐渐升高,至吸气末,肺内压与大气压相等。此时,吸气在神经调节下刚好停止而开始转为呼气,肺容积缩小,肺内压高于大气压为 $0.13 \sim 0.27$ kPa($1 \sim 2$ mmHg),肺泡内气体顺气压差经呼吸道排出至外界,肺内压逐渐下降,至呼气末,肺内压降低到与大气压相等(图 5-2)。由此可知,在呼吸过程中,肺内压呈周期性变化。

呼吸深浅、缓急和呼吸道的通畅程度决定了肺内压变化幅度的大小。用力呼吸时,呼吸运动加深加快,肺内压的升降幅度也随之增大。呼吸道不通畅或阻塞时,呼吸阻力增大致肺内压变化幅度更大。如故意紧闭声门而尽力做强烈的呼吸运动,则呼气时肺内压增大至比大气压高 $8.0 \sim 18.6$ kPa($60 \sim 140$ mmHg),吸气时可降低到 $-4.0 \sim -13.3$ kPa($-30 \sim -100$ mmHg)。故当人自主呼吸停止时,可利用人工方法造成肺内压与大气压之间的压力差从而维持肺通气,此即人工呼吸的原理,如人工呼吸机、口对口人工呼吸等。进行人工呼吸时,需注意清除呼吸道内的异物、分泌物等,保持气道通畅。

(三)胸膜腔内压

1.胸膜腔内压的概念　脏层胸膜和壁层胸膜紧密相贴形成含有少量浆液的密闭的

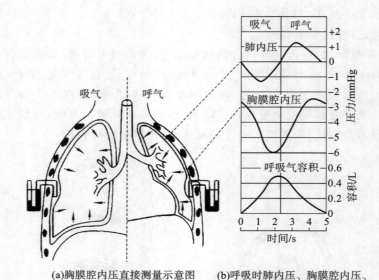

(a)胸膜腔内压直接测量示意图　(b)呼吸时肺内压、胸膜腔内压、
呼吸气容积的变化

图 5-2　呼吸时肺内压、胸膜腔内压、呼吸气容积的变化以及胸膜腔内压直接测量示意图

潜在腔隙,即胸膜腔,在平静呼吸过程中无论吸气或呼气,其内的压力均低于大气压,故胸膜腔内压(intrapleural pressure)又称为胸内负压,简称胸内压。胸膜腔的浆液不仅发挥润滑作用,减少呼吸运动时胸膜间的摩擦,而且由于液体分子的吸附作用,使两层胸膜互相紧贴,不易分开,从而保证肺能随胸廓扩大缩小而扩张回缩。

2. 胸膜腔内压的测定　胸内压的测量有两种方法。直接测量是用连有检压计的针头刺入胸膜腔,检压计的液面即可直接指示其压力(图 5-2)。直接测量法可能刺破脏层胸膜和肺,因此常采用间接测量法,让人吞下带有薄壁气囊的导管至下胸部食管内,测定食管内压反映胸内压。因为食管软而壁薄,能较好反映胸内压,数值较为接近。

经测量,正常人胸内压平静呼气末为$-0.4 \sim -0.7$ kPa($-3 \sim -5$ mmHg),平静吸气末为$-0.7 \sim -1.3$ kPa($-5 \sim -10$ mmHg)(图 5-2)。用力吸气时可达$-4.0 \sim -10.7$ kPa($-30 \sim -80$ mmHg),紧闭声门用力呼气,胸内压可以成为正值。

3. 胸膜腔内压的形成及生理意义　胸膜腔密闭、少量浆液的吸附作用是胸内压形成的前提条件。壁层胸膜因受胸廓骨骼、肌肉等组织的保护而不受大气压影响,因此胸内压实际上是由作用于脏层胸膜的两种压力间接形成的。其一是使肺扩张的肺内压,其二是肺组织因被动扩张而产生的弹性回缩力,其作用方向与肺内压相反。故胸膜腔内的实际压力可表示为:胸内压 = 肺内压－肺回缩力。

在平静吸气末或呼气末,肺内压与大气压相等,因此,胸内压＝大气压－肺回缩力。若以大气压力为零位标准,肺处于静止状态时,胸内压＝ －肺回缩力。

综上所述,胸内负压是由肺回缩力形成的。从出生的第一次呼吸开始,肺被充气而始终处于扩张状态,建立了所必需的肺回缩力。吸气时肺扩张的程度增大,回缩力增大,胸内负压也增大;呼气时相反,胸内负压减小。但是,在平静呼气末的胸内压仍然为负,这是因为在生长发育过程中,胸廓发育的速度比肺快,胸廓的自然容积大于肺的自然容积,所以即便在胸廓因呼气而缩小时,肺仍然处于扩张状态,只是扩张程度相对吸气时小。所以,正常情况下,肺总是表现回缩倾向,胸内压为负值。

胸内负压具有重要的生理意义:①维持肺泡和小气道扩张状态;②有助于胸腔大静脉和淋巴回流。如果胸膜腔的密闭性被破坏,空气则立即进入胸膜腔,形成气胸。气胸时,胸内负压减小或消失,两层胸膜彼此分开,肺因回缩力而塌陷,严重影响通气功能;胸腔大静脉和淋巴回流也将受阻,甚至因呼吸、循环功能严重障碍而危及生命。

二、肺通气的阻力

呼吸运动所产生的动力必须克服阻力才能实现肺通气。肺通气阻力分为弹性阻力和非弹性阻力。弹性阻力是平静呼吸时的主要阻力,包括肺与胸廓的弹性阻力,约占总阻力的 70%;非弹性阻力包括呼吸道阻力、惯性阻力与黏滞阻力,约占总阻力的 30%。

(一) 弹性阻力

外力作用于弹性物体使之变形时所遇到的对抗变形的力称为弹性阻力。弹性阻力大者不易变形,弹性阻力小者易变形。

1. 肺的弹性阻力　肺的弹性阻力约 2/3 来自肺泡表面张力,约 1/3 来自肺内弹力纤维,两者共同形成阻止肺扩张的力量。

(1) 肺泡表面张力:成人肺有 3 亿～4 亿个肺泡,是直径 $80～250~\mu m$ 的半球形的小囊。肺泡的内表面覆盖着薄层液体,与肺泡内气体形成液-气界面。由于液体分子间的吸引力大于液体与气体分子间的吸引力,使液-气界面有向液体内部尽量收缩的倾向,构成促进肺泡回缩的表面张力。根据 Laplace 定律,肺泡回缩压(P)与肺泡表面张力(T)成正比,而与肺泡半径(r)成反比,即 $P=2T/r$。因此,大小不等而有孔道相连的肺泡,在同样表面张力的情况下,小肺泡的回缩压大于大肺泡,小肺泡内的气体不断流入大肺泡,造成小肺泡趋于缩小,甚至萎缩;大肺泡趋于膨胀,甚至破裂。但实际情况并非如此,这是由于肺泡液-气界面上存在着一种能降低肺泡表面张力的物质,即肺泡表面活性物质。

肺泡表面活性物质是肺泡 II 型细胞合成、分泌的一种复杂的脂蛋白混合物,主要成分为二棕榈酰卵磷脂,以单分子层形式分布在肺泡液体层表面,密度随肺泡的张缩而改变,可降低肺泡表面张力,维持肺泡呼吸功能的正常:①维持肺泡容积的相对稳定。肺泡缩小时,肺泡表面活性物质分布密度增大,对抗表面张力的能力增加,防止肺泡过度缩小;肺泡扩张时,其分布密度下降,使肺泡表面张力相应增大,不至于使肺泡过度扩张,从而使各肺泡的容积保持相对稳定。②防止体液在肺泡积聚。肺泡表面张力使肺泡回缩,肺组织间隙扩大,导致组织间隙静水压降低,从而使毛细血管滤出的液体增多而易形成肺水肿,但由于肺泡表面活性物质的存在,降低了液体自肺毛细血管滤出的滤过压力,从而有效防止了液体在肺泡的积聚,保证肺换气正常进行。③降低吸气阻力,使肺泡易于扩张。罹患肺炎、脓毒血症、败血症、肺血栓、休克等疾病或烧伤、溺水时,肺泡 II 型细胞受到损伤,导致肺泡表面活性物质减少而发生肺不张,可表现为急性呼吸衰竭,称为急性呼吸窘迫综合征。

(2) 肺弹性回缩力:相邻肺泡之间的薄层结缔组织构成肺泡隔,肺泡隔内有丰富的毛细血管网、弹力纤维及少量胶原纤维等,使肺有一定的弹性回缩力。正常情况下,肺越扩张弹性回缩力越大,是吸气时的阻力;肺弹性回缩力有促使肺缩小的倾向,是呼气的动力。因此,肺弹性回缩力对维持肺泡和气道的稳定开放具有重要意义。肺气肿患者的弹性纤维被破坏,弹性回缩力减弱,肺泡气不易被呼出,造成肺内残余气量增加。

2. 胸廓的弹性阻力　处于自然位置的胸廓无变形,不表现弹性阻力,只有当其扩张或缩小发生变形时,才表现出弹性阻力。如果胸廓被牵引向内而缩小,其弹性阻力向外,是吸气的动力、呼气的阻力;如果胸廓被牵引向外而扩大,其弹性阻力向内,成为吸气的阻力、呼气的动力。所以,胸廓的弹性阻力与肺不同,既可能是吸气或呼气的阻力,也可能是吸气或呼气的动力,而肺的弹性阻力总是吸气的阻力。

(二)非弹性阻力

在平静呼吸过程中,呼吸频率低,气流速度缓慢,惯性阻力与黏滞阻力较小,呼吸道阻力占非弹性阻力的80%～90%,呼吸道阻力是气流通过呼吸道时气体分子间和气体分子与管壁间产生的摩擦阻力。

呼吸道阻力受气流速度、气流形式、气道口径等因素影响。呼吸运动加深加快时,呼吸道阻力因气流速度加快而增大,而且还因气流出现湍流而增大。气道口径的改变是影响呼吸道阻力的另一个重要因素,口径变小则呼吸道阻力增大,口径变大则呼吸道阻力减小。

三、肺通气功能的评价

评价肺通气功能的简便方法就是用肺量计记录并测定进出肺的气量。

(一)肺容积

肺容积(pulmonary volume)可分为潮气量、补吸气量、补呼气量、余气量这四种互不重叠的呼吸气量。

1. 潮气量 每次平静呼吸时吸入或呼出的气量称为潮气量(tidal volume,TV)。因一吸一呼,似潮汐涨落,故名潮气量。正常成年人平静呼吸时潮气量为400～600 mL,平均约500 mL。

2. 补吸气量 平静吸气末,再尽力吸气所能吸入的气量称补吸气量(inspiratory reserve volume,IRV),也称吸气储备量。正常成年人的补吸气量为1500～2000 mL。

3. 补呼气量 平静呼气末,再尽力呼气所能呼出的气量称补呼气量(expiratory reserve volume,ERV),也称呼气储备量。正常成年人的补呼气量为900～1200 mL。

4. 余气量 最大呼气末存留于肺内的气量称为余气量(residual volume,RV)。正常成年人的余气量为1000～1500 mL。

(二)肺容量

肺容量(pulmonary capacity)是肺容积中两项或两项以上的联合气体量(图5-3),肺容积全部相加后等于肺总容量。

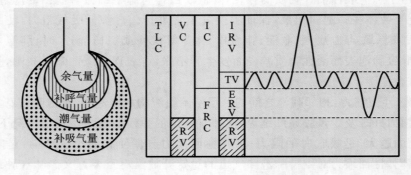

图5-3 肺容量及其组成

注:TV,潮气量;IRV,补吸气量;ERV,补呼气量;RV,余气量;
FRC,功能余气量;IC,深吸气量;VC,肺活量;TLC,肺总容量。

1. 深吸气量 从平静呼气末开始做最大吸气时所能吸入的气量为深吸气量(inspiratory capacity,IC)。补吸气量加潮气量为深吸气量,是衡量最大通气潜力的一个重要指标。胸廓、胸膜、肺组织和呼吸肌等发生病变可使深吸气量减少,最大通气潜力降低。

2. 功能余气量　功能余气量(functional residual volume,FRC)是指平静呼气末肺内残存的气量,即补呼气量和余气量之和。它可缓冲每次呼吸时肺泡内 P_{O_2} 和 P_{CO_2} 的变化。肺弹性降低、呼吸道狭窄致通气阻力增大时可使功能余气量增加。

3. 肺活量　一次最深吸气后,尽力呼气所能呼出的气量称为肺活量(vital capacity,VC),是补吸气量、潮气量和补呼气量三者之和。正常成年男性平均约为 3500 mL,女性约为 2500 mL。肺活量可反映人体一次通气的最大量,但因测定肺活量时不限制呼气的时间,且个体间差异较大,故该项指标尚不能充分反映肺通气功能的好坏。

4. 时间肺活量　为弥补肺活量指标的不足,提出时间肺活量(timed vital capacity,TVC)的概念,又称用力呼气量(forced expiratory volume,FEV),是指在最大吸气后,以最快速度尽力呼气所能呼出的最大气量。通常用第 1、2、3 s 末呼出气体量各占其肺活量的百分数表示。正常成年人第 1、2、3 s 末呼出气体量分别约为肺活量的 83%、96%、99%,其中第 1 s 的时间肺活量的临床意义最大,如低于 65%,则提示有一定程度的气道阻塞(图 5-4)。时间肺活量是一项动态指标,不仅反映一次呼吸的最大通气量,而且反映呼吸时所遇阻力的变化,是评价肺通气功能的较好指标。

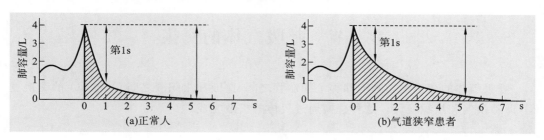

图 5-4　时间肺活量

注:纵坐标的"0"等于余气量。

5. 肺总容量　肺所能容纳的最大气量即为肺总容量(total lung capacity,TLC),它等于潮气量、补吸气量、补呼气量和余气量之和。正常成年男性平均约 5000 mL,女性约 3500 mL。

（三）肺通气量

1. 每分通气量　每分钟呼出或吸入肺的气体量称为每分通气量(minute ventilation volume)。取决于呼吸深度和呼吸频率。即:每分通气量=潮气量×呼吸频率。

每分通气量随体内新陈代谢率的变化而变化。成人在平静呼吸时,呼吸频率为 12~18 次/分,潮气量约为 500 mL,每分通气量为 6~8 L/min。人体以最大的呼吸深度和呼吸速度所达到的每分通气量称为最大通气量(maximal voluntary ventilation)。正常成人最大通气量可达 70~120 L/min,它能反映肺通气功能的最大潜力,是评估个体能进行多大运动量的生理指标。

2. 无效腔和肺泡通气量　因呼吸性细支气管以上气道内的气体不参与气体交换,故将这部分呼吸道容积称为解剖无效腔(anatomical dead space),成年人约为 150 mL。非平卧状态,肺血管内的血液因重力作用而在肺的上部分布相对较少,导致进入肺泡内的这部分气体未参与气体交换,称为肺泡无效腔(alveolar dead space)。肺泡无效腔与解剖无效腔合称生理无效腔。健康人平卧时,生理无效腔等于或接近于解剖无效腔。因此,评价肺通气真正有效的气体交换量,应以肺泡通气量(alveolar ventilation)为准,其指的是每分钟吸入肺泡内与血液进行气体交换的气量,计算公式为:肺泡通气量=(潮气量-无效腔气量)×呼吸频率。

如果某人潮气量为 0.5 L,解剖无效腔气量为 0.15 L,则每次吸入肺泡的新鲜空气量是 0.35 L,若呼吸频率为 12 次/分,则肺泡通气量为 4.2 L/min。当潮气量减半而呼吸频率加倍或呼吸频率减半而潮气量加倍时,每分通气量不变,但肺泡通气量则发生很大变化(表 5-1)。浅快呼吸时的肺泡通气量比深慢呼吸时明显减少,从气体交换的效果看,适当深而慢的呼吸,肺泡通气量较大,有利于气体交换。

表 5-1　不同呼吸频率和潮气量时的每分通气量和肺泡通气量

呼吸频率/(次/分)	潮气量/L	每分通气量/(L/min)	肺泡通气量/(L/min)
16	0.5	8.0	5.6
8	1.0	8.0	6.8
32	0.25	8.0	3.2

第二节　呼吸气体的交换

呼吸气体的交换是指肺泡和肺毛细血管之间、血液和组织液之间 O_2 和 CO_2 的交换过程,即肺换气和组织换气。这种交换通过气体的扩散完成。

一、气体交换的原理

(一) 气体的扩散

扩散是指气体分子从分压高处向分压低处发生的净转移。动力是气体分压差(ΔP)。外界环境的空气和肺泡气是混合气体,其中每种气体运动所产生的压力为该气体的分压(P),扩散的方向只取决于各气体本身的分压差,而不受其他气体及其分压的影响。恒温条件下,每一气体的分压取决于其浓度,即用混合气体的总压力乘以该气体在混合气体中的容积百分比表示。溶解在液体中的气体从液体中逸出的力称为张力,相当于该气体在液体中的分压。

(二) 气体扩散速率及影响因素

单位时间内气体扩散的容积为气体扩散速率(diffusion rate, D)。影响因素包括以下几个方面。

1. 气体分压差　标准状态下空气的大气压力约为 101.3 kPa(760 mmHg),其中氮(N_2)约占 79%,氧(O_2)约占 20.96%,二氧化碳(CO_2)约占 0.04%,其中氮分压(P_{N_2})为 80 kPa(600 mmHg),氧分压(P_{O_2})为 21.2 kPa(159 mmHg),二氧化碳分压(P_{CO_2})为 0.04 kPa(0.3 mmHg)。两个区域之间的某一种气体的分压差大,则扩散快、扩散速率大;分压差小,则扩散慢、扩散速率小。安静状态下,肺泡、血液和组织各处 O_2 和 CO_2 的分压各不相同,见表 5-2。

表5-2　海平面空气、肺泡气、血液和组织内 O_2 和 CO_2 的分压　单位：$kPa(mmHg)$

	空气	肺泡气	混合静脉血	动脉血	组织
P_{O_2}	21.15(159)	13.83(104)	5.32(40)	13.3(100)	4.0(30)
P_{CO_2}	0.04 (0.3)	5.32(40)	6.12(46)	5.32(40)	6.65(50)

2. 气体的相对分子质量及溶解度　相对分子质量小的气体扩散较快，在相同条件下，气体扩散速率和气体相对分子质量(MW)的平方根成反比。在液体中或气体与液体的交界面上，溶解度大的气体扩散快，与气体扩散速率成正比。溶解度(S)与相对分子质量(MW)的平方根之比为扩散系数，它取决于气体分子本身的特性。CO_2 在血浆中的溶解度(51.5 mL)比 O_2(2.14 mL)大24倍，CO_2 的相对分子质量(44)略大于 O_2 的相对分子质量(32)，两者相对分子质量平方根之比为1.14∶1，所以 CO_2 的扩散系数约为 O_2 的21倍。

3. 扩散面积和距离　气体扩散速率与扩散面积(A)成正比，与扩散距离(d)成反比。

4. 温度　气体扩散速率与温度(T)成正比。

因此，气体扩散速率与各种因素的关系可表示为：

$$扩散速率(D) \propto \frac{分压差(\Delta P) \times 扩散面积(A) \times 温度(T) \times 气体溶解度(S)}{扩散距离(d) \times \sqrt{相对分子质量(MW)}}$$

二、气体交换的过程

（一）肺换气

肺通气不断更新，保证肺泡内有可供交换的稳定气量。肺换气的结构基础是呼吸膜。呼吸膜是位于肺泡与肺毛细血管血液之间的组织结构，厚度仅 $0.2 \sim 0.6 \mu m$，通透性大，能让脂溶性的 O_2、CO_2 和 N_2 等气体分子自由扩散。人的两肺呼吸膜的总面积可达70 m^2。呼吸膜在电子显微镜下可分为6层，自肺泡内表面向外依次为：含表面活性物质的液体层、肺泡上皮细胞层、上皮基底膜层、肺泡上皮与毛细血管膜之间的间质层、毛细血管基膜层和毛细血管内皮细胞层(图5-5)。

当混合静脉血流经肺毛细血管时，其 P_{O_2} 为 5.33 kPa(40 mmHg)，比肺泡气 P_{O_2} 低，肺泡气中的 O_2 便顺此分压差由肺泡向血液扩散；混合静脉血的 P_{CO_2} 约为 6.13 kPa(46 mmHg)，肺泡气的 P_{CO_2} 约为 5.33 kPa(40 mmHg)，所以，CO_2 则以相反方向由血液扩散进入肺泡。O_2 和 CO_2 的扩散非常迅速，仅需约0.3 s即可达到平衡。通常情况下，血液流经肺毛细血管的时间约0.7 s，即当血液流经肺毛细血管全长约1/3时，静脉血就已变成了动脉血(图5-6)。

（二）组织换气

在组织内由于 O_2 被细胞利用，P_{O_2} 降到 4.0 kPa(30 mmHg)以下，组织代谢产生的 CO_2 可使 P_{CO_2} 上升至 6.67 kPa(50 mmHg)以上。当动脉血流经组织毛细血管时，O_2 便顺分压差由血液向组织扩散，CO_2 则由组织向血液扩散，动脉血因失去 O_2 和得到 CO_2 而变成了静脉血(图5-6)。CO_2 分压差虽不如 O_2 的分压差大，但它的扩散速率比 O_2 快，故仍能迅速完成气体交换。

三、影响气体交换的因素

影响肺换气的因素除气体分压差外，还有气体溶解度、扩散面积、扩散距离、气体的

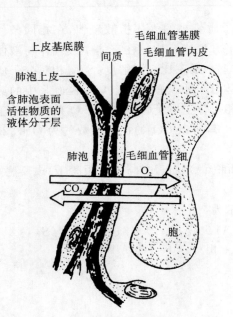

图 5-5　呼吸膜结构示意图

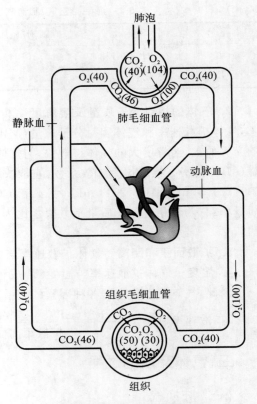

图 5-6　气体交换示意图

注：图中括号内数字为气体分压，单位是 mmHg。

相对分子质量及温度等。其中气体溶解度、温度和相对分子质量的影响，前文已述及，现简要介绍扩散面积和扩散距离等因素的影响。组织换气受组织细胞代谢及血液供应情况的影响。

（一）影响肺换气的因素

1. 呼吸膜面积和厚度　在肺部，呼吸膜面积是肺泡与毛细血管血液进行气体交换的扩散面积。呼吸膜的厚度是气体的扩散距离，正常成人的呼吸膜很薄，对气体的通透性很大。安静状态下，有效使用的呼吸膜扩散面积约为 40 m²，而在运动或代谢增强时，则因肺毛细血管舒张和开放数量增多，有效的扩散面积可增大到 70 m² 以上。肺不张、肺实变、肺气肿等肺组织病变，或者肺毛细血管口径变小、阻塞均使扩散面积减小，降低气体交换速率。另外，肺炎、肺纤维化、肺水肿等病变可导致呼吸膜增厚、气体扩散距离增大而使交换速率减小。

2. 通气/血流比值　每分钟肺泡通气量（V）与每分钟肺血流量（Q）的比值称为通气/血流比值（ventilation/perfusion ratio，简称 V/Q 比值）。因为肺泡气体交换是在肺泡和肺泡周围毛细血管之间通过呼吸膜来完成的，因此其交换效率不仅受呼吸膜的影响，而且也受肺泡通气量、肺血流量以及两者比值的影响。正常人安静时肺泡通气量约为 4.2 L/min，肺血流量约为 5 L/min，则肺的平均通气/血流比值（V/Q）为 0.84，此时的匹配最为合适，即流经肺部的混合静脉血能充分地进行气体交换，都变成动脉血。但必须指出，正常成年人直立时，由于重力作用，肺尖部血流量减少较通气量减少更显著，V/Q 可增大为 3.3，而肺底部血流量增加较通气量增加更显著，V/Q 可降低至 0.63。肺整体或局部的通气/血流比值增大,均说明通气过度或血流减少,表示有部分肺泡气不能与血液充分进行气体交换,使生理无效腔增大;如果因通气不良或血流过多,导致通气/血流比值减小,则表示有部分静脉血未能充分进行气体交换而混入动脉血中,如同发生了动-静脉短路。以上两种情况都使气体交换的效率或质量下降,因此 V/Q 比值可作为评价肺换气功能的指标。

(二)影响组织换气的因素

影响组织换气的因素主要是组织细胞代谢及血液供应情况。当组织细胞代谢活动增强时,O_2 消耗量和 CO_2 产生量增多,使动脉血与组织细胞间的 O_2 和 CO_2 的分压差增大,气体交换增多,同时组织代谢产生的酸性物质增多,使毛细血管大量开放,血流量增多,也有利于气体交换。此外,组织细胞与有血流的毛细血管间距离增大,换气将减少。

第三节 气体在血液中的运输

通过肺换气,O_2 扩散到肺毛细血管中,经血液循环运输至全身各组织,供组织代谢需要,与此同时,细胞内氧化代谢所产生的 CO_2 经过组织换气,进入体循环毛细血管中,经血液循环运输至肺,排出体外。因此,肺换气和组织换气通过血液循环运输气体相互联系。

一、氧和二氧化碳在血液中的存在形式

O_2 和 CO_2 在血液中都有两种存在形式,分别为物理溶解和化学结合。从表5-3中 O_2 和 CO_2 的结合量来看,血液运输 O_2 和 CO_2 的主要形式是化学结合,物理溶解的量较小,但从气体交换的角度来看,物理溶解却发挥着十分重要的作用。因为气体交换时,气体进入血液,需要首先溶解于血浆提高自身张力,然后才能进一步进行化学结合。反之亦然,血液中的气体释放时,也要首先通过物理溶解使其在血浆中的张力下降,才能由结合状态解离出来,而且张力降低有利于继续释放气体。此外,这部分溶解的气体,可刺激呼吸运动的化学感受器,在反射性调节中起着至关重要的作用。总之,生理状态下,气体在溶解状态和结合状态之间保持动态平衡,是血液运输 O_2 和 CO_2 的重要前提。

表5-3 血液中 O_2 和 CO_2 的含量 单位:mL/L

	动脉血			静脉血		
	物理溶解	化学结合	合计	物理溶解	化学结合	合计
O_2	3.0	200.0	203.0	1.2	152.0	153.2
CO_2	26.2	464.0	490.2	30.0	500.0	530.0

二、氧的运输

血液中98.5%的 O_2 与血红蛋白(Hb)以化学结合的形式存在于红细胞内,以物理溶解形式运输极少,仅占1.5%。在 O_2 足够,即 $P_{O_2} \geqslant 100$ mmHg 的情况下,1 g 血红蛋白最多可结合1.34 mL 的 O_2。因血液中 O_2 绝大部分与血红蛋白结合,因此,每升血液中血红蛋白所能结合的最大 O_2 量称为血氧容量或氧容量(oxygen capacity)。氧容量与血液中

Hb 浓度关系密切。若以血红蛋白的质量浓度为 150 g/L 血液计算,氧容量应为 $150 \times 1.34 = 201$ mL/L 血液。但实际上,血液的含 O_2 量并非都能达到最大值。每升血液的实际含 O_2 量,称为氧含量(oxygen content)。氧含量主要受 P_{O_2} 的影响。正常情况下动脉血氧分压较高,氧含量约为 194 mL/L 血液,静脉血氧分压较低,氧含量仅有 144 mL/L 血液。氧含量占氧容量的百分数,称为血氧饱和度,简称氧饱和度(oxygen saturation)。按此计算,动脉血氧饱和度约为 98%,静脉血氧饱和度约为 75%。

(一) 氧与血红蛋白的可逆结合

血液中的 O_2 主要是以氧合血红蛋白(HbO_2)的形式存在。1 分子血红蛋白因含 4 分子 Fe^{2+},因此可与 4 分子 O_2 结合,结合能力很强,但它们结合时 Hb 中的 Fe^{2+} 没有发生电子转移,仍保持 Fe^{2+} 状态,故不属于氧化而是一种可逆性的结合,生理学上称为氧合。氧合与氧化不同,其特点是既能迅速结合又能迅速解离。血液 P_{O_2} 的高低是决定其结合或是解离的关键因素。当血液流经肺时,肺泡 P_{O_2} 高,O_2 从肺泡扩散入血液,使血中 P_{O_2} 升高,促使 O_2 与 Hb 结合,形成 HbO_2;当血液流经组织时,组织 P_{O_2} 低,O_2 从血液扩散入组织,使血液中 P_{O_2} 降低,HbO_2 迅速解离释放出 O_2,以供组织利用,而成为去氧血红蛋白。以上过程可用下式表示:

$$Hb + O_2 \underset{P_{O_2} 低(组织)}{\overset{P_{O_2} 高(肺)}{\rightleftharpoons}} HbO_2$$

氧合血红蛋白呈鲜红色,去氧血红蛋白呈蓝紫色,故当血液中去氧血红蛋白含量达 50 g/L 以上时,在皮肤、口唇、甲床等毛细血管丰富的表浅部位可出现青紫色,称为发绀(cyanosis)。发绀是缺 O_2 的表现,但缺 O_2 不一定出现发绀。例如,某些严重贫血的患者虽有缺 O_2 的表现,但因血液中的血红蛋白含量大幅减少而使去氧血红蛋白达不到 50 g/L 血液,所以也可以不出现发绀。反之,某些高原性红细胞增多症的人,其血液中血红蛋白含量显著增多,即使不缺 O_2,但因去氧血红蛋白可超过 50 g/L 血液,也会出现发绀。此外,由于 CO 与血红蛋白的亲和力比 O_2 大 210 倍,一旦空气中 CO 浓度持续增高可致 CO 中毒,形成大量樱桃红色的碳氧血红蛋白(HbCO),使血红蛋白丧失与 O_2 结合的能力,造成人体严重缺 O_2,但去氧血红蛋白并不增多,患者可不出现发绀。故而,对 CO 中毒患者进行现场处置时,需尽快通风降低空气中 CO 的浓度,并将患者迅速搬离送高压氧舱治疗。

(二) 氧解离曲线

氧解离曲线是反映氧分压与血氧饱和度关系的曲线。在一定范围内,血氧饱和度与氧分压成正相关,但并非完全的线性关系,而是呈近似"S"形的曲线,根据其特点及意义曲线可分为三段(图 5-7)。

1. 曲线上段 P_{O_2} 在 60~100 mmHg 之间,曲线较平坦,说明血氧饱和度较为稳定,受 P_{O_2} 变化的影响较小,意味着 Hb 与 O_2 结合。P_{O_2} 在 100 mmHg 时,血氧饱和度约为 98%;当 P_{O_2} 降至 80 mmHg 时,血氧饱和度下降很少,为 96%;P_{O_2} 降至 60 mmHg 时,血氧饱和度仍可保持在 90%。因此,在高原地区生活的居民或当呼吸系统疾病导致 V/Q 比值减小时,只要 P_{O_2} 不低于 60 mmHg,血氧饱和度就可维持在 90% 以上,从而为机体提供必需的 O_2。同时,若吸入气中 P_{O_2} 大于 100 mmHg,血氧饱和度变化却很小,最多能增加 2.0%,故而此时仅靠提高吸入气中 P_{O_2} 并无助于 O_2 的摄取。

2. 曲线中段 P_{O_2} 在 40~60 mmHg 之间,曲线较陡,说明血氧饱和度随 P_{O_2} 的下降而下降,意味着 HbO_2 解离而释放 O_2。P_{O_2} 为 40 mmHg,即相当于混合静脉血的 P_{O_2} 时,

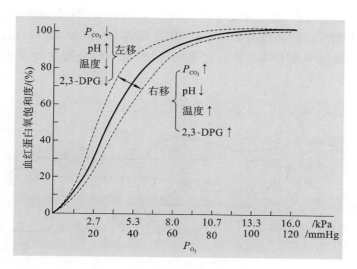

图 5-7　氧解离曲线及其主要影响因素示意图

血氧饱和度约为 75%，血 O_2 含量约为 14.4 mL/100 mL 血液，即每 100 mL 血液流经组织时释放了 5 mL O_2。

3. 曲线下段　P_{O_2} 在 15～40 mmHg 之间，曲线陡直，说明 P_{O_2} 稍有下降，血氧饱和度就显著降低，意味着较多的 O_2 从 HbO_2 中解离而释放出来，有利于在低 O_2 环境中为组织细胞提供足够的 O_2。例如，剧烈运动时，每 100 mL 血液能供给组织约 15 mL O_2，为安静时的 3 倍。罹患慢性阻塞性肺病的患者动脉血 P_{O_2} 较低，但只要吸入少量 O_2，即可明显提高血氧饱和度和血氧含量，故常采用低流量吸氧以有效缓解症状。

（三）影响氧解离曲线的因素

血液 P_{CO_2}、pH 和温度是影响氧解离曲线的主要因素。血液中 P_{CO_2} 升高，pH 减小，温度升高，血红蛋白与 O_2 的亲和力降低，O_2 的释放增多，氧离曲线右移（图 5-7）；反之，血红蛋白与 O_2 的亲和力增加而 O_2 的释放减少，氧解离曲线左移（图 5-7）。

此外，在低氧环境中，红细胞通过无氧糖酵解形成 2,3-二磷酸甘油酸（2,3-DPG），也可导致氧解离曲线右移，这有利于人体对低氧环境的适应。

三、二氧化碳的运输

CO_2 的溶解度虽然较 O_2 大，但每升静脉血液中溶解的 CO_2 也只有 30 mL（1.3 mmol），仅占血液中 CO_2 总量的 5%，其余 95% 以碳酸氢盐和氨基甲酸血红蛋白两种化学结合形式运输。

（一）碳酸氢盐

血液中约占总量 88% 的 CO_2 以上述形式运输。当血液流经组织时，组织细胞生成的 CO_2 扩散并先溶解于血浆，使血浆 P_{CO_2} 迅速升高，从而导致 CO_2 迅速扩散入红细胞。在红细胞内高浓度碳酸酐酶的催化作用下，CO_2 与 H_2O 结合形成 H_2CO_3，H_2CO_3 又迅速解离成 H^+ 和 HCO_3^-。红细胞膜对 HCO_3^-、Cl^- 通透性极高，因此，细胞内生成的 HCO_3^- 除小部分与细胞内的 K^+ 结合成 $KHCO_3$ 外，大部分从细胞内向细胞外扩散，进入血浆与 Na^+ 结合生成 $NaHCO_3$，与此同时，血浆中的 Cl^- 向细胞内转移，保持红细胞内外电荷的平衡，此现象称为氯转移。红细胞中生成的 HCO_3^- 与血浆中 Cl^- 的互换，既可避免 HCO_3^- 在细胞内堆积，也保障了上述反应连续进行，最终有利于 CO_2 的运输。由于红细胞膜对正离子通透性极小,在上述反应中,H_2CO_3 解离出的 H^+ 不能伴随 HCO_3^- 外移,同时 HbO_2 解离,释放 O_2,解离出的 Hb 与 H^+ 结合形成 HHb(图 5-8)。由此可见,进入血浆的 CO_2 最后主要以 $NaHCO_3$ 形式在血浆中运输,而 HCO_3^- 则主要是在红细胞内生成的。

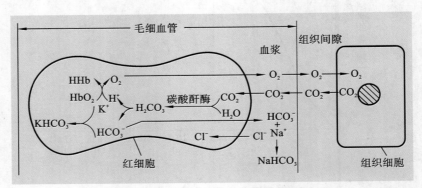

图 5-8 CO_2 以碳酸氢盐形式运输的示意图

上述反应是完全可逆的,反应的方向取决于 P_{CO_2} 的高低。当静脉血流至肺泡时,静脉血 P_{CO_2} 高于肺泡内,因此,血浆中溶解的 CO_2 扩散入肺泡。同时,红细胞内的 $KHCO_3$ 所解离出的 HCO_3^- 与 H^+ 在碳酸酐酶作用下,合成 H_2CO_3,H_2CO_3 再在该酶的作用下,分解为 CO_2 和 H_2O,CO_2 则从红细胞扩散入血浆进行补充;另一方面,血浆中的 $NaHCO_3$ 分解出 HCO_3^-,进入红细胞以补充被消耗的 HCO_3^-。最终,CO_2 以 $KHCO_3$ 和 $NaHCO_3$ 的形式运输到肺泡,进而扩散入肺泡,排出体外。

(二)氨基甲酰血红蛋白

进入红细胞中的 CO_2 还能直接与 Hb 的氨基结合,形成氨基甲酰血红蛋白($HbNHCOOH$)。该反应是可逆的且无须酶的催化,反应迅速,但去氧血红蛋白与 CO_2 的结合能力较强,故 CO_2 与血红蛋白的结合与 HbO_2 的解离密切相关,即在组织处 HbO_2 中 O_2 的释放可促进血红蛋白与 CO_2 的结合,形成大量的氨基甲酰血红蛋白。而 Hb 与 O_2 结合为 HbO_2 促使氨基甲酰血红蛋白解离,即在肺部由于 HbO_2 形成,迫使已结合的 CO_2 解离,扩散入肺泡。可见,氨基甲酰血红蛋白的反应主要受氧合作用的影响。以上过程可用下式表示:

$$HbNH_2O_2 + CO_2 \underset{\text{组织}}{\overset{\text{肺}}{\rightleftharpoons}} HbNHCOOH + O_2$$

以氨基甲酰血红蛋白形式运输的 CO_2 量,虽然只占运输总量的 7%,但在肺部排出的 CO_2 总量中,约有 18% 是由氨基甲酰血红蛋白所释放,可见这种形式的运输对 CO_2 的排出有重要意义。

第四节 呼吸运动的调节

为了维持内环境 P_{O_2}、P_{CO_2} 和 pH 动态平衡,人体不仅在低位脑干的控制下产生自发的节律性自主呼吸,还可通过大脑皮层有意识地控制呼吸频率、深度等,进行随意呼吸。

可见,正常节律性呼吸运动源自中枢神经系统的调节。

一、呼吸中枢与呼吸节律的形成

(一) 呼吸中枢

呼吸中枢(respiratory center)是指中枢神经系统内产生和调节呼吸运动的神经细胞群,这些神经元分布在中枢神经系统的各级水平,但基本呼吸节律产生于低位脑干。

低位脑干指脑桥和延髓。在动物的中脑和脑桥之间横断脑干后(图 5-9,A 平面),呼吸节律不改变,但在延髓和脊髓之间横断(图 5-9,D 平面),呼吸立即停止。结果说明呼吸节律起源于低位脑干。在脑桥上、中部之间横断(图 5-9,B 平面),呼吸变深变慢,若再切断两侧颈部迷走神经,吸气明显延长,说明脑桥上部存在抑制吸气的中枢,称为呼吸调整中枢。在脑桥和延髓之间横断后(图 5-9,C 平面),仍存在节律不规则的喘息样呼吸,不受切断迷走神经的影响,说明延髓存在着可独立产生呼吸节律的基本中枢。

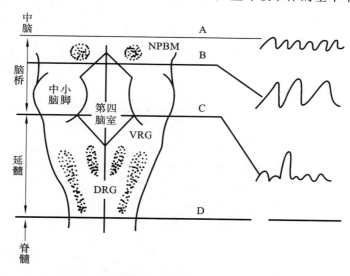

图 5-9　不同平面横切脑干后呼吸变化示意图

注:NPBM,臂旁内侧核;DRG,背侧呼吸组;VRG,腹侧呼吸组。

1. 延髓呼吸中枢　延髓有管理呼吸活动的基本中枢。在延髓,呼吸神经元主要集中分布在背内侧和腹外侧两个区域,分别称为背侧呼吸组(DRG)和腹侧呼吸组(VRG)。背侧呼吸组主要含吸气神经元,其轴突下行投射至脊髓颈、胸段,支配膈肌和肋间外肌,兴奋时引起吸气。腹侧呼吸组有吸气和呼气两类神经元,轴突下行投射至脊髓,支配膈肌,肋间内、外肌和腹壁肌,还有部分轴突随舌咽神经和迷走神经传出,控制咽喉部辅助呼吸肌的活动。

2. 脑桥呼吸中枢　脑桥上部有呼吸调整中枢。脑桥内呼吸神经元相对集中于脑桥背侧前端的臂旁内侧核(NPBM)及相邻的 Kölliker-Fuse(KF)核,合称 PBKF 核群。它们与延髓呼吸神经元之间有双向联系,形成调控呼吸的神经元回路。实验证明,切断迷走神经和损毁脑桥呼吸神经元都可导致吸气活动延长,提示其作用为限制吸气,促使吸气向呼气转换。

呼吸除受延髓、脑桥呼吸中枢控制外,还受脑桥以上中枢部位的影响,如大脑皮层、边缘系统、下丘脑等。大脑皮层可通过皮层脊髓束和皮层脑干束控制呼吸运动神经元的活动,以保证其他重要的与呼吸相关活动的完成,如说话、唱歌、哭笑、咳嗽、吞咽、排便

Note

等。

（二）呼吸节律的形成

呼吸肌属骨骼肌，由躯体神经支配，无自律性，但在一般情况下，呼吸运动是不受意识支配的。这种自主的呼吸节律是如何形成的，一直是呼吸生理研究的课题之一。至今虽已肯定，呼吸节律源于低位脑干，主要在延髓，但其形成的机制尚未完全阐明。关于呼吸节律形成的机制有许多假说，目前被多数人接受的是中枢吸气活动发生器和吸气切断学说（图 5-10）。该学说认为，吸气和呼气活动的节律性转换是延髓内呼吸神经元网络间神经元相互作用的结果。在延髓内存在一些起中枢吸气活动发生器（延髓背侧呼吸组）和吸气切断机制作用的神经元。当中枢吸气活动发生器自发地兴奋时，其冲动沿轴突传出至脊髓吸气运动神经元，引起吸气动作。与此同时，发生器的兴奋也可通过如下三条途径使吸气切断机制兴奋：①加强脑桥呼吸调整中枢的活动；②增加肺牵张感受器传入冲动；③直接兴奋吸气切断机制。当吸气切断机制被激活后，以负反馈形式终止中枢吸气活动发生器的活动，从而使吸气转为呼气。此假说解释了平静呼吸时，吸气相向呼气相转换的可能机制，但是关于中枢吸气活动发生器的自发兴奋的机制、呼气相如何转换为吸气相，以及用力呼吸时、呼气又是如何由被动转为主动的等，所知甚少，有待进一步研究。

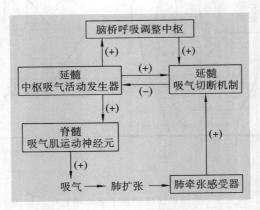

图 5-10 呼吸节律形成模式图
注：（＋）表示兴奋，（－）表示抑制。

二、呼吸运动的反射性调节

呼吸运动的反射性调节是指各种感受器接受内外环境刺激而兴奋后，冲动传入中枢神经系统，使呼吸深度和呼吸频率发生相应改变的过程。

（一）肺牵张反射

肺牵张反射，又称为黑-伯反射，是由肺扩张或肺缩小引起吸气抑制或吸气兴奋的反射。包括肺扩张反射和肺萎陷反射。感受器是分布于气管到细支气管平滑肌中的牵张感受器。

1. 肺扩张反射 肺扩张时引起吸气抑制的反射称为肺扩张反射。吸气时，肺扩张牵拉感受器兴奋，冲动沿迷走神经传入延髓，吸气切断机制兴奋，终止吸气而转入呼气。正常成年人潮气量大于 800 mL 时才引起该反射，而平静呼吸时，肺扩张反射并不参与呼吸调节。肺扩张反射的生理意义是防止吸气过度、加速吸气向呼气转换，进而调节呼吸频率与深度。但在肺炎、肺充血、肺水肿及肺栓塞等病理情况下，肺顺应性降低，患者需用力吸气而过度牵拉牵张感受器,引起肺扩张反射,使呼吸变得浅快。

2. 肺萎陷反射 肺缩小时引起吸气兴奋的反射称为肺萎陷反射。传入神经纤维走行于迷走神经干中。只有当肺过度缩小萎陷时才引发该反射,且该反射对平静呼吸的调节作用极其微弱,但对防止呼气过度和肺不张有一定意义。

(二) 化学感受性反射

化学感受性反射是指动脉血或脑脊液中 P_{O_2}、P_{CO_2} 和 H^+ 浓度变化,刺激化学感受器,引起呼吸中枢活动改变,从而调节呼吸频率与深度的反射。该反射经常发挥作用,从而保证肺通气量正常,维持血液 P_{O_2}、P_{CO_2} 和 H^+ 水平相对恒定。

1. 化学感受器 化学感受性反射的感受器包括外周和中枢两类。颈动脉体和主动脉体为外周化学感受器,并以颈动脉体为主感受动脉血中 P_{O_2}、P_{CO_2} 或 H^+ 浓度的变化。当动脉血中 P_{O_2} 降低、P_{CO_2} 升高或 H^+ 浓度升高时,刺激外周化学感受器兴奋,冲动经窦神经和主动脉神经传入延髓呼吸中枢,反射性引起呼吸加深、加快。中枢化学感受器位于延髓腹外侧浅表部位,与外周化学感受器不同,其适宜性刺激是脑脊液和局部细胞外液中的 H^+。外周血中的 H^+ 不易通过血-脑屏障,故外周血 pH 变动对中枢化学感受器的刺激作用较小,但外周血中的 CO_2 能迅速通过血-脑屏障,在碳酸酐酶的作用下,CO_2 与 H_2O 形成 H_2CO_3,解离出 H^+,从而兴奋中枢化学感受器。P_{O_2} 降低不能兴奋中枢化学感受器。

2. CO_2、H^+ 和 O_2 对呼吸的调节

(1) CO_2:调节呼吸最重要的生理性化学因素。一定水平的 P_{CO_2} 对维持呼吸中枢的兴奋性是必要的。人如果过度通气可发生呼吸暂停,就是由于 CO_2 排出过多,以致血液中 CO_2 浓度降低的缘故。一定范围内动脉血 P_{CO_2} 的升高,可以加强对呼吸的刺激作用,使呼吸加深、加快,肺通气量增加,CO_2 的排出增加。但当动脉血 P_{CO_2} 过高时,反而抑制中枢神经系统包括呼吸中枢的活动,引起呼吸困难、头痛、头昏,甚至昏迷,临床上称为 CO_2 麻醉。

CO_2 兴奋呼吸的作用,是通过刺激中枢化学感受器和外周化学感受器两条途径实现的,但以前者为主。

(2) H^+:动脉血 H^+ 浓度增高,可导致呼吸加深、加快,肺通气量增加;H^+ 浓度降低时,呼吸受到抑制。虽然中枢化学感受器对 H^+ 的敏感性较高,约为外周化学感受器的 25 倍,但由于 H^+ 不易通过血-脑屏障,因此,血液 H^+ 对呼吸的影响,主要是通过外周化学感受器而实现的。

(3) O_2:吸入气 P_{O_2} 降低时,肺泡气、动脉血 P_{O_2} 都随之降低,可引起呼吸增强,肺通气量增加,但需动脉血中 P_{O_2} 降低到 10.6 kPa(80 mmHg)以下时,才有明显效应。可见,动脉血 P_{O_2} 对正常呼吸的调节作用不大,仅在特殊情况下,低 O_2 刺激才具有重要意义。

低 O_2 对呼吸的刺激作用完全是通过外周化学感受器实现的。切断动物外周化学感受器的传入神经,急性低 O_2 的呼吸兴奋反应消失,进而出现呼吸抑制现象,表明低 O_2 既可通过刺激外周化学感受器以反射的方式兴奋呼吸中枢,又可对呼吸中枢进行直接抑制。总效应取决于二者效应的总和。在严重低 O_2 时,外周化学感受性反射不足以克服低 O_2 对中枢的抑制作用,将导致呼吸障碍。

综上所述,当血液 P_{CO_2} 升高、P_{O_2} 降低、H^+ 浓度升高时,分别都有兴奋呼吸的作用,尤以 P_{CO_2} 的作用显著。但在整体情况下,以上一种因素的改变往往会引起其他因素相继改变或几种因素同时改变。三者相互影响、相互作用。对肺通气的调节作用既可因发生总和而加大,也可因相互抵消而减弱。例如,P_{CO_2}升高时,H^+浓度也随之升高,两者的作用发生总和,使肺通气反应较单独P_{CO_2}升高时为大。H^+浓度增加时,因肺通气量增大使CO_2排出增加,所以P_{CO_2}下降,H^+浓度也有所降低,两者可部分抵消H^+兴奋呼吸的作用。P_{O_2}下降时,也因肺通气量增加,呼出较多的CO_2,使P_{CO_2}和H^+浓度下降,从而减弱低O_2的刺激作用。

(三)呼吸肌本体感受性反射

肌梭是呼吸肌的本体感受器,机械牵拉是其适宜性刺激。当呼吸肌被拉长或梭内肌收缩时,肌梭兴奋,冲动经背根传入脊髓中枢,反射性地引起呼吸运动增强,称为呼吸肌本体感受性反射。该反射在维持正常呼吸运动中起一定的作用,尤其在运动状态或气道阻力加大时,可反射性地加强呼吸肌的收缩力,克服气道阻力,以维持正常肺通气功能。

(四)防御性呼吸反射

呼吸道的鼻、咽、喉、气管、支气管黏膜受到化学或物理性刺激时所引起的一系列保护性呼吸反射称为防御性呼吸反射。

1. 咳嗽反射　作为最常见的防御反射,其感受器包括机械性与化学性两类,位于喉、气管和支气管黏膜中。感受器受刺激而兴奋后,冲动经迷走神经传入延髓呼吸中枢,引起一系列协调、有序的反射性效应。先有短促的深吸气,随即紧闭声门,呼气肌强烈收缩,使肺内压迅速升高,然后突然开启声门,气体快速由肺内冲出,以排除呼吸道内的异物或分泌物。

2. 喷嚏反射　与咳嗽反射类似,不同之处是其感受器在鼻黏膜,传入神经是三叉神经。该反射可引起轻微的吸气动作,同时腭垂(悬雍垂)下降,舌压向软腭,而不是声门关闭,并产生爆发性呼气,使高压气体由鼻腔急促喷出,以清除鼻腔内的刺激物。

目标检测

一、名词解释

1. 呼吸运动　2. 潮气量　3. 肺活量　4. 时间肺活量　5. 肺泡通气量

6. 血氧饱和度

二、单项选择题

1. 下列关于肺泡表面活性物质的描述,错误的是(　　　)。

A. 肺泡扩张时,其分子密度减小,作用减弱

B. 肺泡缩小时,其分子密度增大,作用增强

C. 增加肺的顺应性

D. 增加肺泡的表面张力

E. 是肺泡Ⅱ型细胞合成、分泌的一种复杂的脂蛋白混合物

2. 维持基本正常呼吸节律的中枢部位是(　　　)。

A. 脑桥与中脑　　　　　　　B. 延髓与脑桥　　　　　　　C. 脑桥与大脑皮质

D. 延髓与大脑皮质　　　　　E. 脊髓与脑桥

3. 下列关于O_2和CO_2对呼吸的影响,错误的是(　　　)。

A. CO_2是呼吸的经常性生理刺激物

B. 动脉血中CO_2分压降低,呼吸会受到抑制

C. 缺O_2对呼吸的抑制是通过对外周化学感受器的作用实现的

D. 缺 O_2 对呼吸中枢的直接作用是抑制

E. CO_2 兴奋呼吸的作用,是通过刺激中枢化学感受器和外周化学感受器两条途径实现的

4. CO_2 运输的主要形式是(　　)。

A. 碳酸氢盐　　　　　　　　B. 氨基甲酰血红蛋白　　　　C. 物理溶解

D. 一氧化碳血红蛋白　　　　E. 氧合血红蛋白

5. 呼吸的概念是(　　)。

A. 呼气加吸气　　　　　　　　　　　　　B. 肺泡与血液间的气体交换过程

C. 组织液与细胞间的气体交换过程　　　　D. 机体与外界环境间的气体交换过程

E. 肺泡与外界环境间的气体交换过程

6. 肺的有效通气量是(　　)。

A. 肺泡通气量　　　　　　　B. 肺通气量　　　　　　　　C. 潮气量

D. 肺活量　　　　　　　　　E. 肺总容量

7. 肺泡通气量是(　　)。

A. 每分钟进出肺的气体量

B. 每分钟进入肺泡并可与血液进行交换的气体量

C. 每次吸入或呼出的气体量

D. 尽力吸气后所能呼出的气体量

E. 每分钟肺所能容纳的最大气量

8. O_2 运输的主要形式是(　　)。

A. 碳酸血红蛋白　　　　　　B. 氨基甲酰血红蛋白　　　　C. 物理溶解

D. 一氧化碳血红蛋白　　　　E. 氧合血红蛋白

三、问答题

1. 何谓胸膜腔内压? 如何形成? 有何生理意义?

2. 在每分通气量相同的条件下,为什么深而慢的呼吸有利于肺换气?

3. 简述评价肺通气功能的主要指标。

4. 试述肺换气过程,并分析影响肺换气的因素。

5. 试述 CO_2、H^+ 和 O_2 对呼吸调节的影响。

实验项目　家兔呼吸运动影响因素的观察

【实验目的】

(1) 学习呼吸运动的记录方法。

(2) 观察不同因素对家兔呼吸运动的影响,并分析作用机制。

【实验原理】

呼吸运动能够有节律地进行,并能适应机体代谢的需要,是由于体内存在着完善的调节机制。体内外各种刺激可直接或间接地通过体内调节系统的作用而影响呼吸运动。

【动物与器材】

1. 实验动物　家兔。

2. 器材　哺乳动物实验成套器械和用品,生物信号采集系统,张力换能器,刺激电

Note

极,20 mL 和 5 mL 注射器各 1 支,玻璃分针,纱布,丝线,双凹夹,万能支台,兔解剖台,50 cm 长橡皮管 1 条,CO_2 球囊,带球囊钠石灰瓶。

3. 药品与试剂 20%氨基甲酸乙酯,1%肝素,3%乳酸,生理盐水。

【实验方法】

1. 麻醉和固定 取兔,称重,耳缘静脉缓慢注射 20%氨基甲酸乙酯(5 mL/kg),麻醉后仰卧固定于兔解剖台上。

2. 手术

(1)插入气管插管:用粗剪刀剪去颈部手术部位毛,沿颈正中线做一个 5~7 cm 长的皮肤切口。分离皮下组织及肌肉,暴露和分离气管。在气管下方穿一条较粗线备用,于甲状软骨尾侧 2~3 cm 处做倒 T 形切口,插入气管插管,用备用线结扎固定。

(2)分离迷走神经:在气管两侧辨别并分离双侧迷走神经。分离后分别在两侧迷走神经下方穿一条丝线标记备用。完成后用热生理盐水纱布覆盖切口部位。

(3)游离剑突软骨:切开胸骨下端剑突部位的皮肤,并沿腹白线切开约 2 cm 左右,打开腹腔。用纱布轻轻将内脏沿膈肌向下压,暴露出剑突软骨和剑突骨柄,辨认剑突内侧面附着的两块膈小肌,仔细分离剑突与膈小肌之间的组织并剪断剑突骨柄(注意压迫止血),使剑突完全游离。此时可观察到剑突软骨完全跟随膈肌舒缩而上下自由移动。

(4)实验装置的连接与使用:用三棱缝针钩住剑突软骨,使游离的膈小肌经剑突软骨和张力换能器相连接。张力换能器再与生物信号采集系统的通道接口连接,刺激电极与系统的刺激输出连接。打开生物信号采集系统,进入"呼吸调节"实验,描记呼吸运动曲线。

3. 观察项目

(1)平静呼吸:记录麻醉状态下的呼吸运动曲线,认清曲线上升支、下降支与吸气相、呼气相的对应关系。

(2)增加吸入气中的 CO_2 浓度:CO_2 球囊的导气管口对准气管插管,逐渐松开螺旋夹,使 CO_2 随吸入气缓慢进入气管,观察呼吸运动及曲线的变化。

(3)低 O_2:将气管插管的侧管与带球囊的钠石灰瓶相连,伴随呼吸,球囊内的 O_2 减少,而呼出的 CO_2 被钠石灰吸收。一段时间后,导致低 O_2 但 CO_2 含量没有增加。观察呼吸运动及曲线的变化。

(4)增大解剖无效腔:将 50 cm 长的橡皮管连接至气管插管上,观察呼吸运动及曲线的变化。

(5)血液酸性物质增多:用 5 mL 注射器由耳缘静脉快速推注 3%乳酸 2 mL,观察呼吸运动及曲线的变化。

(6)剪断迷走神经:轻轻提起一侧迷走神经的标记线,打结之后于外周端剪断,观察呼吸运动及曲线的变化,再提起另一侧迷走神经结扎、剪断,观察呼吸运动及曲线的变化。

(7)刺激迷走神经中枢端:用中等强度电流(参考:串刺激,串长 6 s,波宽 2 ms,幅度 1 V,频率 30 Hz)刺激迷走神经中枢端,观察呼吸运动及曲线的变化。

【注意事项】

(1)精确控制麻醉药的注射量,推注时匀速缓慢,以免导致家兔死亡。

(2)气管插管前,应将气管分泌物清理干净,手术过程中应尽量避免损伤血管,并注意及时止血,保持手术视野清楚。

(3)分离动脉和神经时切勿使用有齿镊。

（4）注意保护神经，不要过度牵拉，并随时用生理盐水湿润。

（5）为便于自身对照及互相对照，气管插管的侧管口径应始终保持一致。施加因素时间不宜过长，动物出现效应后，应立即去掉施加因素，待呼吸运动恢复正常后再进行下一项观察。

（6）经耳缘静脉注射乳酸时，应避免乳酸外漏，引起动物躁动。

【结果与分析】

（1）记录每项实验的结果，分析产生的原因。

（2）讨论 CO_2、H^+ 和 O_2 对呼吸运动的影响。

（王玉勤）

第六章　消化与吸收

第一节　概　　述

一、消化系统的组成

消化系统包括消化管和消化腺两大部分。消化管为一条长而弯曲的肌性管道,包括口腔、咽、食管、胃、小肠、大肠和肛门。临床上通常把从口腔到十二指肠的这部分称为上消化道,空肠以下的部分称为下消化道。消化腺是分泌消化液的腺体,可分为大消化腺和小消化腺两种。大消化腺位于消化管壁外,如大唾液腺、肝和胰等;小消化腺位于消化管壁内,如唇腺、舌腺、颊腺、食管腺、胃腺和肠腺等。

消化系统的功能是对食物进行消化和吸收,为机体新陈代谢提供物质和能量来源。食物在消化道内被分解为小分子物质的过程,称为消化。消化包括机械性消化和化学性消化两个密切相关的过程。通过消化道的运动,将食物研磨,与消化液充分混合并将其向消化道远端推送的过程,称为机械性消化;通过消化液中消化酶的作用,将食物中的大分子分解为可吸收的小分子物质的过程,称为化学性消化。两种消化方式同时进行,相互配合,使食物被彻底分解。消化后的小分子物质以及水、无机盐和维生素通过消化道黏膜,进入血液或淋巴液的过程,称为吸收(absorption)。不能被消化和吸收的食物残渣,最后以粪便的形式排出体外。

二、消化道平滑肌的一般生理特性

消化道平滑肌具有肌组织的一般特性,如兴奋性、传导性和收缩性等,又有其自身的特点。

1. 兴奋性　消化道平滑肌的兴奋性较骨骼肌低,其收缩的潜伏期、收缩期和舒张期所占用的时间比骨骼肌长,收缩缓慢,且变异很大。

2. 自律性　消化道平滑肌具有自律性,但其节律不如心肌那样规则,且频率较低。

3. 紧张性　消化道平滑肌经常处于微弱而持久的收缩状态,即具有一定的紧张性。这可使消化道的管腔内保持一定的基础压力,使消化道各部分(如胃、肠等)保持一定的形态和位置,也是消化道平滑肌其他运动形式产生的基础。

4. 伸展性　消化道平滑肌富有伸展性,其生理意义在于使中空的消化器官特别是胃能容纳大量食物而不发生明显的压力变化。

5. 对某些刺激的敏感性　消化道平滑肌对电灼、切割刺激不敏感,但对牵拉、温度和化学刺激较敏感。消化道内酸、碱变化以及内容物的机械牵张均可引起平滑肌的收缩,成为消化道推进运动或排空的自然刺激因素。

第二节　各段消化管的消化

一、口腔内消化

消化过程从口腔开始。在口腔内食物经咀嚼被磨碎,再经舌的搅拌使食物与唾液充分混合,形成食团。食物在口腔内停留的时间一般只有 15～20 s,唾液中的消化酶对食物有较弱的化学消化作用。

(一)唾液分泌

唾液是腮腺、颌下腺、舌下腺及口腔黏膜散在的小唾液腺分泌的混合液。

1. 唾液的性质和成分　唾液为无色无味近于中性(pH6.6～7.1)的低渗液体。正常成人每日分泌量为 1.0～1.5 L,其中水约占 99%,其余成分主要是黏蛋白、球蛋白、尿素、尿酸、唾液淀粉酶、溶菌酶等有机物和少量无机盐。

2. 唾液的作用　①湿润口腔和溶解食物,利于咀嚼、吞咽,并引起味觉。②清洁和保护口腔,清除口腔中的残余食物,冲淡、中和进入口腔的有害物质,溶菌酶还有杀菌作用。③唾液淀粉酶可使淀粉分解为麦芽糖,此酶发挥作用的最适 pH 为 6.9,pH 为 4.5 失活。④排泄某些物质。

3. 唾液分泌的调节　唾液分泌的调节完全是神经反射性的,包括非条件反射和条件反射。支配唾液腺的传出神经有交感神经和副交感神经。

(二)咀嚼与吞咽

1. 咀嚼　咀嚼是咀嚼肌群依次收缩所组成的复杂的反射性活动,咀嚼运动中牙齿将食物切割、磨碎,经舌的搅拌,食物与唾液充分混合形成食团,便于吞咽,且有利于化学性消化的进行。

2. 吞咽　吞咽是指食团由口腔经食管进入胃的过程,也是一种复杂的反射动作。根据食团在吞咽时所经过的部位,吞咽动作可分为三期。①第一期:由口腔到咽,是随意动作。主要靠舌的运动将食物推向咽部。②第二期:由咽到食管上端,这是通过食团刺激软腭所引起的一系列急速反射动作。包括软腭上升,咽后壁突向前方,堵塞鼻咽通道。同时声带内收,喉头升高并紧贴会厌,封闭咽至气管的通道,此时呼吸暂停,喉头前移,食管上口张开,食团经咽进入食管。③第三期:沿食管下行入胃,由食管蠕动完成。蠕动是指由中空器官的平滑肌顺序收缩而产生的向前推进的波形运动,是消化道普遍存在的运动形式。食团前方是舒张波,后方为收缩波,于是食团被推挤向前运行,当蠕动波到达食管下端时,贲门舒张,食团入胃。

在食管和胃之间,虽然在解剖上并不存在括约肌,但有一段长为 4～6 cm 的高压区,其内压比胃内压高 5～10 mmHg,是正常情况下阻止胃内容物逆流入食管的屏障,起到了类似生理性括约肌的作用,称为食管下括约肌。

吞咽是在中枢神经系统的调解下完成的。深度麻醉、昏迷或脑神经功能障碍(如偏瘫)的患者其吞咽功能障碍,进食时食物易误入气管。

二、胃内消化

（一）胃液的分泌

胃的外分泌腺有贲门腺、泌酸腺（位于胃底和胃体）及幽门腺。胃黏膜内还含有多种内分泌细胞，如分泌促胃液素的 G 细胞、分泌生长抑素的 D 细胞和分泌组胺的肥大细胞等。

1. 胃液的性质、成分和作用 胃液是由各种胃腺细胞分泌的混合液，纯净的胃液是一种无色透明的酸性液体，pH 值为 0.9～1.5，正常成人每日分泌量为 1.5～2.5 L。除含大量水外，胃液还含有盐酸、胃蛋白酶原、黏液、内因子等重要成分。

（1）盐酸：胃液中的盐酸又称胃酸，是由泌酸腺中的壁细胞分泌的。胃液中的盐酸以两种形式存在：一种呈解离状态，称为游离酸；另一种与蛋白质结合，称为结合酸。纯净胃液中游离酸占大部分。正常人空腹时盐酸排出量（基础酸排出量）为 0～5 mmol/h。在食物或药物的刺激下，正常人最大盐酸排出量可达 20～25 mmol/h。

胃液中 H^+ 的浓度最高可达 150 mmol/L，比血浆中的 H^+ 浓度高 300 万～400 万倍。由此可知，壁细胞分泌 H^+ 是逆浓度差主动的耗能过程。一般认为，壁细胞中的 H^+ 来自胞质内水的解离，水被解离成 H^+ 和 OH^-。H^+ 在位于壁细胞顶膜上的 H^+ 泵（也叫质子泵，即 H^+-K^+ 依赖式 ATP 酶）的作用下，主动分泌到小管内，OH^- 留在细胞内有待被中和。壁细胞内含有丰富的碳酸酐酶，从血浆中摄取的和细胞代谢产生的 CO_2 和水在碳酸酐酶的作用下形成 H_2CO_3。H_2CO_3 随即解离成 H^+ 和 HCO_3^-。H^+ 与 OH^- 中和生成水，HCO_3^- 则与血浆中的 Cl^- 进行交换，HCO_3^- 进入血液，与 Na^+ 形成 $NaHCO_3$，而血浆中的 Cl^- 则进入壁细胞，再通过分泌小管膜上特异性的 Cl^- 通道进入小管腔，在小管内与 H^+ 形成 HCl（图 6-1）。当需要时再由小管分泌入胃腔。

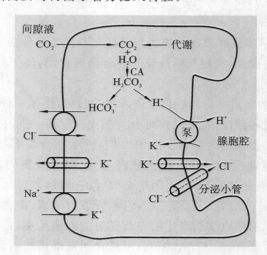

图 6-1 壁细胞分泌盐酸示意图

盐酸的作用如下：①激活胃蛋白酶原，并提供胃蛋白酶发挥作用所需的酸性环境；②使食物中的蛋白质变性，易被水解；③可抑制和杀死随食物进入胃内的细菌；④进入小肠后能促进胰液、胆汁和小肠液的分泌；⑤胃酸进入小肠形成的酸性环境，有助于小肠对铁和钙的吸收。若盐酸分泌过少，会引起消化不良。若分泌过多，对胃和十二指肠黏膜有损害，这可能是引起溃疡的原因之一。

（2）胃蛋白酶原：由泌酸腺主细胞分泌，不具活性，入胃后，在盐酸作用下转变为有活性的胃蛋白酶。已激活的胃蛋白酶对胃蛋白酶原也有激活作用。胃蛋白酶使食物蛋白质水解，产生胨和胨及少量多肽和氨基酸。胃蛋白酶的最适 pH 为 2.0。当 pH 超过 6.0 时即失活。临床上常采用胃蛋白酶与稀盐酸合用治疗消化不良，可收到较好的效果。

（3）黏液：由黏膜表面的上皮细胞、泌酸腺的黏液颈细胞，以及贲门腺和幽门腺共同分泌，富含糖蛋白。黏液覆盖于胃黏膜的表面，形成约 $500\ \mu m$ 厚的凝胶层。胃黏液具有润滑作用，可减少坚硬食物对胃黏膜的机械损伤。黏液与胃黏膜上皮细胞分泌的 HCO_3^- 一起构成"黏液-碳酸氢盐屏障"（图 6-2）。该屏障使胃黏膜表面处于中性或偏碱状态，防止胃酸和胃蛋白酶对胃黏膜侵蚀。酒精、乙酸和阿司匹林类药物、肾上腺素及幽门螺旋杆菌等均可损伤胃黏膜表面的屏障，引起胃炎或溃疡。

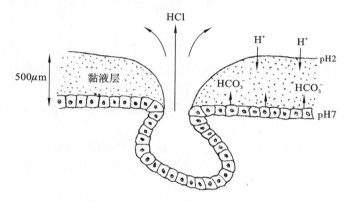

图 6-2　胃黏液-碳酸氢盐屏障示意图

（4）内因子：由泌酸腺中的壁细胞分泌的一种糖蛋白。内因子能与食入的维生素 B_{12} 结合，形成内因子-维生素 B_{12} 复合物，使维生素 B_{12} 免受小肠内蛋白水解酶的破坏，促进其在回肠被吸收。若缺乏内因子（如胃大部切除等），维生素 B_{12} 则吸收不良，影响红细胞的生成，造成巨幼红细胞性贫血。

（二）胃的运动

1. 胃的运动形式

（1）容受性舒张：是胃特有的运动形式。当机体咀嚼和吞咽食物时，食物刺激咽、食管等处感受器，反射性地引起胃底和胃体部肌肉舒张，这种舒张使胃能适应大量食物的涌入，且胃内压不会明显升高，以完成储存食物的功能。

（2）紧张性收缩：胃壁平滑肌经常处于一定程度的收缩状态，其意义在于维持胃内一定的压力和胃的形状、位置。

（3）蠕动：食物进入胃后约 5 min，胃即开始蠕动，蠕动波从胃体中部开始，逐渐向幽门方向推进（图 6-3）。蠕动开始时不太明显，越近幽门，收缩越强。蠕动波的频率约 3 次/分钟，约需 1 min 到达幽门。胃蠕动可使食物与胃液充分混合并进一步被研磨，食团变成半流体食糜，有利于化学消化，并推送食糜分批通过幽门进入十二指肠。

胃窦切除的患者，由于对固体食物的潴留、研磨作用消失，常常引起固体食物进入十二指肠过多过快，加重小肠的负担，而且由于食物在短时间内大量进入空肠，导致消化液大量分泌，有时可在进食后出现饱胀、恶心、心慌、出汗、面色苍白等症状。

2. 胃的排空　胃内容物被排入十二指肠的过程称为胃排空。胃排空主要取决于胃和十二指肠之间的压力差，压力差的大小取决于胃内压的变化。影响胃排空的因素如下。

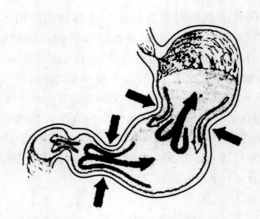

图 6-3　胃的蠕动示意图

（1）食物的组成与性状：一般流体食物比固体食物排空快，三大营养物质中，糖类排空最快，蛋白质次之，脂肪最慢，混合食物排空通常需要 4～6 h。

（2）胃内容物促进胃排空：食物对胃的扩张刺激可通过壁内神经丛反射或迷走-迷走反射引起胃运动加强，使胃排空加强。

（3）十二指肠内容物抑制胃排空：进入小肠的盐酸、脂肪、高渗溶液以及食糜本身等可刺激十二指肠壁上的化学、渗透压和机械感受器，通过胃-肠反射抑制胃的运动，使胃排空减慢。

3. 呕吐　呕吐是机体将胃及小肠上段内容物经口腔驱出的一种反射动作。呕吐中枢位于延髓，颅内压增高时可直接刺激呕吐中枢，引起喷射性呕吐。呕吐是一种防御性反射，可将胃、肠内有害物从体内排出。但剧烈、频繁的呕吐会影响正常进食和消化，严重时可能造成体内水、电解质和酸碱平衡的紊乱。

三、小肠内消化

由于胰液、胆汁和小肠液的化学性消化以及小肠运动的机械性消化作用，食物的消化过程在小肠基本完成，经过消化的营养物质也大部分在小肠被吸收，剩余的食物残渣进入大肠。因此，小肠是消化与吸收的最重要部位。食物在小肠内停留的时间，随食物的性质而有不同，一般为 3～8 h。

（一）胰液

1. 胰液的性质和成分　胰液是一种无色透明的碱性液体，pH 为 7.8～8.4，成人每日分泌量为 1～2 L。胰液中的无机物由胰腺小导管管壁上皮细胞分泌，其中碳酸氢盐最为重要，还有 Na^+、K^+、Cl^-、Ca^{2+} 等。胰液中的有机物主要是腺泡细胞分泌的消化酶，如胰淀粉酶、胰脂肪酶、胰蛋白酶原和糜蛋白酶原。

2. 胰液的作用

（1）碳酸氢盐：其主要作用如下：①中和进入十二指肠的胃酸，使肠黏膜免受胃酸的侵蚀；②为小肠内多种消化酶的活动提供最适宜的 pH 环境。

（2）胰淀粉酶：可将淀粉水解为麦芽糖，最适 pH 为 6.7～7.0。

（3）胰脂肪酶：可将脂肪分解为甘油、甘油一酯和脂肪酸，最适 pH 为 7.5～8.5。目前认为，胰脂肪酶只有在胰腺分泌的一种称为辅脂酶的帮助下才能发挥作用。

（4）胰蛋白酶原和糜蛋白酶原：正常情况下，胰蛋白水解酶和糜蛋白酶均以无活性的酶原形式存在。当胰液进入十二指肠后，胰蛋白酶原被肠致活酶激活成为有活性的胰蛋白酶。此外,盐酸、胰蛋白酶本身及组织液也能使胰蛋白酶原活化。糜蛋白酶原由胰蛋白酶激活为糜蛋白酶。胰蛋白酶和糜蛋白酶都能分解蛋白质为胨和胨,二者共同作用时,可将蛋白质分解为小分子的多肽和氨基酸。

当暴饮暴食引起胰液分泌增多时,胰管内压力升高,导致胰小管和胰腺腺泡破裂,胰蛋白酶原大量溢入胰腺间质被组织液激活,大大超过胰蛋白酶抑制因子的作用能力,于是引起胰腺自身消化而发生急性胰腺炎。

由上述可知,胰液中含有三大营养物质的水解酶,消化力最强,因此胰液是所有消化液中最重要的一种。如果胰液分泌障碍,即使其他消化液分泌正常,也会明显影响蛋白质和脂肪的消化与吸收。

（二）胆汁

胆汁由肝细胞生成后经胆总管进入十二指肠,或由肝总管流入胆囊储存,当机体需要时,再经胆囊排入小肠。刚从肝细胞分泌出来的胆汁称肝胆汁,储存于胆囊内的胆汁称为胆囊胆汁。

1. 胆汁的性质和成分　成人每日分泌胆汁 0.8～1 L。胆汁味苦,肝胆汁金黄色,弱碱性（pH＝7.4）。胆囊胆汁可呈深绿色,为弱酸性（pH＝6.8）。胆汁的成分中除含有水和无机盐外,还有胆盐、胆汁酸、胆色素、脂肪酸、胆固醇、卵磷脂和黏蛋白。胆汁中没有消化酶,胆盐参与消化吸收。

2. 胆汁的作用

（1）乳化脂肪促进脂肪的消化:胆汁中的胆盐、胆固醇和卵磷脂可作为乳化剂,降低脂肪表面张力,使脂肪乳化成微滴,大大增加胰脂肪酶的作用面积,使其分解脂肪的速度加快,从而促进脂肪的消化。

（2）促脂肪的吸收:胆盐可与脂肪分解产物形成水溶性复合物,从而促进脂肪分解产物的吸收。

（3）促进脂溶性维生素的吸收:促脂溶性维生素（维生素 A、D、E、K）的吸收。

（4）胆盐的利胆作用:胆汁排入十二指肠后,其中的胆盐由回肠重吸收入血,由门静脉再回到肝脏的过程,称为胆盐的肠-肝循环。返回肝的胆盐有刺激胆汁分泌的作用,称为胆盐的利胆作用。

（三）小肠液

小肠液是由十二指肠腺和小肠腺分泌的一种无色弱碱性液体,pH 值约为 7.6。成人每日分泌量为 1～3 L。小肠液中除水和电解质外,还含有黏液、免疫蛋白和肠致活酶。小肠液的主要作用如下:①消化食物,即小肠液中的肠致活酶可使胰液中的胰蛋白酶原激活,从而促进蛋白质的消化;②保护作用,弱碱性的黏液能保护肠黏膜免受机械性损伤和胃酸的侵蚀;③大量的小肠液可稀释消化产物,降低肠内容物的渗透压,从而有利于小肠内的水分及营养物质的吸收。

（四）小肠的运动

1. 小肠运动的形式

（1）紧张性收缩:小肠其他运动形式的基础。当小肠紧张性降低时,肠壁给予小肠内容物的压力小,食糜与消化液混合不充分,食糜的推进也慢。反之,当小肠紧张性升高时,食糜与消化液混合充分,食糜的推进也快。

（2）分节运动:一种以环行肌为主的节律性收缩和舒张的运动。进食后,在充满食糜的一段肠管上,一定间隔的环行肌同时收缩,将肠管内的食糜分割成若干节段。随后,原收缩处舒张,原舒张处收缩,使原来的节段分为两半,相邻的两半又合拢形成新的节段,如此反复进行(图 6-4)。分节运动的作用是:①将食糜与消化液充分混合,有利于化学消化;②使食糜与肠壁紧密接触,并不断挤压肠壁以促进血液和淋巴的回流,有利于吸收。分节运动本身对食糜的推进作用很小。

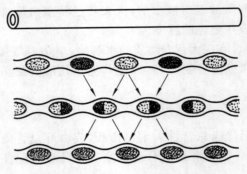

图 6-4　小肠的分节运动示意图

(3)蠕动:纵行肌和环行肌共同参与的运动。蠕动的意义在于使分节运动作用后的食糜向前推进,到达一个新肠段,再开始分节运动,如此交替反复发生。小肠蠕动的速度很慢,为 1～2 cm/s,每个蠕动波只把食糜推进约数厘米后即消失。此外,小肠还有一种传播速度很快,传播距离较远的蠕动,称为蠕动冲。它可把食糜从小肠始端一直推送到小肠末端,有时还可推至大肠,其速度为 2～25 cm/s。在十二指肠与回肠末端还常出现方向相反的逆蠕动,食糜可以前后来回移动,有利于食糜的充分消化和吸收。

小肠蠕动推送肠内容物(包括水和气体)时产生的声音称肠鸣音。肠鸣音的强弱可反映肠蠕动的情况。肠蠕动增强时,肠鸣音亢进;肠麻痹时,肠鸣音减弱或消失。

2. 回盲括约肌的功能　回肠末端与盲肠交界处的环行肌增厚,起着括约肌的作用,称为回盲括约肌。由于回肠末端突入盲肠形似瓣膜,又称回盲瓣,平时它处于轻度收缩状态。回盲括约肌的主要功能是防止回肠内容物过快地进入大肠,因而有利于小肠内容物的充分消化和吸收。此外,回盲括约肌还具有活瓣作用,可阻止大肠内容物向回肠倒流。

四、大肠内消化

大肠是消化道的末段,大肠内消化是消化的最后阶段。人类的大肠没有重要的消化功能,其主要功能如下:吸收水分、无机盐;吸收大肠内细菌合成的 B 族维生素、维生素 K 等物质;储存未消化和不能被消化的食物残渣并形成粪便。

(一) 大肠液及其作用

1. 大肠液的分泌　大肠液是由大肠腺和大肠黏膜杯状细胞分泌的,pH 为 8.3～8.4 的碱性液体。大肠液的主要成分为黏液和碳酸氢盐,还有少量的二肽酶和淀粉酶,但它们的消化作用不大。大肠液起主要作用的是其中的黏液蛋白,它能润滑粪便,保护大肠黏膜免受机械损伤。

2. 大肠内细菌的作用　大肠内有大量的细菌,它们来自空气和食物。大肠内的酸碱度和温度,特别是大肠内容物在大肠滞留的时间较长,极其适合细菌的繁殖,故细菌在此大量繁殖,其种类繁多,包括大肠杆菌和葡萄球菌等。据估计,粪便中的细菌可占粪便固体总量的 20%～30%。

Note

肠道细菌对人体的作用较复杂,包括有益的和有害的,其主要作用如下:①细菌中含有一些酶,可对食物残渣中的碳水化合物(主要是纤维素)和脂类进行分解,称发酵作用,其分解产物有单糖、醋酸、乳酸、二氧化碳、沼气等;②肠道细菌对蛋白质的分解称为腐败作用,其分解产物,除氨、肽、氨基酸等外,还有多种具有毒性的物质,如吲哚、酚等,这类物质产生后,一部分被吸收入血到肝脏解毒,另一部分则随粪便排除;③大肠细菌能利用大肠的内容物合成人体必需的某些维生素,如硫胺素、核黄素及叶酸等 B 族维生素和维生素 K,它们可被人体吸收利用。若长期使用肠道抗菌药物,肠内细菌被抑制,可引起 B 族维生素和维生素 K 缺乏。

(二) 大肠的运动

1. 大肠的运动形式

(1) 袋状往返运动:这是在空腹时最多见的一种运动形式,由环行肌无规律地收缩所引起,它使结肠袋中的内容物向两个方向作短距离的位移,但并不向前推进。

(2) 分节推进或多袋推进运动:这是一个结肠袋或一段结肠收缩,其内容物被推移到下一段的运动。进食后或副交感神经兴奋时,此运动增多。

(3) 蠕动和集团蠕动:大肠的蠕动是由一些稳定向前的收缩波所组成。收缩波前方的肌肉舒张,往往充有气体,收缩波的后方肌肉则保持在收缩状态,使这段肠管闭合并排空。集团蠕动是一种运行速度很快、前进较远的蠕动,它通常开始于横结肠,可将一部分大肠内容物推送至降结肠或乙状结肠。集团蠕动常见于进食后,最常发生在早餐后 60 min 内,是由于食物的充胀,刺激了胃或十二指肠的感受器所引起的胃-结肠反射。

2. 排便反射　排便反射是在大脑皮层参与下,由平滑肌和骨骼肌共同完成的复杂的反射活动。当大肠的蠕动将粪便推入直肠时,刺激了直肠壁内的感受器,冲动经盆神经和腹下神经传至脊髓腰骶段的初级排便中枢,同时上传到大脑皮层引起便意。若条件许可,大脑皮层解除对脊髓初级排便中枢的抑制,盆神经的传出纤维(副交感纤维)传出冲动,引起降结肠、乙状结肠和直肠收缩、肛门内括约肌舒张,与此同时,阴部神经的传出冲动减少,肛门外括约肌舒张,使粪便排出体外。此外,支配腹肌和膈肌的神经兴奋,腹肌和膈肌收缩,腹内压增加,促进排便。如条件不许可,大脑皮层发出冲动,下行抑制脊髓腰骶部初级中枢的活动,抑制盆神经传出冲动,使肛门括约肌紧张性增加,乙状结肠舒张,排便反射则被抑制。

如果排便反射经常被抑制,就逐渐使直肠对粪便的压力刺激失去正常的敏感性。粪便在大肠中停留过久,会因过多的水分被吸收而变得干硬,结果不易排出,这是产生便秘的常见原因。近年来,关于食物中的纤维素对肠功能的影响逐渐引起医学界的重视。事实证明,适当增加纤维素的摄取具有增进健康、预防便秘和结肠疾病发生的作用。

第三节　吸　　收

营养物质的吸收是在食物被消化的基础上进行的。正常人体所需要的营养物质都是经消化道吸收进入人体的,因此,吸收对于维持人体正常生命活动具有十分重要的意义。

一、吸收的部位和机制

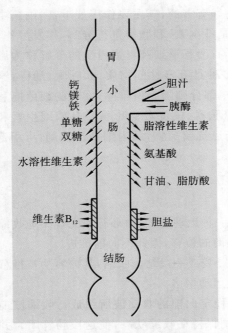

图 6-5　各种主要营养物质在小肠的吸收部位

由于消化道各部分组织结构不同,以及食物在消化道各段内被消化的程度不同、停留的时间各异,因此,消化道各段的吸收能力和吸收速度也不相同。口腔和食管基本无吸收食物功能。胃的吸收能力有限,仅吸收酒精、少量水分和某些药物。小肠是吸收的主要部位,特别是十二指肠和空肠,体内需要的绝大部分营养物质在此吸收,回肠可吸收胆盐和维生素 B_{12}(图 6-5)。大肠主要吸收食物残渣中的水分和无机盐。

小肠成为营养物质吸收的主要场所,其原因如下:①小肠有巨大的吸收面积。成年人的小肠长约 6 m,肠黏膜上有皱襞、绒毛、微绒毛,使小肠黏膜的表面积增加 600 倍,达 $200\sim250$ m²(图 6-6)。②食物在小肠内已被充分消化成可以被吸收的小分子物质。③食

糜在小肠内停留时间长($3\sim8$ h),使营养物质有充分的时间被消化和吸收。④小肠黏膜绒毛内有丰富的毛细血管和毛细淋巴管,有利于吸收。

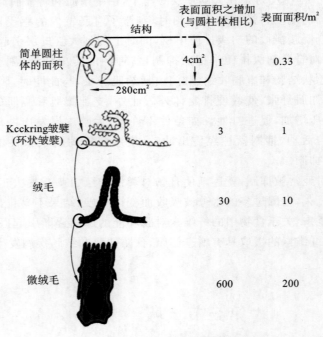

图 6-6　小肠的吸收面积示意图

小肠不仅吸收各种营养物质,每日分泌多达 $6\sim8$ L 的消化液也在小肠被吸收。因此,如果小肠吸收功能障碍,不仅使人体发生营养障碍,而且由于消化液大量丢失,可导致水和电解质平衡的紊乱。

二、主要营养物质的吸收

（一）糖的吸收

糖必须分解为单糖才能被小肠吸收。各种单糖的吸收速率差别很大，葡萄糖和半乳糖的吸收最快，果糖次之，甘露糖最慢。单糖的吸收主要靠载体蛋白和 Na^+ 泵的逆浓度转运，属于继发性主动转运。一个载体蛋白可与两个 Na^+ 和一个葡萄糖分子相结合，进行耦联转运，由于载体与各种单糖的亲和力不同，便造成吸收速率的差异。葡萄糖分子吸收后扩散入毛细血管，随血液运走。

（二）蛋白质的吸收

蛋白质经消化、分解为氨基酸后几乎全部在小肠被吸收。小肠上皮细胞还吸收相当数量的二肽和三肽，但它们需在胞内被肽酶分解为氨基酸后才能入血，小肠对氨基酸的吸收与葡萄糖相同，大多是继发性主动转运的过程。

（三）脂肪和胆固醇的吸收

1. 脂肪的吸收　脂类的分解产物是脂肪酸、甘油、甘油一酯以及胆固醇等，这些产物的吸收方式虽然各不相同，但多属被动转运。甘油可溶于水，能同单糖一起进入肠黏膜细胞。短链、中链脂肪酸可从肠腔直接扩散进入肠黏膜细胞，并由此入血。长链脂肪酸、甘油一酯、胆固醇、溶血卵磷脂则必须与胆盐结合，形成混合微胶粒，使其具有亲水性，这样才能通过细胞膜表面的一层不流动水层，扩散进入肠黏膜细胞，然后在胞内重新酯化为甘油三酯，与载脂蛋白结合形成乳糜微粒，然后进入细胞间隙，再扩散入淋巴管中被吸收。胆盐留在细胞外，返回到肠腔，在回肠主动吸收。由于膳食中的脂类食物以长链脂肪酸居多，所以脂肪的吸收以淋巴途径为主（图 6-7）。

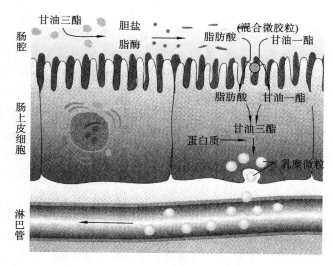

图 6-7　脂肪的吸收示意图

2. 胆固醇的吸收　进入肠道的胆固醇主要来自肝细胞分泌的胆汁和食物。来自胆汁中的胆固醇是游离的，而来自食物中的胆固醇是酯化的，必须通过消化液中的胆固醇酯酶水解为游离胆固醇后才能被吸收。游离的胆固醇与长链脂肪酸及甘油一酯一同经淋巴途径被吸收。有很多因素可以影响胆固醇的吸收：食物中胆固醇含量越多，则胆固醇的吸收越多；脂肪和脂肪酸可以促进胆固醇的吸收；而各种植物固醇则抑制其吸收。

此外,食物中的纤维素、果胶等易与胆盐结合,则抑制胆固醇的吸收。

(四)水的吸收

正常人每日摄水 1～2 L,连同消化液中的水分一起,总量可达 8～9 L。其中绝大部分水被小肠吸收,仅剩 1 L 左右的液体进入大肠。一般情况下,每日由粪便排出的水分不到 150 mL。

小肠对水的吸收都是被动的,各种营养物质、电解质(如 NaCl)被吸收时所产生的渗透压,是水吸收的主要动力。机体在呕吐、腹泻时,可丢失大量水分,引起不同程度的脱水。

(五)维生素的吸收

水溶性维生素的吸收,多在空肠上部以易化扩散的方式进行。维生素 B_{12} 须与内因子结合成复合物,才不会被消化酶所破坏,然后在回肠以胞饮方式吸收。脂溶性维生素(A、D、E、K),则必须与胆盐结合,形成混合脂肪微粒,以被动扩散的方式吸收。

(六)无机盐的吸收

无机盐只有在溶解状态时才能被吸收。小肠对各种无机盐类的吸收率不同。一般单价盐吸收最快,如 Na^+、K^+、NH_4^+;乳酸盐次之;$MgSO_4$ 吸收很慢;而凡与 Ca^{2+} 结合形成的沉淀盐则不能被吸收,如硫酸盐、磷酸盐、草酸盐等。

1. 钠和负离子的吸收 钠的吸收与肠黏膜上皮细胞侧膜和底膜上 Na^+ 泵的活动分不开。由于 Na^+ 泵的活动,肠黏膜上皮细胞内的 Na^+ 浓度降低,加上细胞内电位较黏膜面低,因此,肠腔液内的 Na^+ 可顺电-化学梯度不断向细胞内扩散,再通过细胞膜上的 Na^+ 泵进入血液循环。成人每天摄入的钠和消化腺分泌的钠有 95%～99% 被吸收入血。另外,由于 Na^+ 泵活动产生的电位差,可促使肠腔内的负离子如 Cl^- 和 HCO_3^- 向细胞内转移而被动吸收。

2. 铁的吸收 人每日吸收的铁约 1 mg,仅为每日膳食中铁含量的 1/10 左右。铁的吸收与人体对铁的需要有关。儿童、孕妇、急性失血患者等对铁的需要量增加,铁的吸收也增加。食物中的铁大部分是三价铁,不易被吸收,必须还原为亚铁才能被吸收。维生素 C 能使高铁还原成亚铁,从而促进铁的吸收。铁在酸性环境中易于溶解,故胃酸有促进铁吸收的作用。胃大部切除或胃酸分泌减少的患者,由于铁的吸收受影响可发生缺铁性贫血。食物中的植酸、草酸、磷酸等可与铁形成不溶性的化合物而阻止铁的吸收。铁的吸收部位主要在十二指肠和空肠上段。

3. 钙的吸收 食物中的钙只有小部分被吸收,大部分随粪便排出体外。钙只有呈离子状态才能被吸收。影响钙吸收的因素很多,常见因素如下:①肠腔内酸性环境有利于钙的吸收,这是因为钙容易溶解于酸性液体中。据测定,肠内容物的 pH 值为 3 时,钙呈离子状态,最容易被吸收。②脂肪酸能与钙结合形成钙皂,后者与胆汁酸结合成水溶性复合物而吸收。③维生素 D 能促进钙从肠腔进入肠黏膜细胞,又能协助钙从细胞进入血液,因此,维生素 D 对钙的吸收十分重要。④儿童、孕妇和乳母因对钙的需要量增加而使其吸收量也增加。此外,凡能使钙沉淀的因素都能阻止钙的吸收。

钙被吸收的部位主要在小肠上段,而十二指肠吸收钙的能力最强。钙的吸收是主动转运过程,进入肠黏膜细胞的钙通过位于细胞底膜和侧膜上钙泵的活动主动转运进入血液。

第四节 消化器官功能活动的调节

人体内消化系统各器官之间相互密切配合,达到消化食物、吸收营养物质的目的。同时,消化系统与人体其他系统的功能活动(如循环、呼吸、代谢等)密切相关、协调一致,这都是在神经和体液因素的调节下实现的。

一、消化反射

(一) 消化器官的神经支配

支配消化器官的神经有外来的自主神经和位于消化道壁内的壁内神经丛。二者相互协调,共同调节胃肠的功能(图6-8)。

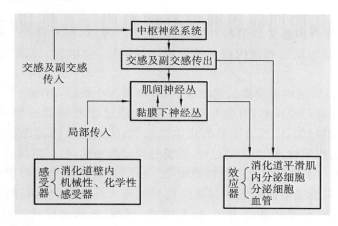

图 6-8 消化器官的神经反射通路示意图

1. 自主神经 自主神经包括交感神经和副交感神经,其中副交感神经对消化功能的影响更大。

(1)交感神经:支配胃肠道的交感神经节前纤维从胸腰段脊髓侧角发出,经过交感神经节更换神经元,节后纤维分布到胃肠的壁内神经丛、平滑肌、血管和外分泌细胞。交感神经节后纤维末梢释放去甲肾上腺素,可引起消化道的运动减弱,消化液的分泌减少,而消化道括约肌则收缩。

(2)副交感神经:支配胃肠道的副交感神经有迷走神经、盆神经及部分脑神经中的副交感纤维。它们的节前纤维进入胃肠壁后,在壁内神经丛更换神经元,节后纤维分布到胃肠壁平滑肌和腺细胞。多数节后纤维末梢释放乙酰胆碱,激活 M 受体,可使消化道的运动增强,消化液的分泌增加,但却使消化道括约肌松弛。少数节后纤维末梢可释放肽类物质,可能对效应器起抑制作用。

2. 壁内神经丛 消化道的壁内神经丛包括位于纵行肌和环行肌之间的肌间神经丛和位于黏膜下层的黏膜下神经丛。这些神经丛包含感觉神经元、运动神经元和中间神经元,它们连接在一起,形成一个完整的胃肠局部反射系统。其感觉纤维分布于胃肠壁内和黏膜上的感受器,它们的有效刺激是牵拉或充胀胃肠、pH 变化或食物的特殊化学成分。感觉细胞的传出纤维与神经丛内的其他细胞发生突触联系,其效应细胞有平滑肌细

101

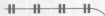

胞、外分泌细胞和内分泌细胞。这样一个局部反射系统在胃肠活动调节中起着重要的作用。例如,胃肠蠕动就是通过肌间神经丛的局部反射而产生的。在切断胃肠道外来的迷走神经和交感神经后,蠕动仍然可以产生,但局部神经丛被麻痹后,蠕动就消失。

(二) 消化器官的反射性调节

调节消化器官活动的反射中枢位于延髓、下丘脑、边缘叶及大脑皮层等处,主要参与调节消化道平滑肌的运动和消化腺的分泌。消化器官的反射性调节包括非条件反射和条件反射。

1. 非条件反射　非条件反射是由机械或化学刺激直接作用于消化道壁的感受器所引起的。

(1) 食物刺激口腔内感受器引起的反射:进入口腔内的食物可刺激口腔黏膜、舌和咽部感受器,神经冲动经第Ⅴ、Ⅶ、Ⅸ、Ⅹ对脑神经传到延髓等神经中枢,通过迷走神经传出到达胃肠平滑肌和消化腺,引起相应的反射活动。这一反射的作用主要是使唾液、胃液、胰液及胆汁等消化液分泌增加,使胃产生容受性舒张,以利于食物在口腔、胃及肠内的消化。

(2) 食物刺激胃内感受器引起的反射:食物进入胃后,可对胃产生机械性和化学性刺激,通过迷走-迷走反射和壁内神经丛反射,引起胃运动增强,胃液、胰液及胆汁分泌增加。

(3) 食物刺激肠道内感受器引起的反射:食糜进入小肠后,对小肠产生机械性和化学性刺激,可通过三种神经反射,引起不同的效应:①通过迷走-迷走反射引起胃液、胰液及胆汁等消化液分泌增加,以利于小肠的化学性消化;②通过壁内神经丛反射促进小肠运动,以利于小肠的机械性消化;③通过肠-胃反射抑制胃的运动,以延缓胃的排空。

2. 条件反射　条件反射是由食物的形象、气味、进食的环境及与进食有关的语言等刺激了视、嗅、听觉感受器而引起的。条件反射的传入冲动可到达延髓、下丘脑、边缘系统直到大脑皮层,经传出的迷走神经,引起唾液、胃液、胰液和胆汁等消化液分泌增加。例如,"望梅止渴"就是条件反射引起唾液分泌增加的典型例子。条件刺激虽然不直接作用于消化器官本身,但其反射效应却为食物的消化做好了准备,使消化器官的活动能更好地适应内外环境变化。

二、胃肠激素

在胃肠黏膜内散在分布有大量内分泌细胞,可合成和释放很多种生物活性物质,统称胃肠激素(表6-1)。从胃到肠的黏膜内,散在分布有40多种内分泌细胞(如G细胞、S细胞、I细胞等),它们可分泌多种胃肠激素。其中,对消化功能影响较大的胃肠激素主要有促胃液素、促胰液素、缩胆囊素、抑胃肽等。

胃肠激素有许多生理功能,主要可归纳如下:①调节消化腺分泌和消化道运动:这是胃肠激素最基本的生理作用,如促胃液素主要是刺激胃腺分泌和胃的运动;而缩胆囊素主要是促进胰液和胆汁分泌,增强小肠运动。②调节其他激素释放:大多数胃肠激素都有促进胰岛素释放作用,尤其是抑胃肽的刺激作用最强。③营养作用:一些胃肠激素可增强消化道组织细胞的代谢,并有促进其生长的作用。如促胃液素可刺激胃的泌酸区和十二指肠黏膜细胞中RNA、DNA的合成,从而促进胃肠黏膜组织的生长、增殖。缩胆囊素能加速胰的外分泌腺体组织的生长等。

表 6-1 三大激素的分泌细胞、刺激物和生理功能

三大激素	分泌细胞	刺激物	生理功能
促胃液素	G cells	迷走神经、蛋白质	加强胃肠运动和胆囊收缩 促进胃液、胰液、胆汁分泌
促胰液素	S cells	盐酸、脂肪、蛋白质	抑制胃肠运动和胃液的分泌 促进胰液、胆汁和小肠液分泌和胆囊收缩
缩胆囊素	I cells	盐酸、脂肪、蛋白质	加强胃肠运动和胆囊收缩 促进胃液、胰液、胆汁、小肠液分泌

目标检测

一、名词解释

1. 消化 2. 吸收 3. 胃排空 4. 分节运动 5. 胃肠激素

二、单项选择题

1. 下列关于消化道平滑肌生理特性的叙述错误的是(　　)。

A. 兴奋性低,收缩缓慢　　　B. 自律性规则且频率快　　　C. 具有一定的紧张性

D. 富有伸展性　　　E. 对牵张刺激敏感

2. 唾液中所含的消化酶能消化食物中的(　　)。

A. 淀粉　　　B. 脂肪　　　C. 蛋白质　　　D. 脂肪酸　　　E. 维生素

3. 消化管共有的运动形式是(　　)。

A. 蠕动　　　B. 容受性舒张　　　C. 分节运动

D. 集团蠕动　　　E. 以上均有

4. 分泌盐酸的细胞是(　　)。

A. 唾液细胞　B. 壁细胞　　　C. 主细胞　　　D. 上皮细胞　　　E. 黏液细胞

5. 关于胃酸的生理作用错误的是(　　)。

A. 能激活胃蛋白酶原　　　B. 使蛋白质变性,易水解　　　C. 促进钙和铁的吸收

D. 能促进维生素 B_{12} 的吸收　E. 促进小肠内的消化液的分泌

6. 正常情况下胃黏膜不会被胃液所消化,是由于(　　)。

A. 胃液中的糖蛋白可中和胃酸

B. 胃液中的内因子对胃黏膜具有保护作用

C. 胃液中含有大量 HCO_3^- 可中和胃酸

D. 黏液-碳酸氢盐屏障的作用

E. 胃液中不含有可消化胃黏膜的酶

7. 胃液成分中与红细胞成熟有关的物质有(　　)。

A. 盐酸　　　　　B. 胃蛋白酶原　　　　　C. 黏液

D. 无机盐　　　　　E. 内因子

8. 使胃蛋白酶原转变为胃蛋白酶的激活物是(　　)。

A. Na^+　　　B. Cl^-　　　C. 盐酸　　　D. 内因子　　　E. K^+

9. 促进胃排空的主要原动力是(　　)。

A. 食物在胃内的刺激　　　B. 食物对十二指肠内的刺激　C. 交感神经的兴奋

D. 迷走神经的兴奋　　　　　　E. 促胃液素的刺激

10. 三种食物在胃内排空的速度由快到慢依次顺序是（　　）。

A. 糖类、脂肪、蛋白质　　　B. 糖类、蛋白质、脂肪　　　C. 蛋白质、糖类、脂肪

D. 蛋白质、脂肪、糖类　　　E. 脂肪、糖类、蛋白质

11. 对脂肪和蛋白质消化作用最强的是（　　）。

A. 胃液　　　B. 胰液　　　C. 胆汁　　　D. 小肠液　　　E. 唾液

12. 胆汁中参与消化作用的主要成分是（　　）。

A. 胆固醇　　　B. 胆色素　　　C. 胆盐　　　D. 脂肪酸　　　E. 无机盐

13. 小肠特有的运动形式是（　　）。

A. 蠕动　　　　　　　　　　B. 容受性舒张　　　　　　C. 分节运动

D. 集团蠕动　　　　　　　　E. 蠕动冲

14. 大肠内的细菌可合成（　　）。

A. 维生素 C　　　　　　　　B. 维生素 D　　　　　　　C. 维生素 B_{12}

D. 维生素 E　　　　　　　　E. B 族维生素和维生素 K

15. 排便反射的初级中枢位于（　　）。

A. 脊髓腰骶段　　　　　　　B. 脊髓胸段　　　　　　　C. 延髓

D. 脑桥　　　　　　　　　　E. 中脑

16. 营养物质吸收最主要的部位是（　　）。

A. 食管　　　B. 胃　　　C. 小肠　　　D. 结肠　　　E. 大肠

17. 胆盐和维生素 B_{12} 吸收的部位在（　　）。

A. 胃　　　B. 十二指肠　　　C. 空肠　　　D. 回肠　　　E. 结肠上段

18. 不属于胃肠激素的是（　　）。

A. 促胃液素　　　B. 促胰液素　　　C. 缩胆囊素　　　D. 抑胃肽　　　E. 肾上腺素

三、问答题

1. 试述胃酸的主要生理作用。

2. 为什么说小肠是营养物质吸收的主要部位？

3. 胰液的主要成分及作用是什么？

4. 为什么胃大部分切除的患者可能出现贫血症状？

5. 试述胆盐的生理作用。

6. 简述三种主要胃肠激素的生理功能。

（吴晓岚）

第七章　能量代谢和体温

第一节　能量代谢

新陈代谢是生命的基本特征之一,包括合成代谢和分解代谢。合成代谢是指机体利用摄取的营养物质和分解代谢的部分产物,构建、更新自身组成部分,并将产生的能量以不同形式储存在机体中。分解代谢是指机体分解体内能量物质及自身结构成分,释放能量提供给机体完成生命活动。所以,机体的新陈代谢有物质代谢也有能量转化。通常将生物体内物质代谢过程中所伴随的能量释放、转移、储存和利用的过程称为能量代谢。

一、机体能量的来源和去路

(一) 机体能量的来源

机体可以利用的能量来源于食物中糖、脂肪和蛋白质等营养物质中蕴藏的化学能(图 7-1)。这些营养物质分解提供的能量是机体主要的能量来源。一般情况下,糖是主要的能源物质,机体所需能量的 $50\%\sim70\%$ 由糖类物质的氧化分解提供,其次是脂肪,一般不依靠蛋白质供能,只在某些特殊情况下,例如,长期不能进食或体力极度消耗,并且体内的糖原、脂肪储备耗竭时,机体才依靠蛋白质分解供能。

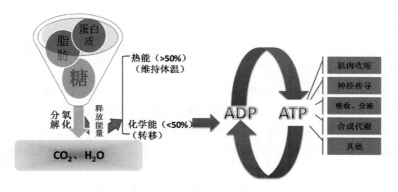

图 7-1　人体能量的来源与去路

(二) 机体能量的去路

营养物质在体内经过生物氧化释放出能量,但是机体组织细胞不能直接利用这些能量,这些能量约 50% 以上转化为热能(主要用于维持体温),其余部分主要以化学能的形式储存于三磷酸腺苷(ATP)等高能化合物的高能磷酸键中。ATP 是机体在营养物质生物氧化过程中合成的一种高能化合物。机体组织细胞不能直接利用物质分解释放的能

Note

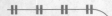

量,只能利用 ATP 中储存的能量,所以 ATP 既是机体的储能物质,又是直接供能物质。ATP 分解时,释放出能量供应机体利用;营养物质氧化分解的能量又可将 ADP 氧化磷酸化,重新生成 ATP,补充机体生命活动过程中消耗的 ATP。ATP 的合成和分解,是体内能量转移、储存和利用的重要环节。

二、影响能量代谢的主要因素

机体的物质代谢与能量代谢密不可分,所以能够影响营养物质的摄取、消化、吸收、分解、代谢及能量利用等方面,都可影响机体的能量代谢。

1. 肌肉活动 机体任何轻微的活动都可提高代谢率,所以肌肉活动对于能量代谢的影响最为显著。持续的运动或劳动时,机体产热量可超过安静状态下的许多倍,因此可用能量代谢率作为评估肌肉活动强度的指标。

2. 精神活动 由于脑组织血流量大,代谢水平高,安静状态下耗氧量比肌肉多。而当人处于精神紧张状态下,如情绪激动、愤怒、恐惧及焦虑等情况时,能量代谢可显著增高。这可能是精神紧张引起的无意识肌紧张,以及交感神经兴奋,刺激代谢活动增加的激素(如甲状腺激素、肾上腺素等)分泌增多所致。

3. 食物的特殊动力作用 人进食之后,即使在安静状态下,也会出现能量代谢增高的现象。一般从进食后 1 h 左右开始,持续 7~8 h。进食引起机体产生额外消耗能量的作用,称为食物的特殊动力作用。主要的三种营养物质中,蛋白质食物的特殊动力效应最大,其次是脂肪,糖类的特殊动力效应最弱。食物特殊动力效应产生的机制目前尚不明确,可能主要与肝脏处理氨基酸或者合成糖原等过程有关,蛋白质的中间代谢最复杂(如氧化脱氨基等),所以蛋白质的特殊动力效应也最明显。

4. 环境温度 当人处在安静状态下,外界环境温度为 20~30 ℃时,裸体或只着单衣,此时能量代谢较稳定。当环境温度降低 20 ℃,机体代谢增加;在 10 ℃以下时,机体代谢显著增加。当环境温度高于 30 ℃时,机体代谢也逐步增加。低温、高温引起能量代谢增加的原因是由于低温寒冷引起机体发生寒战和肌肉紧张度增高所致;高温引起体内化学反应加快、发汗功能增强,呼吸、循环功能增强等,导致能量代谢增高。

三、基础代谢

基础代谢是指基础状态下的能量代谢。单位时间内的基础代谢称为基础代谢率(basal metabolism rate,BMR)。

所谓基础状态,是指人处于清醒、安静、安宁,不受肌肉活动、精神紧张、食物及外界环境温度等因素影响时的状态。测定基础代谢率时,受检者应注意如下几点:①清晨、清醒、安静、空腹,餐后 12~14 h,前次进餐为清淡饮食;②室温保持在 20~25 ℃;③测定前避免剧烈运动,静卧、无肌紧张;④无精神紧张;⑤体温正常。基础代谢率通常作为评价机体能量代谢水平的指标。

研究表明,能量代谢率的高低与体表面积成正比,因此能量代谢率通常以单位时间内单位体表面积的产热量为单位,用 $kJ/(m^2 \cdot h)$ 表示。一般采取简略法来测定和计算 BMR,公式如下:

$20.19 \ kJ/L \times$ 单位时间内耗氧量(L/h)÷体表面积(m^2)=基础代谢率($kJ/(m^2 \cdot h)$)

人的体表面积可用 Stevenson 公式来计算,即

体表面积(m^2)=0.0061×身高(cm)+0.0128×体重(kg)-0.1529

临床测定基础代谢率的数值与国人正常的基础代谢率平均值(表 7-1)所示比较,相

差在±15％之内视为正常范围。超过±20％时,提示可能是病理性变化。能够影响人体基础代谢率的众多疾病中,甲状腺功能的改变影响基础代谢率最为显著。当发生甲状腺功能低下时,基础代谢率可比正常值低20％～40％;当发生甲状腺功能亢进时,基础代谢率可比正常值高25％～80％,肾上腺皮质功能减退、肾病综合征、病理性饥饿等情况可使基础代谢率降低;糖尿病、白血病、部分心脏疾病等可引起基础代谢率升高。特别指出发热也会使基础代谢率升高,体温每升高1℃,基础代谢率会升高13％左右。基础代谢率在临床上可用于对甲状腺疾病治疗后的疗效观察。

表 7-1　我国人正常基础代谢平均值　　　　　　　单位:kJ/(m² · h)

年龄/岁	11～15	16～17	18～19	20～30	31～40	41～50	51 以上
男	46.7	46.2	39.7	37.7	37.9	36.8	35.6
女	41.2	43.4	36.8	35	35.1	34.0	33.1

第二节　体温及其调节

体温是指人体深部的平均温度。人体深部温度相对稳定,但人体表面的温度受环境温度影响大。人体各部位皮肤的温度皆不相同,越向肢体远端温度越低。保持体温的恒定,是人体内环境恒定的重要标志,是人体新陈代谢和一切生命活动正常进行的必需条件。人体的新陈代谢和生命活动,都是以酶为催化物的生化反应,而酶必须在适宜的温度下才有必要的活性,温度高于或低于这个适宜温度,都会使酶的活性降低,从而影响到人的生命活动的正常进行。

一、正常体温及生理变动

(一) 正常体温

人体深部各部位、器官温度并不一致。在安静状态时,由于肝的功能最活跃,因而温度也最高,约为38℃;脑的温度次之,接近38℃;肾脏、胰腺、十二指肠略低,直肠的温度更低,为37.5℃左右。循环流动的血液是体内传递热量的重要载体,由于血液的不断循环,深部各个器官的温度均趋于一致,同时也将人体深部的热量带向全身各处,包括传递到体表。临床上通常用口腔温度、腋窝温度和直肠温度来代表体温。口腔温度的正常值为36.7～37.7℃,是临床常用的测温方法,但此法容易受到影响而不准确,小儿及精神疾病患者不宜测量口腔温度。腋窝温度的正常值为36.0～37.4℃,由于测量方法简便易行,在临床和日常生活中被广泛使用,但此法易受到腋窝区潮湿的影响。直肠温度的正常值为36.9～37.9℃,直肠温度较为接近人体深部温度,测量时需要将温度计插入直肠6cm以上。

(二) 生理变动

体温可受到外界环境、运动、情绪等因素影响而出现变动,如昼夜、性别、年龄、肌肉活动、精神紧张等因素都可不同程度地影响到体温,但变动的幅度一般不超过1℃。

1. 昼夜变化　人的体温在一昼夜呈周期性波动,清晨2—6时体温最低,午后1—6时最高。

2. 性别 成年女性体温比男性高约 0.3 ℃,可能与女性皮下脂肪较多、散热较少有关。育龄期女性的体温可随月经周期而变动。在排卵期体温较低,排卵日当天最低,后体温逐渐上升,如此反复。测定成年女性月经周期中的体温变化,有助于判断排卵日期及有无排卵。

3. 年龄 一般来说,儿童和青少年的体温较高,老年人的体温较低。新生儿特别是早产儿,由于其体温调节机制尚未发育成熟,调节体温的能力较差,所以新生儿的体温更易受到外界环境因素影响而发生变动,故新生儿应加强护理,避免过冷或过热。

4. 运动 运动时肌肉收缩耗能增加从而使得代谢增强,产热量增加,最终导致体温升高。所以临床上测量体温时应当嘱患者静卧、静坐一段时间后再进行,测量小儿体温时应尽量防止哭闹。由于运动对体温产生影响,故麻醉手术、长期卧床患者应注意保温。

二、体热平衡

人体在新陈代谢过程中,不断地产生热量、散发热量。体温能够保持相对稳定,是由于机体的产热和散热两个过程变化而又保持平衡的结果。

(一) 产热

人体的热量来源于糖类、蛋白质和脂肪在机体内代谢、机体利用 ATP 的过程。因此代谢功能水平高的组织器官,由于产热量大,所以温度也较高。安静状态时,主要的产热部位是内脏器官,肝是体内代谢最旺盛的内脏器官,产热量最大,故肝脏的血液温度较其他组织器官血液温度都高。运动时,骨骼肌是产热的主要器官。骨骼肌产热量的变化范围很大,即在安静状态下,产热量很小;剧烈运动时,产热量很大。骨骼肌紧张度稍提高,其产热量可比安静状态时增加,剧烈运动时增加更明显。

寒战是骨骼肌发生的不随意的节律性运动,当体温降低时,骨骼肌短时强力收缩,能量全部转化为热量,使得代谢率显著提高,增大了机体的产热,故寒战对维持体温的稳定具有重要意义。

(二) 散热

人体的主要散热部位是皮肤。当体表温度高于外界环境温度时,在安静状态下,大部分热量通过皮肤的辐射、传导和对流的方式散发;少部分热量随着呼气、排尿、排便的方式排出体外。皮肤散热方式主要有以下几种。

1. 辐射散热 辐射散热是指人体以热射线的形式,将热量传给周围温度较低的物质。辐射散热的多与少取决于皮肤和外界环境之间的温度差。当皮肤温度高于环境温度时,通过辐射散发出去的热量就越多,反之人体反而会吸收环境的热量。

2. 传导散热 传导散热是人体通过互相接触的方式将热量直接传给较冷物体的一种散热方式。传导散热的多少取决于皮肤和接触物体之间的温度差、接触面积以及物体的导热性。由于水的比热较大,临床上常用冰帽和冰袋降温。

3. 对流散热 对流散热是指通过气体的流动交换热量的一种散热方式。对流散热的多与少取决于皮肤与周围环境之间的温度差和机体的有效散热面积,而且受到风速的影响较大,体表周围空气流动得越快,散热量越多。若有衣物遮挡体表,从而阻碍空气的对流,起到保温作用。

4. 蒸发散热 蒸发散热是指水分从体表汽化的同时吸收热量并散发出体外的散热方式。当环境温度高于体温时,则蒸发散热成为人体一种唯一有效的散热方式。在正常体温条件下,蒸发 1 g 水可散发 2.43 kJ 的热量。蒸发分为不感蒸发和发汗两种。体内的水即使在人体没有发汗的情况下,皮肤和呼吸道黏膜表面,也不断渗出、汽化水分的过程称为不感蒸发,人体 24 h 的不感蒸发的量约为 1000 mL。发汗是指汗腺分泌汗液的过程,通过发汗带走大量体热。在夏季高温环境中或剧烈运动及劳动时,通过汗液蒸发带走大量体热,使体温不至于骤升。

三、体温调节

人的体温的相对恒定,有赖于自主性和行为性调节两种方式。自主性体温调节是在体温调节中枢控制下,通过增减皮肤血流量、发汗、寒战和改变代谢水平等生理反应,调节产热和散热,使体温保持恒定(图 7-2)。行为性体温调节是指人通过一定的行为来保持体温相对恒定,如增减衣物、远离或贴近热源来进行调整。行为性体温调节是以自主性体温调节为基础的,是对自主体温调节的补充。我们主要讨论自主性体温调节。

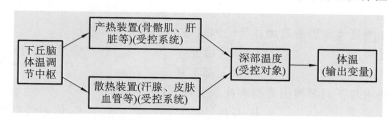

图 7-2 自主性体温调节示意图

(一)温度感受器

温度感受器是感受机体各个部位温度变化的特殊结构。按其能感受的温度变化的刺激可分为冷觉感受器和热觉感受器两种;按照分布的位置可分为外周温度感受器和中枢温度感受器。

1. 外周温度感受器 实验研究发现,人和动物的皮肤、黏膜和腹腔等部位广泛存在着温度感受器,包括冷觉感受器和热觉感受器,它们接收到刺激并且将刺激冲动传入,在一定范围内灵敏地反映温度的改变,对机体外周部位的温度起监测作用,其传入冲动到达中枢后,除产生温度感觉外,还能引起体温调节反应。

2. 中枢温度感受器 指存在于中枢神经系统内对温度变化敏感的神经元,其中包括热敏神经元和冷敏神经元。温度敏感神经元对于局部温度的变化极其敏感,当局部组织温度变动 0.1 ℃时,温度敏感神经元就会感应,且不出现适应现象。

(二)体温调节中枢

下丘脑是体温调节的基本中枢。下丘脑的视前区-下丘脑前部(PO/AH)温度敏感神经元,不仅能感受局部组织温度变化的,也能对中脑、延髓、脊髓、皮肤、内脏等处的温度变化有反应。简单说,来自中枢和外周的温度变化都会集中在下丘脑,经过整合处理后传出,对机体的体温进行调节。

(三)体温调定点学说

人们用体温的调定点学说对正常人体体温保持相对稳定加以解释。该学说认为,体温的调节类似于恒温器的原理。体温为变化量,体温围绕着调定点温度上下一定范围内波动。调定点数值的设定,取决于温度敏感神经元的敏感性,决定着体温恒定的水平。如调定点温度设定为 37 ℃,则当体温超过 37 ℃时,需要机体散热大于产热,随后产热和散热达到平衡;当体温低于 37 ℃时,需要机体产热大于散热,然后产热和散热达到平衡。

这样可使体温稳定地维持在 37 ℃左右的水平。根据调定点学说,由病原体引起的发热,是因为致热原使调定点温度上移所致。在致热原的作用下,调定点上移至 39 ℃,实际体温为 38 ℃时,引起人体产热反应,体温继续升高,在体温未达到 39 ℃以前,患者虽发热但仍出现畏寒,甚至寒战的产热反应;若致热原被清除,调定点回降至 37 ℃,抑制产热,增加散热,体温随之降回 37 ℃,并重新在此水平上建立产热和散热的平衡,体温恢复正常。

目标检测

一、名词解释

1. 能量代谢　2. 食物的特殊动力作用　3. 基础代谢率　4. 体温

二、选择题

1. 对机体能量代谢影响最为显著的因素是(　　)。

A. 肌肉运动　　　　　　　　B. 环境温度　　　　　　　　C. 食物特殊动力作用

D. 精神紧张　　　　　　　　E. 以上都不是

2. 能量代谢与下列哪项因素具有比例关系?(　　)

A. 体重　　　　　　　　　　B. 身高　　　　　　　　　　C. 体表面积

D. 环境温度　　　　　　　　E. 年龄

3. 基础代谢率的实测值与正常值相比较,正常变动范围是(　　)。

A. ±8%　　　　　　　　　　B. ±10%~15%　　　　　　　C. ±20%

D. ±25%　　　　　　　　　　E. ±5%~10%

4. 基础代谢率的表示方法是(　　)。

A. $m^2/(kcal \cdot h)$　　　　　　B. $m^2/(h \cdot kcal)$　　　　　C. $h/(kcal \cdot m^2)$

D. $kJ/(m^2 \cdot h)$　　　　　　E. J/h

5. 运动时的主要产热器官是(　　)。

A. 皮肤　　　　　　　　　　B. 肝脏　　　　　　　　　　C. 骨骼肌

D. 大脑皮质　　　　　　　　E. 小肠

6. 安静时,机体主要的产热器官是(　　)。

A. 脑　　　　B. 肝脏　　　　C. 肌肉　　　　D. 皮肤　　　　E. 腺体

7. 人在寒冷环境中主要依靠下列哪种方式来增加产热量(　　)。

A. 寒战性产热　　　　　　　B. 皮肤血管收缩　　　　　　C. 肝脏代谢亢进

D. 全部内脏代谢增强　　　　E. 进食增加

8. 当环境温度高于或等于皮肤温度时,机体的散热方式为(　　)。

A. 辐射　　　B. 传导　　　C. 对流　　　D. 蒸发　　　E. 辐射和对流

9. 下列哪种激素是促进机体产热最重要的激素(　　)。

A. 甲状腺激素　　　　　　　B. 肾上腺素　　　　　　　　C. 去甲肾上腺素

D. 孕激素　　　　　　　　　E. 雌激素

10. 人体每天不感蒸发量约(　　)。

A. 200 mL　　B. 400 mL　　C. 600 mL　　D. 800 mL　　E. 1000 mL

11. 给高热患者用酒精擦浴是为了(　　)。

A. 增加辐射散热　　　　　　B. 增加传导散热　　　　　　C. 增加对流散热

D. 增加蒸发散热　　　　　　E. 增加不感蒸发

三、简答题

1. 简述人体能量的来源与去路。

2. 简述影响能量代谢的主要因素。

3. 人的体温是如何维持相对稳定的？

（胡英君）

第八章 肾的排泄

排泄（excretion）是机体将物质代谢过程中产生的终产物和进入人体内的异物以及过剩的物质，经过血液循环，由排泄器官排出体外的过程，是由多器官、多系统相互协调才能完成的一项重要生命活动。人体具有排泄功能的途径包括泌尿系统、呼吸系统、消化系统、皮肤等。泌尿系统通过尿液排泄水、无机盐、尿素、肌酐、药物、色素等；呼吸系统通过呼吸运动排泄二氧化碳、水及其他挥发性的物质；消化系统在消化吸收营养物质的同时排泄胆色素、无机盐、毒物、铅、汞及食物残渣等；皮肤通过汗腺分泌汗液排泄体内的代谢废物如水、无机盐、尿素等。

虽然呼吸系统、消化系统、皮肤均有排泄功能，但它们的主要功能并不是排泄，只有泌尿系统的主要功能是排泄，肾脏是人体最主要的排泄器官，所以在此将主要介绍肾脏的排泄功能。人体在新陈代谢过程中所产生的废物如尿素、尿酸和多余的水分及无机盐等，由循环系统输送到肾，在肾内形成尿，经输尿管输送到膀胱并由尿道排出体外。肾在保持人体水、电解质、酸碱的平衡中发挥重要作用。

此外，肾还有内分泌功能，能产生促红细胞生成素、肾素、前列腺素和高活性的维生素 D_3 等多种具有生物活性的物质，能起到促进红细胞生成、调节血压和调节钙磷代谢等作用。

第一节　肾的形态结构与血液循环

一、肾的结构

（一）肾单位和集合管

肾生成尿液的功能是由肾单位和集合管共同完成的。肾单位是肾脏结构和功能的基本单位，人的两侧肾有 170 万～240 万个肾单位，每个肾单位由肾小体和与之相连的肾小管组成（图 8-1）。肾小体由肾小球和肾小囊两部分组成。肾小球是入球小动脉和出球小动脉之间的一团毛细血管球。肾小囊是包裹肾小球的双层囊结构，分为内层（脏层）和外层（壁层），两层之间的腔隙称为肾小囊腔，与肾小管管腔相通。肾小管由近端小管、髓袢细段和远端小管组成。近端小管包括近曲小管和髓袢降支粗段，髓袢细段由髓袢降支细段和髓袢升支细段组成，远端小管包括髓袢升支粗段和远曲小管。其中髓袢降支粗段、髓袢降支细段、髓袢升支细段和髓袢升支粗段一起合称为髓袢。

集合管（collecting duct）与远曲小管末端相连（图 8-2），但不属于肾单位。每一集合

Note

112

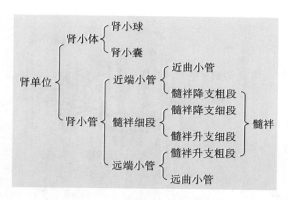

图 8-1 肾单位组成示意图

管接收多条远端小管运来的液体。虽然集合管不包括在肾单位内,但在尿生成过程中,特别是在尿液浓缩过程中起着重要作用。许多集合管中的尿液又汇入乳头管,形成的尿液经肾盏、肾盂、输尿管而进入膀胱,最后由尿道排出体外(图 8-2)。

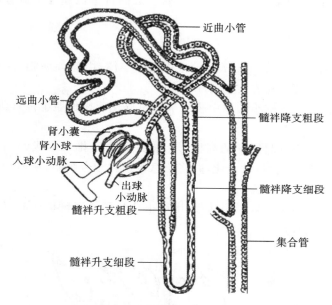

图 8-2 肾单位及集合管示意图

（二）皮质肾单位和近髓肾单位

根据肾单位在肾中位置的不同,其可分为皮质肾单位和近髓肾单位两类(图 8-3)。

皮质肾单位主要分布于外皮质层和中皮质层。人类的皮质肾单位占肾单位总数的85%～90%。皮质肾单位的肾小球体积较小,其髓袢较短,只达外髓质层,有的甚至不到髓质,入球小动脉的口径比出球小动脉的粗,两者口径之比约为 2∶1。出球小动脉进一步再分为毛细血管后,几乎全部分布于皮质部分的肾小管周围。皮质肾单位主要参与尿液的生成和肾素的合成、释放。

近髓肾单位分布在靠近髓质的内皮质层,人类近髓肾单位占肾单位总数的 10%～15%。近髓肾单位的肾小球体积较大,其髓袢较长,可深入到内髓质层,有的甚至到达肾乳头部。入球小动脉和出球小动脉的口径差异不大,出球小动脉不仅形成缠绕邻近的近曲小管或远曲小管的毛细血管网,而且还形成细长的 U 形直小血管,直小血管可深入髓

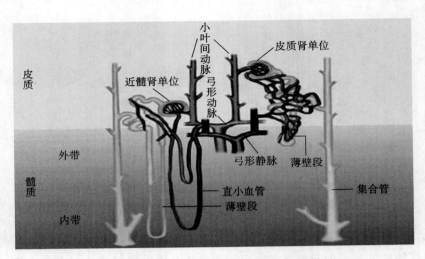

图 8-3　皮质肾单位和近髓肾单位示意图

质,并形成毛细血管网包绕髓袢升支和集合管。近髓肾单位和直小血管则在尿的浓缩与稀释过程中起着重要作用。

(三) 球旁器

球旁器(juxtaglomerular apparatus)也称近球小体,由球旁细胞、球外系膜细胞和致密斑组成(图 8-4),主要分布在皮质肾单位。

球旁细胞是由位于入球小动脉中膜的平滑肌分化而来的肌上皮样细胞,胞内的分泌颗粒含肾素。

致密斑是由远曲小管起始部的高柱形上皮细胞紧密排列形成的结构。它的功能是感受远曲小管液中 NaCl 含量的变化,并将信息传递到球旁细胞,从而调节球旁细胞对肾素的释放。

球外系膜细胞是指位于入球小动脉、出球小动脉和致密斑构成的三角区内的一群细胞,具有收缩和吞噬功能。

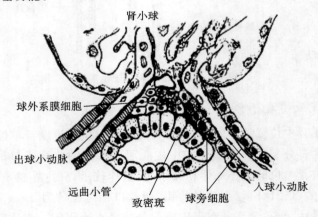

图 8-4　球旁器示意图

二、肾血液循环

(一) 肾血液循环的特点

1. 肾血流量大,分布不均匀　肾脏的血液供应十分丰富,正常成人安静时每分钟约有 1200 mL 血液(占心输出量的 20％～25％)流经两侧肾,相当于每 4～5 min 人体内的全部血液可流经肾一次。其中流经肾皮质的血流量约占 94％,流经肾外髓质层的占 5％～6％,流经肾内髓质层的占 1％。

2. 肾有两套毛细血管网(图 8-5),压力差异大　入球小动脉进入肾小体后,分支成肾小球毛细血管网,然后汇集成出球小动脉,形成第一次毛细血管网。出球小动脉再次分支,在皮质肾单位形成缠绕于肾小管和集合管周围的毛细血管网,形成第二次毛细血管网。在近髓肾单位形成细长的 U 形直小血管,直小血管深入髓质,然后才汇合成静脉。由此可见,进入肾的血液要经过两次毛细血管网后才汇入静脉(图 8-5)。由于皮质肾单位的入球小动脉的口径比出球小动脉粗一倍,故肾小球毛细血管网内血压较高,有利于肾小球的滤过,而肾小管和集合管周围的毛细血管网压力低,有利于肾小管和集合管的重吸收。

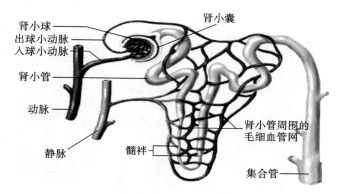

图 8-5　皮质肾单位和肾血管示意图

3. 肾小管周围毛细血管内血液的胶体渗透压较高　当血液流经肾小球时,大量水分被滤出,因此分布在肾小管周围的毛细血管内血液的胶体渗透压较高,有利于肾小管的重吸收。

4. 直小血管的形态有利于肾髓质高渗透压的维持　肾髓质内的直小血管与肾单位的髓袢同行,其 U 形的形状和对水及电解质的高度通透性使之起到逆流交换器的作用,这对于肾髓质高渗透压的维持和尿液的浓缩起重要作用。

（二）肾血流量的调节

1. 自身调节　肾血流量的自身调节指当动脉血压在 10.7～24.7 kPa(80～185 mmHg)范围内变动时,肾血流量保持相对恒定。当肾动脉的灌注压升高时,入球小动脉受牵拉增强,引起血管平滑肌收缩,入球小动脉口径减小,血流阻力增大,肾血流量将不会随肾灌注压的升高而明显增加;当肾动脉的灌注压降低时,入球小动脉受牵拉减弱,血管平滑肌舒张,入球小动脉口径增大,血流阻力降低,肾血流量也不会随肾灌注压的降低而明显减少。肾血流量的自身调节,不仅能使肾血流量维持相对稳定,同时也使肾小球滤过率不会因血压波动而明显改变,从而保持肾小球滤过率相对稳定。

2. 神经和体液调节　肾血流量主要受交感神经调节,一般情况下交感神经的紧张性很低,但当紧急情况时肾交感神经活动加强,引起肾血管收缩,肾血流量减少。肾上腺素、去甲肾上腺素、血管升压素和血管紧张素也都能使肾血管收缩,肾血流量减少。前列腺素、一氧化氮、乙酰胆碱、心房钠尿肽等则使肾血管扩张。

总之,在通常状态下,在一般的血压变化范围内,肾脏主要通过自身调节保持其血流量的相对稳定,以保证其正常的泌尿功能。在紧急状态下(如大失血、中毒性休克、严重缺氧等），通过神经、体液调节使全身血液重新分配，肾血流量减少，以保证心脏、脑等重要器官的血液供应。

第二节　肾的泌尿功能

一、尿的生成过程

肾的结构和血液循环为其完成泌尿功能提供了基础。肾脏尿液的生成是一个连续、复杂的生理过程，包括三个重要环节：①肾小球的滤过；②肾小管和集合管的重吸收；③肾小管和集合管的分泌与排泄（图 8-6）。

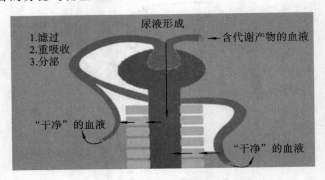

图 8-6　尿液生成示意图

（一）肾小球的滤过

肾小球的滤过（glomerular filtration）是指血液流过肾小球毛细血管网时，血浆中的水分和小分子成分在有效滤过压的作用下经过滤过膜进入肾小囊腔内形成原尿的过程。除了血浆蛋白外，原尿的其他成分与血浆相似（表 8-1），所以原尿相当于是血浆的超滤液。

表 8-1　血浆、原尿和终尿中主要物质比较

成分	血浆/(g/L)	原尿/(g/L)	终尿/(g/L)	浓缩倍数	重吸收率/(%)
Na^+	3.3	3.3	3.5	1.1	99
K^+	0.2	0.2	1.5	7.5	94
Cl^-	3.7	3.7	6.0	1.6	99
碳酸根	1.5	1.5	0.07	0.05	99
磷酸根	0.03	0.03	1.2	40.0	67
尿素	0.3	0.3	20.0	67.0	45
尿酸	0.02	0.02	0.5	25.0	79
肌酐	0.01	0.01	1.5	150.0	0
氨	1.0	0.001	0.4	400.0	0
葡萄糖	1.0	1.0	0	0	100
蛋白质	80	微量	0	0	100
水	900	980	960	1.1	99

Note

1. 肾小球滤过率与滤过分数　肾小球的滤过是肾脏生成尿液的第一步。每分钟两肾生成原尿的量称为肾小球滤过率（glomerular filtration rate，GFR）。据测定，体表面积为 1.73 m^2 的个体，其肾小球滤过率为 125 mL/min 左右。这样算来，每昼夜两侧肾可生成原尿 180 L。肾小球滤过率和肾血浆流量的比值称为滤过分数（filtration fraction，FF）。经测算，肾血浆流量为 660 mL/min，所以滤过分数为：125/660×100%≈19%，表明流经肾的血浆约有 1/5 由肾小球滤过到肾小囊腔中形成原尿。肾小球滤过率和滤过分数是衡量肾脏滤过功能的两项重要客观指标。

2. 滤过膜——滤过的结构基础　滤过膜（filtration membrane）是肾小球毛细血管和肾小囊之间的一层膜结构。它由三层结构组成（图 8-7）：①内层是肾小球毛细血管的内皮细胞。这种内皮细胞上有许多小孔（孔径为 50~100 nm），称为窗孔，水和小分子溶质等可自由通过，但可阻止血细胞通过。②中间层是非细胞性基膜，较厚。它是由水合凝胶构成的微纤维网，其网孔（孔径为 4~8 nm）可允许水及部分溶质滤过，但阻止血浆蛋白滤过，是滤过膜中的主要屏障。③外层是肾小囊脏层的上皮细胞（又称足细胞），这种上皮细胞上有许多突起称为足突，相互交错的足突间有裂隙，称为裂孔，裂孔上有一层裂孔膜，膜上有直径为 4~14 nm 的微孔，它是滤过膜的最后一道屏障，可阻止血浆蛋白质滤出。以上三层结构构成滤过膜的机械屏障，一般来说，有效半径小于 2.0 nm 的中性物质（如葡萄糖）可自由通过滤过膜，有效半径大于 4.2 nm 的大分子物质（如血浆白蛋白）则不能滤过。

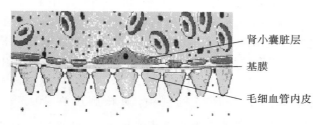

图 8-7　滤过膜结构及通透性示意图

此外，在滤过膜的三层结构中含有许多带负电荷的物质，主要为糖蛋白，因而带负电荷的物质（如血浆蛋白）不容易滤过，滤过膜的这种屏障作用称为电学屏障。肾脏在某些病理情况下，滤过膜上带负电荷的糖蛋白减少或消失，就会导致血浆蛋白滤过量比正常时明显增加，从而出现蛋白尿。

综上所述，肾小球滤过膜既有阻止大分子物质滤出的机械屏障作用，又有阻止带负电荷物质滤出的电学屏障作用，但前者作用更为重要。因为当分子（有效半径大于 4.2 nm）大到被滤过膜孔隙阻留时，即使分子带正电荷，也不能通过；而当物质的相对分子质量很小时，即使带负电荷，如 Cl^- 和 HCO_3^- 等，仍能顺利通过。

3. 有效滤过压——滤过的动力　有效滤过压（effective filtration pressure，EFP）主要由三个因素决定，即肾小球毛细血管压、血浆胶体渗透压、肾小囊囊内压。其中肾小球毛细血管压是血浆滤过的动力，血浆胶体渗透压和肾小囊囊内压是血浆滤过的阻力。根据上述，肾小球有效滤过压计算公式：有效滤过压＝肾小球毛细血管压－（血浆胶体渗透压＋肾小囊囊内压）（图 8-8）。

根据有关实验测定数据，入球小动脉端有效滤过压＝[45－（25＋10）] mmHg＝10 mmHg；出球小动脉端有效滤过压＝[45－（35＋10）] mmHg＝0 mmHg。

由于血液流经肾小球毛细血管时，水分和晶体物质不断被滤过，血液中血浆蛋白浓

Note

117

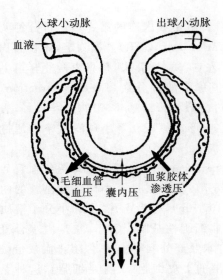

图 8-8 有效滤过压示意图

度就会不断升高,血浆胶体渗透压也随之升高。因此,有效滤过压也逐渐下降。当有效滤过压下降到零时,滤过便停止了,即达到滤过平衡。由此可见,并非肾小球毛细血管全段都有滤过作用,只有从入球小动脉端到滤过平衡这一段毛细血管才产生滤过作用。滤过平衡越靠近入球小动脉端,有滤过作用的毛细血管长度就越短,肾小球滤过率越低。相反,滤过平衡越靠近出球小动脉端,有滤过作用的毛细血管长度越长,肾小球滤过率就越高。

4. 影响肾小球滤过的因素 影响肾小球滤过的因素主要有滤过膜的面积及其通透性、有效滤过压和肾小球血流量这三个方面。若其中任何因素发生变化,都可使尿量或尿的成分发生改变。

(1)滤过膜的面积和通透性:正常人两侧肾小球总滤过膜面积为 $1.5\sim2.0\ m^2$。滤过膜面积在生理状态下变化不明显,但在某些病理情况下,如急性肾小球肾炎时,病变部位肾小球毛细血管腔变窄或完全阻塞,导致有效滤过面积减小,使肾小球滤过率降低,尿量减少。

正常人的肾小球滤过膜有一定的通透性且较稳定。但在某些病理情况下,如肾组织缺氧或急性肾炎时,滤过膜增生变厚,孔隙变小,机械屏障作用增强,因而尿量减少。因为滤过膜各层的糖蛋白减少,电屏障作用减弱,使原来大分子的血浆蛋白质从滤过膜大量滤过,超过肾脏重吸收的限度,患者出现蛋白尿,严重时也能滤过红细胞出现血尿。

(2)有效滤过压:构成有效滤过压的三个因素中任何一个因素发生改变都可影响肾小球滤过。

在前述的肾血流量的自身调节机制中,动脉血压在 $10.7\sim24.7\ kPa$($80\sim185\ mmHg$)的范围内波动时,肾血流量保持相对稳定,因此肾小球毛细血管血压也维持稳定,从而肾小球滤过率也可以基本保持不变。但当动脉血压降到 $10.7\ kPa$($80\ mmHg$)以下时,超过肾脏自身调节的范围,肾血流量减少,肾小球毛细血管血压将明显降低,于是有效滤过压降低,肾小球滤过率也减少,导致少尿。当动脉血压进一步下降到 $40\ mmHg$ 以下时,有效滤过压及肾小球滤过率将降低到零,尿液的生成停止,导致无尿。因此,大量失血的患者由于动脉血压的下降,常出现少尿甚至无尿。在高血压病晚期,入球小动脉由于硬化而缩小,肾小球毛细血管血压可明显降低,于是肾小球滤过率下降,导致少尿。

肾小囊囊内压是血浆滤出的阻力。在正常时肾小囊囊内压是比较稳定的。当某些原因如肾盂或输尿管结石、肿瘤压迫等导致尿液的流出通路发生阻塞时,均可使肾盂内压显著升高,囊内压也升高,导致有效滤过压降低,肾小球滤过率降低,原尿减少。

血浆胶体渗透压也是血浆滤出的阻力。正常情况下,人体血浆胶体渗透压不会有很大变动。当某些情况(如肝脏疾病或静脉快速注入大量生理盐水)引起全身血浆蛋白的浓度明显降低时,血浆胶体渗透压也会明显下降,使有效滤过压升高,肾小球滤过率也随之增加,尿量增加。

(3)肾小球血浆流量的改变:肾血流量主要是影响滤过平衡的位置,从而影响肾小球滤过率。在正常情况下,肾血管通过自身调节,肾小球血浆流量可保持相对稳定。但在严重缺氧、中毒性休克、大失血等病理情况下,由于交感神经兴奋性增强,肾血管收缩,肾

Note

小球血浆流量减少,肾小球滤过率下降,导致尿量减少。

（二）肾小管与集合管的重吸收

肾小囊中的原尿进入肾小管后成为小管液。小管液中大部分水和溶质在流经肾小管和集合管时,穿过管壁上皮细胞重新进入血液的过程称为肾小管和集合管的重吸收。正常人两肾每天生成原尿 180 L,而终尿仅为 1.5 L,这就是由于肾小管及集合管的重吸收造成的。不同物质的重吸收率不一样。原尿经重吸收后既保留了对人体有用的物质,又清除了对人体有害的和过剩的物质,实现了对人体内环境的净化作用,对保证人体正常机能发挥重要作用。

1. 重吸收的部位和方式 肾小管各段和集合管均具有重吸收功能,但它们的结构各有特点,因而重吸收能力差异很大。近端小管尤其是近曲小管的重吸收能力最强,它重吸收的物质种类最多,数量最大,是重吸收的主要部位。重吸收的方式主要包括被动重吸收和主动重吸收。被动重吸收是指溶质顺浓度差或电位差通过肾小管上皮细胞的过程,不需要消耗能量。例如,渗透压之差是水的转运动力,水从渗透压低的一侧通过细胞膜进入渗透压高的一侧。主动重吸收是指溶质逆电化学梯度通过肾小管上皮细胞的过程,需要消耗能量。例如,Na^+、K^+、氨基酸、葡萄糖等的主动重吸收。

2. 各段肾小管和集合管的重吸收

（1）近端小管的重吸收:正常情况下,肾小球滤过液中 67% 的 Na^+、Cl^-、K^+ 和 85% 的 HCO_3^-、70% 的 Ca^{2+}、100% 的葡萄糖以及氨基酸、磷酸盐、少量的蛋白质在近端小管被重吸收。近端小管上皮细胞的管腔膜上有很多皱褶,可增大重吸收面积,因此,与其他各段肾小管相比,近端小管的重吸收在质和量上是居首位的。

在近端小管前半段的管壁上皮细胞基底侧膜上有大量的 Na^+ 泵,在 Na^+ 泵的作用下,Na^+ 被泵至细胞间隙,使细胞内 Na^+ 浓度降低,从而使上皮细胞与小管液间形成电化学梯度,Na^+ 顺电化学梯度通过管腔膜进入细胞,释放的能量将葡萄糖、氨基酸同向转入细胞内,乳酸和磷酸氢根离子也可与 Na^+ 以这种同向转运的机制进入细胞。进入细胞内的 Na^+ 被细胞基底侧膜上的 Na^+ 泵泵出至细胞间隙,进而扩散入血。这样,一方面使细胞内 Na^+ 的浓度降低,小管液中的 Na^+、葡萄糖、氨基酸便可不断转运进入细胞内,细胞内的葡萄糖、氨基酸由易化扩散从细胞回到血液中;另一方面,细胞间隙中的 Na^+ 浓度升高,渗透压也升高,通过渗透作用,水随之进入细胞间隙。由于细胞间隙在管腔膜侧的紧密连接是相对密闭的,Na^+ 和水进入后就使其中的静水压升高,这一压力可促使 Na^+ 和水通过基底侧膜进入相邻的毛细血管而被重吸收,但也可能使部分 Na^+ 和水通过紧密连接回漏至小管腔内。此外,在近端小管前半段,小管液中的部分 Na^+ 和细胞内的 H^+ 通过管腔膜上的 Na^+-H^+ 交换体进行逆向转运,将 H^+ 分泌到小管液中,Na^+ 顺浓度差进入上皮细胞,进入上皮细胞内的 Na^+ 随即被基底侧膜上的 Na^+ 泵泵至细胞间隙而主动重吸收（图 8-9(a)）。

小管液进入近端小管后半段时,绝大多数的葡萄糖、氨基酸已被重吸收,水也随着 Na^+ 的重吸收被重吸收。由于在近端小管的起始段中 Cl^- 不被重吸收,因此在近端小管的中后段小管液中的 Cl^- 浓度比管周组织间液高 20%～40%。因此,Cl^- 顺浓度梯度经细胞旁路（即通过紧密连接进入细胞间隙）而重吸收回血。此外,近端小管前段对 Na^+ 的主动重吸收形成小管内的负电位,也促使了 Cl^- 的顺电位差被动吸收。Cl^- 被动重吸收是生电性的,这使小管液中正离子相对较多,造成管内外电位差,管腔内带正电,管外带负电,在这种电位差作用下,Na^+ 顺电位差通过细胞旁路而被动重吸收。Cl^- 通过细胞旁路重吸收是顺浓度梯度进行的,而 Na$^+$ 通过细胞旁路重吸收是顺电位梯度进行的,因此,在近端小管后半段 Na$^+$ 和 Cl$^-$ 的重吸收都属于被动重吸收(图 8-9(b))。

近端小管对水的通透性高,水与溶质一起被吸收。当溶质中的 Na$^+$、葡萄糖、氨基酸、Cl$^-$、HCO$_3^-$ 被重吸收后,小管液渗透浓度降低。小管上皮细胞内的 Na$^+$ 被基底侧膜上的 Na$^+$ 泵泵至组织间液,使组织间液渗透压升高。水在渗透压作用下透过小管上皮细胞和细胞间的紧密连接进入细胞间隙,造成细胞间隙静水压升高,加上管周毛细血管内静水压较低,胶体渗透压较高,水便通过周围组织间隙进入毛细血管而被重吸收。因此,在近端小管水是被动重吸收的。

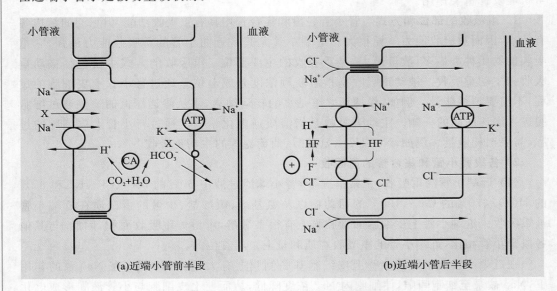

图 8-9　近端小管重吸收 NaCl 示意图

注:X 代表葡萄糖、氨基酸、磷酸盐、Cl$^-$ 等;F$^-$ 代表甲酸盐;HF 代表甲酸。

综上所述,在近端小管前半段,大部分 Na$^+$ 与葡萄糖、氨基酸同向转运,与 H$^+$ 逆向转运而被主动重吸收;在近端小管后半段,Na$^+$ 和 Cl$^-$ 主要通过细胞旁路而被动重吸收。水随 NaCl 等溶质重吸收而被重吸收,因此,该段小管液与血浆渗透压相同,是等渗重吸收。

每天从肾小球滤过的钾大约 35 g,而终尿排出的钾量每天为 2~4 g,大致相当于滤过量的 7%。肾小球滤过的 K$^+$ 67% 左右在近端小管被重吸收回血液,而尿中的 K$^+$ 主要是由远端小管和集合管分泌的。小管液中 K$^+$ 浓度为 4 mmol/L,远远低于细胞内 K$^+$ 浓度(150 mmol/L)。因此在管腔膜处 K$^+$ 被重吸收是逆浓度梯度进行的,属于主动重吸收,其具体机制尚不明确。

近端小管重吸收的 Ca^{2+} 大部分是通过细胞旁途径进入细胞间液而被重吸收的,小部分经过跨细胞途径被重吸收。近端小管上皮细胞内 Ca^{2+} 浓度远低于小管液,且细胞内电位相对于小管液为负,所以,在电-化学梯度驱使下,Ca^{2+} 从小管液扩散到上皮细胞,然后经过基底侧膜中的 Ca^{2+} 泵和 Na$^+$-Ca^{2+} 交换体的转运,进入细胞间液。

HCO$_3^-$ 的重吸收与小管上皮细胞管腔膜上的 Na$^+$-H$^+$ 交换密切相关。血浆中的 NaHCO$_3$ 滤入囊腔进入肾小管后,可解离成 Na$^+$ 和 HCO$_3^-$。通过 Na$^+$-H$^+$ 交换,H$^+$ 由细胞内分泌到小管液,Na$^+$ 进入细胞内。由于小管液中的 HCO$_3^-$ 不易通过管腔膜,它与管腔上皮细胞分泌的 H$^+$ 结合生成 H$_2$CO$_3$,在管腔上皮细胞表面的碳酸酐酶(CA)作用下,H$_2$CO$_3$ 迅速分解为 CO$_2$ 和 H$_2$O。CO$_2$ 是高度脂溶性物质,能迅速通过管腔膜进入细胞内。在管腔上皮细胞内碳酸酐酶作用下，进入细胞内的 CO_2 与 H_2O 结合生成 H_2CO_3，H_2CO_3 又解离成 H^+ 和 HCO_3^-，H^+ 通过 Na^+-H^+ 交换从细胞分泌到小管液中，HCO_3^- 则与 Na^+ 一起转运回血液（图 8-10）。由此可见，HCO_3^- 不是直接被肾小管重吸收的，而是以 CO_2 的形式进行的。如果滤过的 HCO_3^- 超过了分泌的 H^+，HCO_3^- 就不能全部被重吸收，它又不易透过管腔膜，所以余下的便随尿排出体外（图 8-10）。

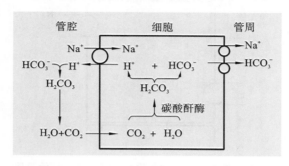

图 8-10　近端小管重吸收 HCO_3^- 示意图

肾小球滤过液中的葡萄糖浓度与血糖浓度相同，但尿中几乎不含葡萄糖，这说明葡萄糖全部被重吸收回血。葡萄糖全部在近端小管被重吸收，尤其是在近端小管前半段，其他各段肾小管都没有重吸收葡萄糖的能力。如果近端小管不能将小管液全部葡萄糖重吸收，则终尿中将出现葡萄糖。在近端小管中，葡萄糖的重吸收是与 Na^+ 的重吸收相伴随的，为继发性主动转运，葡萄糖同向转入管腔上皮细胞后，经易化扩散进入组织液再被重吸收入血。

正常情况下，虽然葡萄糖全部在近端小管被重吸收，但近端小管对葡萄糖的重吸收是有一定限度的。当血液中葡萄糖超过一定浓度时，即超过肾小管重吸收葡萄糖的限度，滤过液中的葡萄糖不能被全部重吸收，尿中将出现葡萄糖。尿液中开始出现葡萄糖时的血糖浓度称为肾糖阈（renal glucose threshold）。肾糖阈因人而异，一般为 $8.9 \sim 10.1$ mmol/L（$160 \sim 180$ mg/100 mL），当血糖浓度超过此范围继续升高，尿中葡萄糖含量也将随之不断增加。正常人的血糖浓度稳定，一般不会达到肾糖阈，滤过液中的葡萄糖可以被全部重吸收，尿中不含葡萄糖。糖尿病患者的血糖水平较高，一旦超过肾糖阈，其中的葡萄糖不能全部被近端小管重吸收，尿中出现葡萄糖。

近端小管对氨基酸的重吸收的机制与小管液中葡萄糖的重吸收相似，需要 Na^+ 伴随而被重吸收，也属于继发性主动重吸收。另外，HPO_4^{2-}、SO_4^{2-} 的重吸收与 Na^+ 同向转运而进行。正常时，进入滤液中的少量蛋白质则通过肾小管上皮细胞吞饮作用而被重吸收，吞饮是一个耗能的过程。

（2）髓袢中的重吸收：小管液流经髓袢过程中，约 20% 的 Na^+、Cl^- 和 K^+ 等物质被进一步重吸收，Ca^{2+}、HCO_3^-、Mg^{2+} 也在髓袢被重吸收，这些物质的重吸收主要发生在髓袢升支粗段。髓袢升支细段重吸收能力很低，对水也不通透。髓袢降支细段重吸收溶质的量不多，主要是以渗透的方式重吸收水，肾小球滤过的水约 20% 在该段被重吸收。

在髓袢升支粗段 Na^+、Cl^- 与 K^+ 一同被重吸收。髓袢升支粗段上皮细胞基底侧膜上的 Na^+ 泵将 Na^+ 由细胞内泵向细胞间隙，使细胞内的 Na^+ 浓度下降，造成管腔内与细胞内 Na^+ 有明显的浓度梯度。Na^+、K^+、Cl^- 与管腔膜上同向转运体结合，形成 Na^+-K^+-$2Cl^-$ 同向转运体复合物，Na^+ 顺电化学梯度将 2 个 Cl^- 和 K^+ 一起同向转运至细胞内。2 个 Cl^- 顺浓度梯度经基底侧膜上 Cl^- 通道进入细胞间隙，而 K^+ 则顺浓度梯度经管腔膜返回管腔内,再次参与转运。呋塞米、依他尼酸等利尿剂可抑制 Na^+-K^+-$2Cl^-$ 同向转运体,NaCl 的重吸收减少,从而干扰尿的浓缩机制,发挥利尿作用。髓袢升支粗段对水的通透性很低,水不被重吸收而留在小管腔内(图 8-11)。

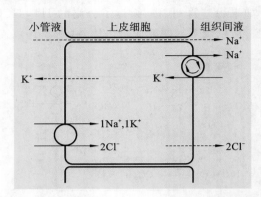

图 8-11　髓袢升支粗段重吸收 Na^+、K^+、Cl^- 示意图

　　另外,髓袢升支粗段重吸收 HCO_3^- 的机制与近端小管相同。由于髓袢升支粗段小管液为正电位,同时该段小管对 Ca^{2+} 也有通透性,所以,对 Ca^{2+} 的重吸收可能既存在被动重吸收也存在主动重吸收。

　　(3) 远端小管和集合管的重吸收:远端小管和集合管重吸收滤过的 Na^+ 和 Cl^- 中的大约 12%、不同量的水以及少量的 Ca^{2+}。它对 Ca^{2+} 的重吸收是跨细胞途径的主动转运。它对水和 NaCl 的重吸收可根据机体的水、盐平衡状况来进行调节。如果机体缺水或缺盐时,远曲小管和集合管可增加对水、盐的重吸收;当机体水、盐过剩时,则水、盐重吸收明显减少,水和盐从尿中排出增加。因此,远曲小管和集合管对水和盐的转运是可被调节的,水的重吸收主要受抗利尿激素的调节,Na^+ 的重吸收主要受醛固酮调节。

　　在远端小管前半段,Na^+ 通过 Na^+-Cl^- 同向转运机制进入细胞内,然后由 Na^+ 泵将 Na^+ 泵出细胞而主动重吸收回血,Cl^- 则通过基底侧膜上的 Cl^- 通道进入细胞间隙(图 8-12),而且此段对水的通透性也很低,因此小管液的渗透浓度进一步降低。Na^+ 在远曲小管的重吸收是逆较大的电化学梯度进行的,是主动重吸收过程。噻嗪类利尿药抑制此处的 Na^+-Cl^- 同向转运而发挥利尿作用。

　　远曲小管后段和集合管含有主细胞和闰细胞。主细胞的基底侧膜上的 Na^+ 泵将细胞内的 Na^+ 泵至细胞间隙而被重吸收(图 8-13),细胞内的 Na^+ 浓度降低,小管液内的 Na^+ 顺电化学梯度通过管腔膜上的 Na^+ 通道进入细胞。阿米洛利可抑制这种通道而减少 Na^+ 的重吸收,产生利尿作用。

　　(三) 肾小管与集合管的分泌

　　肾小管和集合管的分泌是指肾小管和集合管上皮细胞将自身产生的物质或血液中的物质排放到小管液中的过程。

　　1. H^+ 的分泌　近端小管、远曲小管和集合管均可分泌 H^+。在近端小管 H^+ 的分泌是通过 Na^+-H^+ 交换实现的(图 8-9(a))。远曲小管后段和集合管上有闰细胞,闰细胞上有 H^+ 泵,H^+ 泵能将细胞内的 H^+ 泵入小管腔内,即主动分泌 H^+(图 8-13)。细胞内的 CO_2 和 H_2O 在碳酸酐酶催化作用下生成 H^+ 和 HCO_3^-,H^+ 由 H^+ 泵泵至小管液,HCO_3^- 则通过基底侧膜回到血液中。肾小管上皮细胞分泌 1 个 H^+ 就可使 1 个 HCO_3^- 和 1 个 Na^+ 重吸收回血液,$NaHCO_3$ 是体内重要的碱储备,即排酸保碱;同时,闰细胞分泌的 H^+

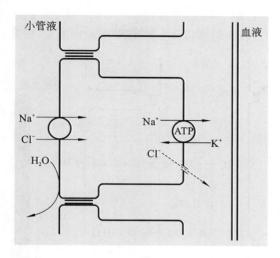

图 8-12　远端小管前半段重吸收 NaCl 示意图

与 HPO_4^{2-} 结合形成 $H_2PO_4^-$，$H_2PO_4^-$ 不易透过管腔膜进入细胞而留在小管液中，从而酸化了尿液，这些在体内的酸碱平衡调节中起重要作用。

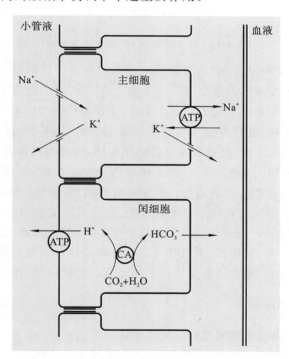

图 8-13　远曲小管后段和集合管重吸收 NaCl、分泌 H^+ 和 K^+ 示意图

2. NH_3 的分泌　肾小球滤液中的 NH_3 浓度很低，尿液中的 NH_3 主要来源于近端小管、髓袢升支粗段和远曲小管的谷氨酰胺。谷氨酰胺在谷氨酰胺酶的作用下脱氨，生成谷氨酸和 NH_3。NH_3 具有脂溶性，能通过单纯扩散自由进入小管液。分泌的 NH_3 能与小管液中的 H^+ 结合并生成 NH_4^+，H^+ 的分泌能促使 NH_3 的分泌。NH_3 与 H^+ 结合生成的铵盐，能使小管液 pH 值不致降得太低，而有利于 H^+ 的继续分泌；同时，NH_4^+ 还可进一步与小管液中的强酸盐（如 NaCl 等）的负离子结合，生成酸性铵盐（NH_4Cl 等）并随尿排出。强酸盐的正离子（如 Na^+）则与 H^+ 交换而进入肾小管上皮细胞，然后和细胞内

HCO_3^- 一起被转运回血液,即 NH_3 的生成有利于 H^+-Na^+ 的交换,促进 $NaHCO_3$ 的重吸收,从而达到排酸保碱的效果,对维持体液酸碱平衡也很重要(图 8-14)。

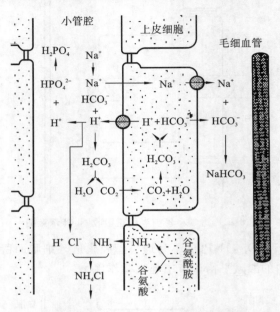

图 8-14 肾小管分泌 H^+ 和 NH_3 示意图

3. K^+ 的分泌 尿液中的 K^+ 主要来自远曲小管和集合管的分泌。远曲小管后半段和集合管约 90% 的上皮细胞为主细胞。主细胞上有 Na^+、K^+ 通道以易化扩散的方式重吸收 Na^+ 和分泌 K^+(图 8-13),即 Na^+-K^+ 交换,小管液中的 Na^+ 被主动重吸收入细胞的同时形成电位差促使 K^+ 被分泌到小管液。因此,K^+ 的分泌与 Na^+ 的重吸收有密切关系。Na^+-K^+ 交换与 Na^+-H^+ 交换有竞争性抑制作用,因而当机体发生代谢性酸中毒时,肾小管和集合管分泌 H^+ 增多,Na^+-H^+ 交换增强,则 Na^+-K^+ 交换减少,即 K^+ 分泌减少,K^+ 随尿排泄减少,可出现高钾血症。碱中毒时则相反,出现低钾血症。

4. 其他物质的分泌 人体代谢产生的尿酸、肌酐等既能被肾小球滤过,又能被肾小管分泌进入小管液,如果尿酸重吸收过多或排泄减少,血浆中尿酸含量增高可引起痛风。另外,进入人体内的青霉素、酚红、对氨基马尿酸等物质也可以被近端小管分泌而进入尿液排出体外。临床上酚红排泄试验主要用来检查肾小管的排泄功能。

二、尿的浓缩和稀释

机体排出的尿的渗透浓度明显高于血浆渗透浓度(约 300 mOsm/(kg·H_2O)),此时的尿称为高渗尿,即尿液被浓缩。相反,排出的尿的渗透浓度低于血浆渗透浓度,该尿称为低渗尿,即尿液被稀释。正常人排出的尿液渗透浓度在 50~1200 mOsm/(kg·H_2O) 之间波动。这表明肾脏对尿液有较强的浓缩和稀释功能。如果不论机体是缺水还是水分过剩,排出的尿的渗透浓度与血浆相等,即等渗尿,则说明肾脏的浓缩和稀释尿液功能受损。所以,根据尿液渗透浓度可以了解肾脏的浓缩和稀释功能。肾脏对尿液的浓缩和稀释功能,在维持体液平衡和渗透压稳定中有极为重要的作用。

(一)尿液的稀释

尿液的稀释表现在两个方面。一方面,在髓袢升支,尤其是在髓袢升支粗段能主动重吸收 Na^+、Cl^- 与 K^+,而该段小管对水的通透性较低,水不易被重吸收,造成髓袢升支粗段的小管液为低渗尿,即尿液被稀释。另一方面,当髓袢升支粗段的低渗小管液流经远端小管和集合管时,由于远曲小管和集合管上皮细胞对水的重吸收受抗利尿激素(ADH)调节,若抗利尿激素缺乏,远曲小管和集合管上皮细胞对水的重吸收减少,甚至不能重吸收水,小管液的渗透浓度将进一步降低。当人体内水过剩时,血浆渗透压降低,反射性地抑制抗利尿激素的释放,因此容易产生低渗尿。

(二)尿液的浓缩

尿液的浓缩是由于小管液中水的重吸收多于溶质的重吸收,使较多的溶质留在小管液中而造成的。如髓袢降支容易重吸收水但不易重吸收溶质,所以降支内小管液渗透浓度高,为高渗尿。除此之外,尿液的浓缩主要在远曲小管和集合管进行。尿液的浓缩与肾髓质高渗透梯度、抗利尿激素的作用密切相关。

1. 肾髓质高渗状态及渗透浓度梯度的形成
水大量被重吸收的动力来自肾髓质高渗状态及渗透浓度梯度的建立,即髓质渗透浓度从髓质外层向乳头部深入而不断升高。将老鼠的肾从皮质到髓质进行分层切片,用冰点降低法测定鼠肾各切片渗透浓度并与血浆渗透浓度比较,发现皮质部组织液的渗透浓度与血浆渗透浓度之比为1.0,说明皮质部组织液与血浆是等渗的。而髓质部组织液与血浆的渗透浓度之比,随着由髓质外层向乳头部深入而逐渐升高,分别为2.0、3.0、4.0(图8-15)。这表明肾髓质的渗透浓度由外向内逐步升高,具有明确的渗透梯度。在抗利尿激素存在时,远曲小管和集合管对水通透性增加,小管液从外髓集合管向内髓集合管流动时,由于渗透作用,大量的水不断进入高渗的组织间液,使小管液不断被浓缩而变成高渗液,成为浓缩尿。可见髓质的高渗状态及渗透梯度的形成是尿液浓缩的重要条件。

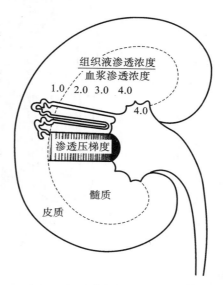

图 8-15　肾髓质渗透梯度示意图
注:线条越密渗透浓度越高。

2. 肾髓质高渗状态及渗透浓度梯度的形成原理　肾髓质高渗状态及渗透浓度梯度的形成与各段肾小管对水和溶质的通透性不同有重要关系。在外髓部,由于髓袢升支粗段能主动重吸收 Na^+ 和 Cl^-,而对水不通透,故升支粗段内小管液向皮质方向流动时,管内 NaCl 浓度逐渐降低,小管液渗透浓度逐渐下降;而升支粗段周围组织间液则因为重吸收 Na^+ 和 Cl^- 而变成高渗。髓袢升支粗段位于外髓部,故外髓部的渗透梯度主要是由髓袢升支粗段 NaCl 的重吸收所形成。越靠近皮质部,渗透浓度越低;越靠近内髓部,渗透浓度则越高。

在内髓部,高渗透梯度的形成和维持与尿素的再循环和 NaCl 的重吸收有密切关系。

(1)尿素的再循环:①远端小管及皮质部和外髓部的集合管对尿素不易通透,但小管液流经远曲小管及皮质部和外髓部的集合管时,在抗利尿激素的作用下,对水的通透性增加,又由于外髓部的高渗环境,水很容易被重吸收,所以小管液中尿素的浓度逐渐升高。②小管液进入内髓部集合管时,由于该处管壁对尿素的通透性增大,小管液中尿素顺浓度梯度通过管壁向内髓部组织液扩散。③组织液中的尿素顺浓度差进入髓袢升支细段内,因为髓袢升支细段对尿素有中等通透能力。髓袢升支细段内的尿素相继流过升支粗段、远曲小管、集合管,再从内髓部集合管扩散到组织间液。这样就形成了尿素的再循环(图 8-16)。尿素的再循环使内髓部组织间液中尿素浓度增高,它对于内髓部高渗透压的形成发挥重要作用。

(2) Na^+ 的被动扩散:髓袢降支细段对水有良好的通透性,而内髓部渗透压高,因此小管液中的水会被吸引出来,进入内髓部组织间液。降支细段对 Na^+ 不易通透,小管液将被浓缩,于是其中的 NaCl 浓度越来越高,渗透浓度不断升高。当小管液流入髓袢升支细段时,由于升支细段对水不易通透,而对 Na^+ 易通透,Na^+ 将顺浓度梯度而被动扩散至内髓部组织间液,使内髓部组织液仍然可维持高渗环境(图 8-16)。

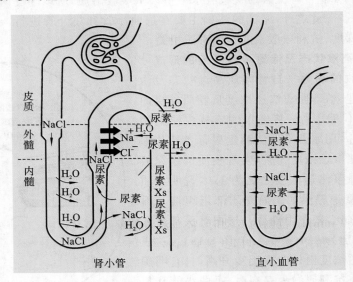

图 8-16 尿液浓缩示意图
注:Xs 表示被重吸收的溶质。

综上所述,外髓部的高渗梯度主要是由髓袢升支粗段的 Na^+ 和 Cl^- 的主动重吸收所形成,而内髓部的高渗梯度主要是由尿素的再循环和髓袢升支细段对 NaCl 的重吸收所共同形成的。可见,髓袢在形成和维持髓质高渗透梯度的过程中发挥重要作用,只有具备髓袢的肾才能形成浓缩尿,髓袢越长,浓缩能力就越强。例如沙鼠的肾髓质内层特别厚,它的肾能产生 20 倍于血浆渗透浓度的高渗尿。猪的髓袢较短,只能产生 1.5 倍于血浆渗透浓度的尿液。人的髓袢具有中等长度,最多能产生 4~5 倍于血浆渗透浓度的高渗尿。

3. 直小血管在保持肾髓质高渗中的作用 通过肾小管上述的逆流作用,不断有溶质(NaCl 和尿素等)进入髓质的组织间液形成渗透梯度,也不断有水被肾小管和集合管重吸收至组织间液(图 8-16)。因此,必须把组织间液中多余的溶质和水除去,才能保持髓质渗透梯度。这主要依靠直小血管和周围组织液的逆流交换作用来实现。

伸入肾髓质的直小血管呈 U 形排列并与髓袢伴行,其管壁对水和溶质很容易通透,其与组织液可以构成逆流交换系统。在髓质入口处的直小管降支内的血浆渗透浓度为 300 mmol/L。直小血管在向髓质深部下行过程中,周围组织间液中的尿素和 NaCl 等溶质顺浓度梯度不断扩散到直小血管降支中,而其中的水则渗出到组织间液,使血管中的血浆渗透浓度与组织间液达到平衡。因此,越向内髓部深入,降支血管中的溶质浓度越高,在 U 形的直小血管的血浆渗透浓度高达 1200 mmol/L。如果直小血管降支此时离开髓质,就会把进入直小血管降支中的大量尿素和 NaCl 等溶质带回循环系统,而从直小血管内渗出的水则被保留在组织间液,这样髓质渗透梯度就不能维持。当 U 形的直小血管升支从髓质深部返回外髓部时,血管内的溶质浓度比同一水平组织间液高,部分溶质又逐渐扩散回组织间液,然后再进入直小血管降支,与此同时,组织液中的水又不断扩散到直小血管升支,这就是逆流交换过程。因此,直小血管升支离开外髓部时,只把多余的溶质和水带回循环中。这样就维持了肾髓质的渗透梯度。由此可见,直小血管在保持肾髓质高渗状态中具有重要作用。

由上述可知,髓袢、远曲小管和集合管及 U 形直小血管是肾髓质高渗状态及渗透浓度梯度形成和维持的结构基础。而肾髓质高渗状态是小管液中水重吸收的动力,是尿液浓缩的重要条件。但重吸收水的量取决于远曲小管和集合管对水的通透性,而抗利尿激素则可影响远曲小管和集合管对水的通透性,因此,抗利尿激素的释放量则是决定尿液浓缩程度的关键因素。机体缺水时,血浆渗透压升高,可反射性地引起抗利尿激素水平升高,使远曲小管和集合管对水的重吸收增多,导致尿液浓缩,产生高渗尿。

三、尿生成的调节

人体对尿生成的调节是通过影响肾小球的滤过、肾小管和集合管的重吸收与分泌的作用来实现的。其调节方式包括肾内自身调节、神经调节和体液调节。

(一)肾内自身调节

1. 肾血流量的自身调节　肾血流量的自身调节使肾小球滤过率保持相对恒定。动脉血压在 80～180 mmHg 范围内变动时,肾血流量能保持相对恒定,而肾血流量是决定肾小球滤过率很重要的因素之一,因此动脉血压在 80～180 mmHg 范围内变动时,不仅能使肾血流量保持相对稳定,同时也可使肾小球滤过率保持相对恒定。

该调节的生理意义在于,人体在进行各种活动时,动脉血压常会发生变化,如果变化范围在 80～180 mmHg,肾血流量和肾小球滤过率都可以保持相对稳定。否则肾对水和各种溶质的排出将发生波动,影响人体水和电解质稳态的维持。

2. 小管液中溶质所形成的渗透压　肾小管重吸收水是靠渗透性重吸收的,即水从渗透压低的环境进入渗透压高的环境。小管液中溶质所形成的渗透压可影响肾小管重吸收水。如果小管液中未被吸收的溶质含量增多,小管液的渗透压升高,将会使肾小管特别是近端小管对水的重吸收减少,小管液中 Na^+ 浓度下降,Na^+ 重吸收减少,因此,不仅尿量增多,NaCl 排出也增多。这种由于小管液中溶质含量的增多,使小管液渗透压升高,水的重吸收减少引起尿量增多的现象,称为渗透性利尿(osmotic diuresis)。例如,糖尿病患者的血糖升高超过肾糖阈,小管液中的葡萄糖不能全部被重吸收,小管液中的葡萄糖含量增多,渗透压升高,导致水和 NaCl 的重吸收减少,尿量增多,同时未被吸收的葡萄糖也随尿排出,因此患者出现多尿、糖尿。临床上常用能被肾小球滤过而又不能被肾小管重吸收的物质(如甘露醇、山梨醇),提高小管液中溶质的浓度,使尿量增加,达到利尿的目的。

3. 球-管平衡　近端小管对溶质和水的重吸收量是随肾小球滤过率的变动而发生变化的。但实验表明,不管肾小球滤过率是增加还是减少,近端小管对溶质和水的重吸收率始终占肾小球滤过率的 65%～70%。这种肾小球滤过率和近端小管的重吸收率之间始终保持一定比例的现象称为球-管平衡(glomerulotubular balance)。球-管平衡的生理意义在于通过肾小球和近端小管的功能活动的协调,使终尿的量不致因肾小球滤过率的增减而出现大幅度的变动,对维持细胞外液的总量和渗透压的相对稳定具有一定作用。

（二）神经调节

在神经系统的调节活动中,肾脏的功能主要受交感神经控制。肾交感神经活动加强时:①入球小动脉和出球小动脉收缩,而前者血管收缩比后者更明显,因此,肾小球毛细血管的血浆流量减少和肾小球毛细血管的血压下降,肾小球的有效滤过压下降,肾小球滤过率减少;②刺激球旁细胞释放肾素,导致血液循环中的血管紧张素Ⅱ和醛固酮含量增加,促进肾小管对 NaCl 和水的重吸收;③促进近端小管和髓袢上皮细胞重吸收 Na^+、Cl^- 和水。因此,当肾交感神经兴奋时,通过上述三方面的作用,导致尿量减少。相反,当肾交感神经活动被抑制时,尿量增加。

（三）体液调节

肾远曲小管和集合管对水、Na^+ 的重吸收,主要受抗利尿激素、醛固酮和心房钠尿肽等体液因素的调节。

1. 抗利尿激素（ADH）　又称血管升压素(vasopressin,VP)。它是下丘脑的视上核和室旁核的神经元分泌的一种肽激素,经下丘脑-垂体束被运输到神经垂体,在人体需要时释放入血。它的主要作用是提高远曲小管和集合管上皮细胞对水的通透性,从而增加水的重吸收,使尿液浓缩,尿量减少,发挥抗利尿作用,因此称为抗利尿激素。另外,抗利尿激素也能增加髓袢升支粗段对 NaCl 的主动重吸收和内髓部集合管对尿素的通透性,从而增加髓质组织间液的溶质浓度,提高髓质组织间液的渗透浓度,有利于尿液浓缩(见尿液浓缩和稀释)。

调节抗利尿激素释放的主要因素有血浆晶体渗透压、循环血量及动脉血压的改变。

（1）血浆晶体渗透压的改变:血浆晶体渗透压的高低是调节抗利尿激素释放的最重要的因素。血浆晶体渗透压升高,对下丘脑的渗透压感受器的刺激增强,使神经垂体释放抗利尿激素增加,导致尿量减少。如大量出汗、严重呕吐或腹泻等情况使人体失水,血浆晶体渗透压升高,引起抗利尿激素合成、分泌增多,导致尿液浓缩和尿量减少。相反,若大量饮清水后,血液被稀释,血浆晶体渗透压降低,对渗透压感受器的刺激减弱,抗利尿激素合成、分泌减少,使水的重吸收减少,尿量增加,使人体内多余的水排出体外,血浆晶体渗透压可以恢复正常。这种大量饮用清水后引起尿量增多的现象,称为水利尿。

（2）循环血量和动脉血压的改变:当人体循环血量和动脉血压正常时,心肺感受器(即左心房和胸腔大静脉容量感受器)和颈动脉窦的压力感受器接受的传入冲动,可紧张性地抑制抗利尿激素的释放。但是,当循环血量和动脉血压降低 5% 以上时,对心肺感受器和颈动脉窦的压力感受器的刺激减少,经迷走神经传入下丘脑的冲动减少,对抗利尿激素释放的抑制作用会减弱或消失,引起抗利尿激素的释放量增加,对水的重吸收增多,尿量减少,有利于循环血量的增加和动脉血压的升高;同时还可以提高血浆晶体渗透压感受器的敏感性。相反,当循环血量和动脉血压升高时,对心肺感受器和颈动脉窦的压力感受器的刺激增强,会抑制抗利尿激素的释放。

（3）其他因素:疼痛、应激性刺激、恶心、呕吐、低血糖和血管紧张素Ⅱ等都能刺激抗利尿激素的分泌;某些药物,如烟碱和吗啡也能刺激抗利尿激素的分泌;乙醇则可抑制抗利尿激素的分泌,因此饮酒后可以出现尿量增加。

2. 醛固酮　醛固酮是由肾上腺皮质球状带分泌的一种激素。它对肾的作用是促进远曲小管和集合管对 Na^+ 的主动重吸收,同时促进 K^+ 的排出,所以醛固酮有保 Na^+ 排 K^+、增加细胞外液的作用。醛固酮的分泌主要受肾素-血管紧张素-醛固酮系统和血 K^+、

血 Na^+ 浓度的调节。

（1）肾素-血管紧张素-醛固酮系统：肾素主要是由球旁器中的球旁细胞分泌的。当循环血量减少时，肾血流量减少，可通过多条途径引起肾素的分泌，肾素能使血浆中的血管紧张素原（肝脏合成）转变为血管紧张素Ⅰ，血管紧张素Ⅰ在血管紧张素转换酶（ACE）的作用下生成血管紧张素Ⅱ，后者又可进一步转变为血管紧张素Ⅲ。血管紧张素Ⅱ和血管紧张素Ⅲ均可刺激肾上腺皮质球状带合成和分泌醛固酮。因此称为肾素-血管紧张素-醛固酮系统（图8-17）。

血管紧张素Ⅱ除了可以刺激醛固酮释放作用于肾脏，它还具有收缩血管、直接促进近端小管对 Na^+ 的重吸收和刺激垂体后叶释放血管升压素（抗利尿激素）等生理作用。当肾素-血管紧张素-醛固酮系统功能活跃时，肾脏生成尿液量减少。

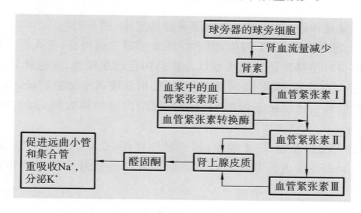

图 8-17　肾素-血管紧张素-醛固酮系统示意图

（2）血 K^+、血 Na^+ 浓度：血 K^+ 浓度升高和血 Na^+ 浓度降低，可直接刺激肾上腺皮质球状带增加对醛固酮的分泌，导致保 Na^+ 排 K^+，维持了血 K^+ 和血 Na^+ 浓度的平衡；反之，血 K^+ 浓度降低，或血 Na^+ 浓度升高，则醛固酮分泌减少。血 K^+、血 Na^+ 浓度的变化可调节醛固酮的分泌，醛固酮反过来也可调节血 K^+、血 Na^+ 浓度。醛固酮的分泌对血 K^+ 浓度升高十分敏感，血 K^+ 浓度仅增加 $0.5\sim1.0$ mmol/L 就能引起醛固酮分泌增加，而血 Na^+ 浓度必须降低很多才能引起同样的效应。

3. 心房钠尿肽　心房钠尿肽（atrial natriuretic peptide，ANP）是由心房肌细胞合成分泌的一种多肽类激素，又称心房肽或心钠素。它有明显的促进肾排出 NaCl 和水的作用。当体内血容量增加时，静脉回流量增加，心房壁受到的牵张刺激增大，可促进 ANP 的合成和释放。其作用机制可能包括：①抑制集合管对 NaCl 的重吸收；②使出球小动脉和入球小动脉尤其是入球小动脉舒张，增加肾血浆流量和肾小球滤过率；③抑制肾素的分泌；④抑制醛固酮的分泌；⑤抑制抗利尿激素的分泌。

4. 其他体液因素　除了上述因素以外还有：①内皮素的主要作用是使肾小动脉收缩，血管阻力增高，肾血流量减少，系膜细胞收缩，肾小球滤过率降低；②一氧化氮（NO）可使入球小动脉舒张，肾小球毛细血管压升高，肾小球滤过率增大；③肾上腺素和去甲肾上腺素可促进肾小管对水、钠的重吸收；④肾上腺髓质激素可增加肾小球滤过率和促进肾脏排钠、排水；⑤甲状旁腺素可促进肾小管对钙的重吸收。

第三节　尿液的排放

尿液在肾单位和集合管内不断生成,然后又连续不断地进入肾盏、肾盂。肾盂内的尿液由于压力差以及肾盂的收缩而被送入输尿管。输尿管中的尿液经过输尿管的周期性蠕动被送入膀胱储存。膀胱内储存的尿液达到一定量时经尿道排放到体外,因此,膀胱排尿是间歇进行的。

一、膀胱和尿道的神经支配及作用

膀胱和尿道受盆神经、腹下神经和阴部神经的支配(图 8-18)。

1. 盆神经　起自骶髓 2～4 侧角,传出纤维属于副交感神经,传入纤维传导膀胱充盈感觉。盆神经兴奋时使膀胱逼尿肌收缩以及尿道内括约肌松弛,促进排尿活动。

2. 腹下神经　起自脊髓胸 11 至腰 2 侧角,传出纤维属于交感神经,传入纤维传导膀胱痛觉。腹下神经兴奋使膀胱逼尿肌松弛以及尿道内括约肌收缩,抑制排尿活动,但作用较弱。

3. 阴部神经　起自骶髓 2～4 前角,属于躯体神经,受意识控制,传入纤维传导尿道感觉。阴部神经兴奋使尿道外括约肌收缩。尿道外括约肌舒张是阴部神经受到抑制的结果。

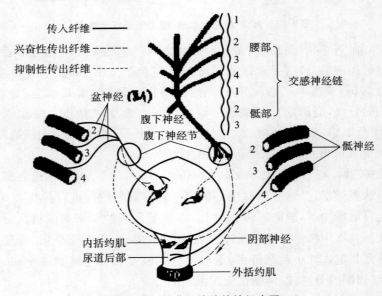

图 8-18　尿道和膀胱的神经支配

二、排尿反射

排尿反射的感受器是膀胱壁的牵张感受器;传入神经为盆神经的传入纤维;排尿初级中枢在脊髓骶段(受高级中枢控制);传出神经为盆神经的传出纤维和阴部神经;效应器则是膀胱逼尿肌和尿道括约肌。

当膀胱内尿量充盈到一定程度(400～500 mL)时,膀胱壁的牵张感受器便会受到刺

Note

激而兴奋,冲动沿盆神经传到脊髓骶段初级排尿反射中枢。同时,冲动也传到脑干和大脑皮层的排尿反射高级中枢,产生尿意(要排尿的感觉)。如果条件许可,冲动便沿盆神经传出,引起膀胱逼尿肌收缩、尿道内括约肌松弛,尿液便进入尿道。这时尿液还可以刺激后尿道的感受器,冲动沿传入神经再次传到脊髓初级排尿中枢,进一步加强其活动,并反射性抑制阴部神经的活动,使尿道外括约肌开放,于是尿液在强大的膀胱内压(可高达150 cmH$_2$O)下排出。这种由尿液刺激尿道进一步反射性加强排尿中枢活动的过程是一种典型的正反馈过程,它使排尿反射活动一再加强,直至尿液排完为止。此外,排尿时,肛提肌和会阴肌松弛,缩短尿道和减少阻力,同时腹肌和膈肌强力收缩产生较高的腹内压,协助克服排尿活动的阻力,加速尿液的排放。人体脊髓骶段的初级排尿中枢经常受脑干、下丘脑和大脑皮层的调节,尤其是大脑皮层,而且阴部神经又可直接受大脑意识的控制,因此在一定范围内,排尿可受意识控制。当环境不允许排尿时,大脑皮层抑制脊髓排尿中枢,阻止排尿;当环境允许排尿时,大脑皮层才解除对初级中枢的抑制,完成排尿活动(图8-19)。大脑皮层还可主动兴奋排尿初级中枢而引起排尿活动,即使这时膀胱内储存尿液不多,也可发生排尿。小儿因大脑皮层发育尚未完善,对初级排尿中枢的控制能力较弱,故排尿次数多,且常伴有夜间遗尿现象。

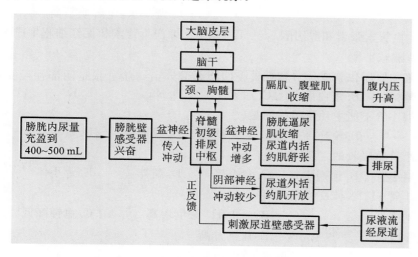

图 8-19 排尿过程示意图

三、影响排尿的因素及排尿异常

排尿反射的反射弧任何环节受损或储尿发生障碍等,可引起排尿异常。临床上常见的排尿异常有尿频、尿潴留和尿失禁。

1. 尿频 排尿次数过多称为尿频。生理性尿频常由于饮水过多、精神紧张或气候改变等因素而引起。病理性尿频可见于:①糖尿病、尿崩症、急性肾功能衰竭等,表现为排尿次数增多,但每次尿量正常,因而24 h尿量增多。②膀胱和尿道的病变(如炎症、结石、肿瘤等)、下尿路的梗阻(前列腺增生、尿道狭窄等)以及神经系统疾病导致膀胱功能失常,表现为排尿次数增多,每次尿量减少或仅有尿意并无尿排出。

2. 尿潴留 尿潴留是指膀胱中尿液充盈过多而不能排出的现象。尿潴留大多因脊髓腰骶部的初级排尿中枢或排尿反射弧其他环节受损,排尿反射不能正常进行。此外,尿流受阻也可引起尿潴留,常见于机械性梗阻(如前列腺增生)和动力性梗阻(如麻醉后的尿潴留、阿托品等松弛平滑肌的药物的使用等)。

3. 尿失禁　排尿反射失去意识控制,出现随时排尿而不能被抑制的现象,称为尿失禁。常见于脊髓损伤。脊髓损伤导致初级排尿中枢与大脑皮层之间失去功能联系,不能随意控制排尿。此外,尿失禁还可见于尿道括约肌受到损伤、膀胱过度充盈或腹内压升高(咳嗽、打喷嚏等)时,尿液不能随意排出。

目标检测

一、名词解释

1. 排泄　2. 肾糖阈　3. 肾小球滤过率　4. 滤过分数　5. 水利尿

二、单项选择题

1. 排泄物种类最多、数量最大的器官是(　　)。

A. 大肠　　　　B. 皮肤汗腺　C. 肺脏　　　　D. 肾脏　　　　E. 小肠

2. 下列哪个结构不属于肾单位?(　　)

A. 肾小球　　B. 近端小管　C. 髓袢　　　D. 集合管　　E. 远端小管

3. 下列哪项不属于肾脏的功能?(　　)

A. 排泄　　　　　　　　　　　　B. 调节水、电解质平衡

C. 产生血管紧张素和醛固酮　　　D. 产生肾素和促红细胞生成素

E. 调节酸碱平衡

4. 血浆与原尿化学成分含量显著不同的主要是(　　)。

A. 葡萄糖　　B. 蛋白质　　C. 尿素　　　D. Na^+　　　E. K^+

5. 近端小管不能主动重吸收的是(　　)。

A. Na^+　　　　B. K^+　　　　C. 葡萄糖　　D. 尿素　　　E. 氨基酸

6. 肾小管重吸收的主要部位是(　　)。

A. 近端小管　B. 远端小管　C. 集合管　　D. 髓袢　　　E. 肾小体

7. 肾小管 H^+-Na^+ 交换增强时(　　)。

A. 血钠降低　　　　　　B. 血中 H^+ 浓度增高　　C. 血钾降低

D. 血钾增高　　　　　　E. 血钙升高

8. 对尿量调节作用最大的激素是(　　)。

A. 醛固酮　　　　　　　B. 抗利尿激素　　　　　　C. 糖皮质激素

D. 胰岛素　　　　　　　E. 甲状腺激素

9. 呋塞米的利尿机理是(　　)。

A. 抑制髓袢降支细段主动重吸收 K^+

B. 抑制髓袢升支粗段主动重吸收 Na^+、Cl^-

C. 抑制远曲小管主动重吸收 Na^+

D. 抑制近曲小管主动重吸收 Cl^-

E. 抑制近曲小管主动重吸收 Na^+

10. 有关排尿反射的叙述,错误的是(　　)。

A. 低级中枢在骶髓　　　B. 为正反馈过程　　　　C. 骶髓受损可致尿失禁

D. 受意识控制　　　　　E. 骶髓受损可致尿潴留

11. 排尿反射的低级中枢位于(　　)。

A. 颈髓　　　　B. 胸髓　　　　C. 腰髓　　　D. 骶髓　　　E. 尾髓

12. 某患者骶髓受伤后出现尿潴留,其机制是(　　)。

A. 脊髓初级排尿中枢损伤　　　　B. 初级排尿中枢与大脑皮质失去联系
C. 排尿反射传入神经受损　　　　D. 排尿反射传出神经受损
E. 大脑皮层受损

三、问答题

1. 急性肾功能衰竭的患者,为什么会出现少尿或无尿、水肿、酸中毒、高钾血症、血尿素氮水平升高、心率减慢甚至心脏停搏?

2. 尿常规检查时,可含有哪些物质,不应含哪些物质?

3. 某女性患者,已婚,34 岁,在进行子宫和附件 B 超时为方便观察,需增加膀胱内的尿量,请问可采用哪些措施? 有何依据?

4. 某男性患者,55 岁,较肥胖,BMI 为 29,近来出现不明原因的体重下降,经常口渴,多尿。检查发现血糖 8.1 mmol/L,餐后血糖 12.3 mmol/L。请分析该患者多尿、口渴的原因。

5. 炎炎夏日,某人在户外进行体力劳动时大量出汗(1500 mL 以上),且未饮水,此时尿量有何变化? 为什么?

实验项目　影响哺乳动物尿生成的因素

【实验目的】

通过观察调节尿生成的神经、体液因素和药物对尿量的影响,加深对肾泌尿功能的理解,学会分析利尿药和高血糖导致尿量变化的作用机制。

【实验原理】

尿液的生成过程包括肾小球滤过、肾小管和集合管的重吸收与分泌。单位时间(每分钟)内两肾生成的原尿量称为肾小球滤过率(GFR)。影响肾小球滤过率的因素有滤过膜、有效滤过压及肾血浆流量。在正常情况下滤过膜的面积及通透性较稳定,对肾小球滤过率影响不大。动脉收缩压(以下简称血压)变动于 10.7～24 kPa(80～180 mmHg)范围内,由于肾小球入球小动脉的自身调节作用,对肾小球毛细血管血压基本无影响,从而使 GFR 基本保持不变。当血压降到 10.7 kPa(80 mmHg)以下时,将对肾小球毛细血管血压产生明显影响而使 GFR 降低,尤其当血压降低到 5.3 kPa(40 mmHg)以下时,GFR可降低到零而无尿。血浆胶体渗透压和肾小囊内压在正常情况下保持相对稳定,但如快速静脉注射 0.9%氯化钠溶液使血浆蛋白浓度稀释,则可使血浆胶体渗透压降低而增加GFR。此外,肾血流量对 GFR 有明显影响。肾血流量大,肾血浆流量增多,GFR 增加;反之,则降低。交感神经兴奋时,导致血管阻力增加,使肾血流量减少,从而使 GFR 降低。

肾小管的近曲小管能吸收原尿中 60%～65%的 Na^+ 和几乎全部葡萄糖、氨基酸和其他有机物质。Na^+ 的重吸收主要通过 Na^+-K^+ 泵的主动转运而实现。肾小管的髓袢重吸收 Na^+ 的部位是升支粗段,此段能重吸收 35%的 Na^+,其转运通过 Na^+-K^+-$2Cl^-$ 同向转运实现。随着 NaCl 的重吸收,尿液被稀释,小管液的渗透压可低至 50 mmol/L(50 mOsm/kg),形成低渗尿,而其周围组织液因吸收大量 NaCl 形成高渗区,与经过此区的远曲小管和集合管内的液体形成强大的渗透压差。此渗透压差加上抗利尿激素(ADH)的作用,使管腔内的大量水分被吸收,因而在集合管内尿液被浓缩成高渗尿。肾小管的远曲小管能吸收 10%的 Na^+,集合管只吸收原尿中 2%～5%的 Na^+。远曲小管

133

和集合管决定尿液排泄 Na^+ 的最终浓度,同时又是醛固酮和抗利尿激素发挥显著作用的部位和肾排 Na^+ 的重要部位。醛固酮可促进远曲小管和集合管对 Na^+ 的重吸收及 K^+ 的排泄。抗利尿激素可促进远曲小管和集合管对 H_2O 的重吸收,导致尿量减少。

注入高渗葡萄糖而使血糖浓度超过肾糖阈,近曲小管对肾小球滤液中高浓度的葡萄糖无法完全重吸收,而使小管液中溶质浓度增加,引起渗透性利尿作用,因而也使尿量增加。呋塞米等利尿药作用于髓袢升支粗段上皮细胞,抑制 Na^+-K^+-$2Cl^-$ 同向转运系统。减少 $NaCl$ 和 K^+ 的重吸收,破坏了此段尿液的稀释过程。同时,呋塞米使髓袢升支粗段周围组织间区高渗状态不能形成,从而破坏尿液的浓缩过程,最终排出带有大量水分的等渗或低渗尿,发挥强大的利尿作用。

【动物与器材】

1. 实验动物 雄性家兔(实验前1天多喂青菜或在实验前1 h用橡皮导尿管给予40～50 mL清水灌胃)。

2. 器材 哺乳动物手术器械、兔手术台、导尿管、保护电极、静脉输液器1套、带针头塑料管、注射器(5 mL,10 mL)、试管架、试管(5～10 mL)、滴管、酒精灯、烧杯、纱布、胶布、线绳。

3. 药品 0.9%氯化钠溶液、20%氨基甲酸乙酯溶液、20%葡萄糖溶液、1:10000 去甲肾上腺素、0.1%呋塞米(速尿)溶液、班氏试剂、肝素溶液、抗利尿激素注射液、丁卡因(地卡因)。

【实验方法】

1. 实验步骤

(1)用20%氨基甲酸乙酯溶液按5 mL/kg(1 g/kg)由耳缘静脉缓缓注入,待兔麻醉后,用缚兔带将兔于仰卧位固定在兔手术台上,剪去颈部被毛。

(2)做一颈部正中垂直切口,分离皮下组织和肌肉,做气管插管。

(3)分离一侧迷走神经。

(4)用头皮输液针做耳缘静脉穿刺并固定,以5～10滴/分缓慢输入0.9%氯化钠注射液,以保持静脉通畅。

(5)在导尿管头端长约12 cm的一段涂上液体石蜡以减小摩擦,在兔尿道口滴几滴丁卡因(地卡因)进行表面麻醉,然后将导尿管从尿道口插入,见尿后再进一点,用胶布固定尿管。

2. 观察项目

(1)输入37 ℃ 0.9%氯化钠注射液20～40 mL,观察并记录尿量的变化。取尿液2滴进行尿糖定性实验。尿糖定性实验:试管内加班氏试剂1 mL,再加尿液2滴,在酒精灯上加热煮沸。冷却后观察尿液和沉淀的颜色,如溶液的颜色由绿色转变成黄色或砖红色,表示尿糖实验阳性。阳性用"＋"标记,阴性用"－"标记。

(2)静脉给予1:10000 去甲肾上腺素0.5 mL,观察尿量的变化。

(3)自耳缘静脉注入20%葡萄糖溶液2 mL/kg,于尿量明显增多时再取尿液2滴做尿糖定性实验。

(4)静脉给予ADH 2个单位,观察并记录尿量的变化。

(5)静脉给予0.1%呋塞米溶液2 mL/kg,观察并记录尿量的变化。

(6)剪断分离出的一侧迷走神经,用保护电极以中等强度电刺激迷走神经外周端0.5～1 min,观察尿量的变化。

【注意事项】

（1）手术过程中操作应轻柔，尽量避免不必要的损伤，以防损伤性尿闭。

（2）导尿管插入后，中途若发现无尿流出，可将导尿管改变方向或向外、向内退送一点，以保持尿流通畅。

（3）进行各项实验之前应记录尿量作为对照，每项实验之后需等药物（或刺激）的效应基本消失，再进行下一项实验。

（4）加热时应注意振荡，防止试液煮沸时溢出管外。

（5）观察实验结果一般需 $1\sim5$ min，但有的项目如静脉给予呋塞米溶液需时稍长，可在 5 min 以后观察。

【结果与分析】

1. 实验结果　记录尿量、尿糖，填入实验表格内。

2. 结果分析

（1）输入 37 ℃ 0.9％氯化钠注射液 $20\sim40$ mL 后，尿量有何变化？为什么？尿糖定性实验结果是什么？说明原因。

（2）静脉给予 1∶10000 去甲肾上腺素 0.5 mL 后，尿量有何变化？为什么？

（3）自耳缘静脉注入 20％葡萄糖溶液 2 mL/kg 后，尿量有何变化？为什么？尿糖定性实验结果是什么？说明原因。

（4）静脉给予 ADH 2 个单位后，尿量有何变化？为什么？

（5）静脉给予 0.1％ 呋塞米溶液 2 mL/kg 后，尿量有何变化？为什么？

（6）用保护电极以中等强度电刺激迷走神经外周端 $0.5\sim1$ min 后，尿量有何变化？为什么？

（李小玲）

第九章 感觉器官

感觉是客观物质世界在人主观上的反映。人体内、外环境变化的刺激首先作用于特定的感受器或感觉器官，通过换能作用将其转变为相应的动作电位，沿传入神经传向大脑皮层的特定区域，最后经中枢神经系统的分析和整合而产生主观感觉。

第一节 概 述

一、感受器和感觉器官的概念

感受器是指位于体表或组织内部专门感受机体内、外环境变化的结构或装置。机体感受器的结构各不相同，有些感受器（如痛觉感受器）即为游离神经末梢；有些感受器则在裸露的神经末梢周围再包绕被膜样的结构，如与触-压觉有关的触觉小体，与牵张反射有关的肌梭等；另外还有一些是在结构和功能上都高度分化了的感受细胞，例如光感受细胞（视网膜中的视杆细胞和视锥细胞）、声波感受细胞（耳蜗中的毛细胞）等。感觉器官就是由这些在结构和功能上高度分化的感受细胞和与之连接的附属结构构成，简称感官。人体的主要感觉器官有眼（视觉）、耳（听觉）、前庭（平衡觉）、鼻（嗅觉）和舌（味觉）等。

感受器的分类方法很多，根据所在部位不同，感受器可分为外感受器和内感受器。外感受器位于体表，感受外界环境的刺激，如光、声、触、嗅、味等；内感受器位于体内的血管、内脏、肌肉和关节之中，感受内环境的刺激，如血浆渗透压、动脉血压和动脉氧分压等。根据所接受的刺激性质不同，感受器可分为机械感受器、化学感受器、温度感受器和光感受器等。

二、感受器的一般生理特性

（一）适宜刺激

一种感受器往往只对某种刺激特别敏感，这种刺激就称为该感受器的适宜刺激。例如，一定的温度变化是温度感受器的适宜刺激；一定波长的电磁波是视网膜感光细胞的适宜刺激等。虽然感受器对其他非适宜刺激不敏感，但是也会产生一定的反应，只是刺激强度要比适宜刺激大得多。例如，按压眼球也可能产生光感。

（二）换能作用

感受器接受刺激后可以将各种刺激能量转变为相应传入神经或特殊感受细胞的电

位变化,这种作用称为感受器的换能作用(transducer function)。感受器受刺激后,先产生一个幅度较小的局部电位,称为感受器电位或启动电位。感受器电位不具备"全或无"性质,当达到阈电位时,便可触发传入神经产生动作电位。

（三）编码作用

感受器在感受刺激进行换能的过程中,还将刺激所包含的环境变化信息转移到动作电位的序列之中,这就是感受器的编码作用。中枢神经系统再根据传入神经动作电位的序列变化获得对外界的主观认识。编码作用的详细机制目前尚不清楚,可能是通过传入神经纤维上动作电位的频率高低和参与传导这一信息的神经纤维数量来进行的。

（四）适应现象

当刺激保持同一强度,并持续作用于感受器时,传入神经纤维上的动作电位频率会逐渐减少,这种现象称为感受器的适应现象。其出现的快慢可因感受器不同而存在较大差异,因此,又将感受器分为快适应和慢适应感受器两类。典型的快适应感受器是皮肤触觉感受器,适应快,受刺激后的短时间内传入纤维的冲动就开始减少甚至消失,其有利于快速地再次接受新的刺激,以适应变化的环境。典型的慢适应感受器包括肌梭、颈动脉窦和主动脉弓压力感受器、关节囊感受器等,其适应慢,通常在刺激开始后传入冲动稍下降,但却可持续到刺激消失为止,有利于机体随时监测姿势、血压等机能活动,及时进行调整,维持相对稳定。

第二节　眼的感光功能

眼作为外周视觉器官,主要由眼球和附属器构成,具有折光成像与感光换能两种作用。人眼的适宜刺激是波长为380～760 nm的电磁波。外界物体发出的光线,经眼的折光系统,在视网膜上形成清晰的物像,视网膜上的感光细胞接受物像刺激,产生动作电位,沿着视神经传到视觉中枢,产生视觉。据估计,在人脑获得的外界信息中,大约有70%以上来自视觉系统,因而眼无疑是人体最重要的感觉器官。

一、眼的结构

眼能感受光波刺激,由眼球和眼副器两部分组成。

（一）眼球

眼球位于眶的前部,是眼的主要部分,后端由视神经连于间脑。眼球由眼球壁和眼球内容物组成(图9-1)。

1. 眼球壁　由外向内一次分为眼球纤维膜、眼球血管膜和视网膜三层。

（1）眼球纤维膜:由坚韧的致密结缔组织构成,具有保护眼球内容物和维持眼球形状的作用。其分为角膜和巩膜两部分。角膜无色透明,曲度较大,有屈光作用,其富有感觉神经末梢,感觉敏锐。巩膜后方有视神经传出,并与视神经的鞘膜相延续。

（2）眼球血管膜:在眼球纤维膜内面,含有大量的血管和色素细胞,呈棕黑色。此膜由前向后分为虹膜、睫状体和脉络膜三部分(图9-1)。

（3）视网膜:位于眼球血管膜的内面,其中贴于脉络膜内面的有感光作用,称视网膜视部;贴在虹膜和睫状体内面的无感光作用,称视网膜盲部。在视网膜后部中央稍偏鼻侧处,有一白色盘状结构,称视神经盘,无感光作用,又名生理性盲点。在视神经盘的颞侧 3.5 mm 处,有一黄色区域,称黄斑。黄斑中央凹陷,称中央凹,是感光最敏锐的地方。

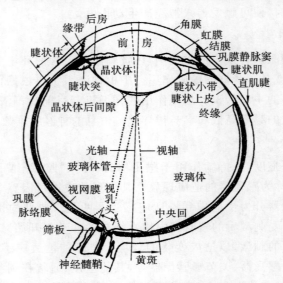

图 9-1 眼球的构造

2. 眼球内容物 包括房水、晶状体、玻璃体(图 9-1)。透明,无血管,具有屈光作用,与角膜共同组成眼的屈光系统。

(1)房水:充满于眼房(角膜与晶状体之间的空隙,被虹膜分隔为眼球前房和眼球后房)内的无色透明液体,由睫状体产生,除有屈光作用外,还具有营养角膜、晶状体以及维持眼内压的作用。

(2)晶状体:位于虹膜和玻璃体之间,呈双凸透镜状,无色透明,富有弹性,无血管和神经。晶状体是眼球屈光系统中主要的调节结构。

(3)玻璃体:无色透明且具有屈光作用的胶状物质,充满于晶状体与视网膜之间,具有屈光和支撑视网膜的作用。

(二)眼副器

眼副器包括眼睑、结膜、泪器和眼外球肌等。具有保护、运动和支持眼球的作用。

二、眼的功能

(一)眼的折光功能

1. 眼的折光与成像 人眼的折光系统是一个复杂的光学系统,由角膜、房水、晶状体和玻璃体构成。眼的折光成像机制与凸透镜的成像机制基本相似,但过程十分复杂。为了能准确表述其原理,常将上述复杂的折光系统设计为折光效果基本相同但更简单的光学模型(即简化眼)加以说明。简化眼的光学参数与人眼折光系统的总光学参数相等。简化眼的眼球是一个前后径为 20 mm 的单球面折光体,折射率为 1.33,入射光线只在空气进入球形界面时折射一次,节点 n 在角膜后方,距离角膜 15 mm。这个模型和正常安静时的人眼一样,正好能使 6 m 以外的物体发出的光线聚焦在视网膜上,形成一个缩小、倒立的实像(图 9-2)。利用下列计算公式即可计算出物像大小。nb 为 15 mm,AB 和 Bn 可以通过测量获得。

$$\frac{AB(物体大小)}{Bn(物体至节点距离)} = \frac{ab(物像大小)}{nb(节点至视网膜距离)}$$

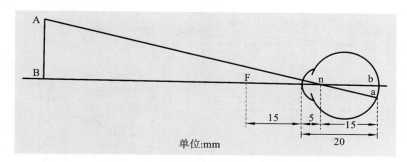

图 9-2 简化眼及其成像示意图

2. 眼的调节 正常人眼安静地注视 6 m 以外物体时,不需要调节,物体发出的平行光线能清晰地成像于视网膜上。通常将人眼不做任何调节所能看清楚的最远距离称为远点。如果注视 6 m 以内物体时,进入眼内的光线呈辐射状,经折射成像于视网膜后方,即到达视网膜的光线尚未聚焦,因而物像是模糊的。但正常人眼在看近物时也十分清楚,这是由于眼在看近物时已进行了调节。这种调节主要包括晶状体调节、瞳孔调节和双眼会聚三个方面。

(1)晶状体调节:晶状体四周借悬韧带附着在睫状体上。眼视远物时,睫状肌舒张,悬韧带拉紧,晶状体被拉成扁平状。眼视近物时,视网膜上模糊的物像反射性引起动眼神经副交感纤维兴奋,使睫状肌收缩,睫状体前移,继而悬韧带松弛,晶状体借助自身弹性向前、后凸出,曲度增加,折光能力增强,在视网膜上形成清晰的物像。眼在做最大限度的调节后,所能看清楚的最近物体距离眼的距离称为近点。

人眼看近物时,晶状体的调节能力是有一定限度的。这主要取决于晶状体的弹性。近点愈近,说明晶状体弹性愈好。但是,随着年龄的增长晶状体弹性逐渐丧失,其调节能力逐渐减弱,近点也随之逐渐变远。人眼在 8 岁、20 岁、60 岁的平均近点分别是 8.6 cm、10.4 cm、83.3 cm。老年人晶状体调节能力下降,近点变远,称为老视。

(2)瞳孔调节:因为正常人的瞳孔直径可变动于 1.5~8.0 mm 范围内,所以瞳孔可调节进入眼内的光线量。视近物时,反射性引起双侧瞳孔缩小,称为瞳孔近反射。其意义是减少入眼的光量,保证光线由晶状体中心进入,以减小球面像差和色相差,使成像清晰。

瞳孔大小还决定于环境中光线的强弱。光线增强时瞳孔缩小,光线减弱时瞳孔扩大。这种瞳孔随入射光线的强弱变化而变化的反应称为瞳孔对光反射。其意义是调节进入眼内的光量,以免过强刺激损伤视网膜,又可在光线弱时看清物体。瞳孔对光反射的中枢在中脑,临床通过检查这一反射,可以作为判断麻醉深浅度和病情危重程度的重要监测指标。

(3)双眼会聚:当双眼注视一个由远移近的物体时,两眼视轴向鼻侧会聚的现象,称为双眼会聚。其意义是能使视网膜成像对称,避免复视,以产生清晰的视觉。

3. 眼的折光异常 正常人眼无须进行任何调节,就可使 6 m 以外的平行光线聚焦在视网膜上;在一定范围内的近距离物体,经过眼的调节也可以成像清晰,此为正视眼。如果眼的折光系统或眼球形态结构异常,眼在静息状态时平行光线不能聚焦于视网膜上,称为折光异常或屈光不正,包括近视、远视和散光(图 9-3)。

(1)近视:由于眼的折光力过强,使远方物体发出的平行光线聚焦在视网膜前方,造成视网膜成像模糊,这种折光功能异常称为近视。多数是由于眼球前后径即眼轴过长,

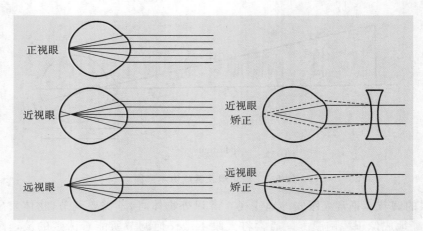

图 9-3　眼的折光异常及其矫正

少数是因角膜和晶状体凸度过大所致。近视眼不能看清远处物体,远点比正视眼近;但在看近物时,近物发出的辐射状光线,成像比较靠后,眼只需做较小的调节或无须调节即可在视网膜上形成清晰的物像,近点比正视眼近,能看清更近的物体。近视眼可用凹透镜加以矫正。

(2)远视:由于眼折光力过弱,眼处于静息状态时,远物发出的入眼平行光线聚焦在视网膜的后方,造成视物模糊,这种折光异常称为远视。多数是由眼轴过短,少数是因角膜平坦或晶状体屈光力不足所致。远视眼在视远物时需要调节晶状体,使平行光线提前聚焦于视网膜上;在看近物时,则需要做更大程度的调节,甚至在做最大限度调节后仍不能看清楚物体,近点较正视眼远。因此,远视眼无论看近物还是远物都要进行调节,容易疲劳。矫正远视眼可用凸透镜加以矫正。

(3)散光:正视眼折光系统的每个折光面都是正球面,各方向的曲度相等,所以均有共同的焦点。但散光者最常见为角膜折光面每一个方向的曲度不同,致使通过各个不同曲度部分的光线无法聚焦于同一平面上。光线经过曲度较大部分时,聚焦于视网膜之前;光线经过曲度较小部分时,聚焦于视网膜之后。因此,视网膜上不能形成清晰的物像,这种折光异常称为散光。可用适当的柱面镜使曲度过大的部分折光能力减小,而使曲度过小的部分折光能力增强,以矫正散光。

(二)眼的感光功能

眼的感光系统由视网膜构成。视网膜的结构十分复杂,细胞种类很多,其中能感受光线刺激的是视杆细胞和视锥细胞。视杆细胞主要分布在视网膜的周边部分,视锥细胞主要分布在视网膜的中央部分,它们分别与双极细胞形成突触联系,双极细胞再与神经节细胞形成突触联系。神经节细胞发出的轴突构成了视神经,它在视网膜表面形成视神经乳头。视神经乳头处无感光细胞,光线折射在该处不引起视觉,故而被称为生理盲点。

1. 视网膜的感光换能系统　在人和大多数脊椎动物的视网膜中存在着两种感光换能系统,即视杆系统和视锥系统。

(1)视杆系统:视杆系统又称为晚光觉或暗视觉系统,由视杆细胞和有关的双极细胞及神经节细胞组成。视杆系统对光的敏感度高,在弱光环境中即能看到物体,但难于分辨物体的细微结构,而且视杆细胞含有的感光色素(视紫红质)不能分辨颜色。以晚间活动为主的动物(如猫头鹰、鼠),视网膜上就只有视杆细胞。

（2）视锥系统：视锥系统又称为昼光觉或明视觉系统，由视锥细胞和与它有关的传递细胞如双极细胞、神经节细胞组成。视锥系统对光的敏感度差，但在照明度提高到一定程度时能看清物体，对物体的细微结构分辨力高。而且视锥细胞含有的感光色素与视杆细胞的视紫红质结构略微不同，因此可分为不同的视色素，能分辨颜色。以白昼活动为主的动物（如鸡），视网膜上只有视锥细胞。

2. 视紫红质的光化学反应 现已经证明，视杆细胞内的感光物质是视紫红质。视紫红质是由视黄醛和视蛋白构成的结合蛋白。视紫红质在光照时迅速分解为视蛋白和全反型视黄醛；但在酶的作用下视黄醛和视蛋白又可重新合成视紫红质（图9-4）。视紫红质的分解和合成是同时进行的。人在暗处视物时，视紫红质的合成多于分解，使视杆细胞对光的敏感度提高。相反，人在亮处时，分解大于合成，视杆细胞中视紫红质的浓度较低，导致对光的敏感度降低，此时，人在强光下的视觉将由视锥细胞所含的感光色素来完成。视紫红质在分解与合成的过程中，有一部分视黄醛会被消耗掉，必须由血液中的维生素A补充。因此，血液中维生素A长期不足将影响视紫红质的光化学反应过程，会影响人的暗视觉，引起夜盲症。

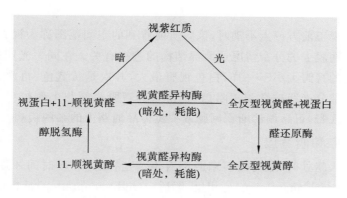

图9-4 视紫红质的光化学反应

人在强光下的视觉与视锥细胞的光化学反应有关，且视锥细胞的重要特点是能分辨颜色。正常视网膜可分辨波长380～760 nm之间的约150种不同颜色，每种颜色都与一定波长的光线相对应。在此范围内，只要波长增减3～5 nm，视觉系统即可分辨出不同的颜色，称为色觉。关于色觉形成的机制，通常用三原色学说加以解释。该学说认为视网膜中有三种视锥细胞，分别含有对红、绿、蓝三种色光敏感的感光色素，它们吸收光谱的范围各不相同，这三种视锥细胞按不同比例受到刺激，然后由不同组合的视神经冲动传入大脑形成了不同的色觉。

三原色学说可以较好地解释色盲和色弱的发病机制。色盲者缺乏辨别某种颜色的能力；色弱者只是对某种颜色的辨别能力较差。色盲分为全色盲和部分色盲两类。全色盲极为罕见，只能分辨光线明暗。部分色盲包括红色盲、绿色盲和蓝色盲，前两者较为多见。其病因可能与缺乏某种特殊视锥细胞有关。近年来，随着基因克隆技术的发展，认为编码敏感色素的基因位于X染色体上，相应基因片段丢失或被杂合基因取代是部分色盲发生的主要分子机制。色盲大多数为先天遗传性疾病，少数由视网膜病变引起。而色弱患者并非缺乏某种视锥细胞，只是视锥细胞对某种颜色的识别能力比正常人差一些，多数由后天因素引发。

三、与视觉有关的几种现象

（一）视力

眼对物体细小结构的分辨能力，称为视力或视敏度，亦即眼睛识别两点间最小距离的能力。因此，临床上常用分辨某物体缺口方向的方法制成视力表以检查视力。目前国际上通用的视力表有两种：其一为 Snellen 图，由大小不等的 E 字母构成。另一种为 Landolt 环视力表。通常以眼分辨的最小视角作为衡量标准，即视敏度＝1/视角。所谓视角是指物体上两点发出的光线射入眼球后，通过节点时所形成的夹角。视角越小，表示眼分辨两点间最小距离的能力越强，视力越好；反之视力越差。视力表就是根据这个原理设计的。正常人眼能分辨的最小视角为 1 分角，1 分角的视力是 1.0，按对数视力表表示为 5.0。视角的大小与视网膜上的物像大小有关，1 分角的视网膜像稍大于一个视锥细胞的直径，此物像两点间正好有一个未受刺激的视锥细胞，冲动传入中枢后，形成两点分开的感觉。

（二）视野

单眼固定注视正前方一点不动时，该眼所能看到的空间范围称为视野。视野的大小与感光细胞在视网膜上的分布情况及面部结构的遮挡有关。在同一光照条件下，用不同颜色目标物测得的视野大小不一样，白色视野最大，其次是黄蓝色，再次为红色，而绿色视野最小。由于部分光线被鼻和额阻挡，正常人的视野鼻侧与上侧较窄，颞侧与下侧较宽。临床上检查视野，可帮助诊断视网膜或视觉传导通路上的某些疾病。

（三）暗适应和明适应

人从亮处进入暗处时，最初任何东西都看不清楚，经过一段时间才逐渐恢复视觉的现象称为暗适应（dark adaptation）。相反，明适应（light adaptation）是指从暗处来到亮处时，最初感到一片耀眼光亮不能看清物体，片刻之后才能恢复视觉的现象。

暗适应是眼突然进入暗处后，对光敏感性逐渐提高的过程。强光下，视杆细胞的视紫红质分解，剩余较少，而视锥细胞感光色素的分解与合成处于动态平衡，以维持明视觉和分辨颜色。一般进入暗处最初 5～8 min 内，视锥细胞感光色素迅速合成，但视锥细胞对光的敏感性较弱，仍不能有效看清暗处物体；当进入暗处 25～30 min 后，视杆细胞合成的视紫红质才达到高峰，从而清楚看见一开始看不见的物体。所以，暗适应主要与视杆细胞的视紫红质合成有关，且需时较长。测定暗适应能力具有实际意义。长期在缺氧环境中作业的人，由于不能充分提供视紫红质合成所需要的能量，往往造成暗适应功能受损；早期维生素 A 缺乏症的患者，因视紫红质的合成减少也可表现暗适应障碍。

明适应是眼突然进入亮处后，对光敏感性逐渐降低的过程。初到明处，视杆细胞在暗处合成所蓄积的大量视紫红质遇强光即刻分解，对光敏感性较强，产生耀眼的光感，随着感光色素的迅速分解，视杆细胞逐渐失去感光作用，使光敏感性逐渐降低。此时，对光不敏感的视锥细胞才能在亮处感光而产生明视觉。由于感光色素分解速度比合成速度快得多，所以明适应进程快，通常在几秒钟之内即可完成。

第三节　耳的感音功能

耳是听觉的外周感觉器官。声源振动引起空气产生的疏密波通过外耳、中耳的传音作用到达内耳耳蜗,再经由耳蜗的感音、换能作用转变为听神经的传入神经冲动,到达大脑皮层听觉中枢,产生听觉。

一、耳的结构

耳分外耳、中耳和内耳三个部分。

(一)外耳

由耳廓和外耳道组成。耳廓的形状有利于收集声波和判断声源位置。外耳道长约2.5 cm,起传音和增压作用,从而增加作用于鼓膜的声压。

(二)中耳

由鼓膜、听骨链、鼓室和咽鼓管等结构组成(图9-5)。

1. 鼓膜　呈椭圆形,面积为 $50\sim90$ mm^2,厚 0.1 mm,形状似漏斗,具有较强的共振特性,能如实地反映声波的振动而很少失真。

2. 听骨链　由锤骨、砧骨、镫骨依次连接而成。锤骨柄附着于鼓膜上,镫骨底板与卵圆窗膜相贴,砧骨居中。听骨链在功能上相当于角度固定而支点刚好位于其重心的杠杆,长臂为锤骨柄,短臂为砧骨长突。中耳具有明显的增压效应,其原因有两个方面:一方面,鼓膜的实际振动面积约为 59.4 mm^2,而卵圆窗膜的面积为 3.2 mm^2,二者之比达 18.6∶1。如果听骨链传递时总压力不变,则作用于卵圆窗膜的压强将被增大 18.6 倍。另一方面,听骨链杠杆的长臂与短臂之比为 1.3∶1,根据杠杆的作用原理,短臂上所产生的压力将增大 1.3 倍。通过以上两个方面的作用,在整个中耳传递过程中总的增压效应为 24.2 倍。因此,它们构成了声音由外耳传向耳蜗的最有效通路。

3. 咽鼓管　是连接鼓室和鼻咽部之间的通道。一般情况下,鼻咽部的开口处于闭合状态,在打哈欠、吞咽时开放,鼓室与外界相通,使鼓室与界外大气压保持平衡,以维持鼓膜的正常位置、形状和功能。

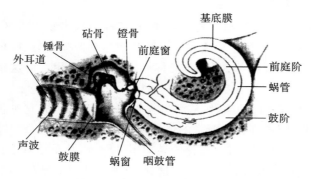

图 9-5　中耳和耳蜗关系示意图

(三)内耳

在鼓室与内耳道底之间,由构造复杂的管腔组成,故称迷路,是前庭蜗器的主要部分,内有位觉、听觉感受器。

1. 骨迷路 由骨质构成,分为耳蜗、前庭和骨半规管三部分。三者形状各异,但彼此依次相通。

内耳感音的主要部位是耳蜗。耳蜗由骨质管道绕蜗轴盘旋 2.5～2.75 圈形成。耳蜗骨管被基底膜和前庭膜分成三个腔,分别为前庭阶、鼓阶和蜗管(图 9-6)。前庭阶和鼓阶内充满外淋巴,两者借蜗顶处的蜗孔相通。蜗管为一充满内淋巴的盲管,与外淋巴不相通。基底膜上有毛细胞和支持细胞构成的螺旋器,又称为柯蒂器,是听觉的感受器。毛细胞顶端有整齐排列的听毛,其中较长的听毛埋植于盖膜的胶冻状物质中。盖膜的内缘固定于蜗轴,外缘游离,可因基底膜振动而与毛细胞发生位移。毛细胞的底部则与蜗神经末梢形成突触联系。

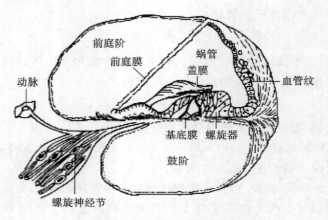

图 9-6 耳蜗管横断面

2. 膜迷路 是套在骨迷路内的膜性管和囊。其分为椭圆囊、球囊、膜半规管和蜗管。

二、耳的感音功能

声波传入内耳,振动耳蜗内的淋巴,引起基底膜的振动,使毛细胞与盖膜之间的相对位置不断发生改变,毛细胞受到刺激而兴奋,把声波振动的机械能转变为电能,产生一系列电位变化,最后引起耳蜗神经产生动作电位,形成神经冲动,传入大脑皮层颞叶,产生听觉。

(一)声波传入内耳的途径

1. 气传导 声波经外耳振动鼓膜,再经听骨链和卵圆窗膜传入耳蜗,这种传导方式称为气传导。它是声波传导的主要途径。当听骨链运动障碍时,鼓膜的振动也可以引起鼓室内空气的振动,再经圆窗传入耳蜗,发挥一定的补偿作用。但这条途径在正常情况下并不重要。

2. 骨传导 声波直接振动颅骨,从而引起耳蜗内淋巴振动,这种传导方式称为骨传导。骨传导的敏感性较低,在正常听觉的传导中作用甚微。但在鼓膜或中耳功能障碍引起传音性耳聋时,气传导作用受损,而骨传导却不受影响,甚至相对地代偿性增强。临床上可通过检查患者气传导和骨传导受损的情况,来判断听觉异常的产生部位和原因。

(二)基底膜的振动与行波学说

当声波振动通过听骨链到达卵圆窗膜时,压力变化立即传给耳蜗内的淋巴和膜性结构。如果卵圆窗膜内移,前庭膜和基底膜则下移,最后鼓阶的外淋巴压迫卵圆窗膜,使卵圆窗膜外移;相反,当卵圆窗膜外移时,整个耳蜗内的淋巴和膜性结构又做相反方向的移动,如此反复,就形成了基底膜的振动。根据行波学说,振动从基底膜的底部开始,以行波的方式沿基底膜逐渐向蜗顶部推进,就像有人抖动一条绸带,有行波传向远端一样。实验表明,声波频率愈高,则行波传播愈近,引起的最大振幅愈靠近卵圆窗处;反之,声波频率愈低,则行波传播愈远,最大振幅出现的部位也愈靠近蜗顶。由于声波频率不相同,行波传播的远近和最大振幅出现的部位也不同,使毛细胞受到的刺激也不相同,向中枢传入的冲动也有差异,从而产生不同的音调感觉。

（三）耳蜗与蜗神经的生物电现象

毛细胞的底部与蜗神经形成突触联系,当耳蜗受到刺激时,在耳蜗及其附近记录到一种与声波频率和波形完全一致的电位变化,称为微音器电位,同时释放递质,递质与蜗神经末梢的受体结合产生电位变化,当神经末梢的电位达到阈电位时产生动作电位,以神经冲动的形式传到中枢,引起听觉。在一定范围内,微音器电位的振幅随声波压强的增大而增强,它是多个毛细胞产生的感受器电位的复合表现。

三、听阈与听域

声波的振动频率和强度必须达到一定的程度,才能被人听到。对每一频率的声波都有一个刚好引起听觉的最小强度,叫作听阈(hearing threshold)。当振动频率大于听阈并继续增大时,听觉感受也相应地增强,到达某一限度将不仅引起听觉,同时还伴有鼓膜的疼痛,这个强度限度称为最大可听阈,进而可绘制出听域图(图 9-7)。其下方曲线表示不同振动频率的听阈,上方表示其最大可听阈,二者所包含的面积代表人所能感受的声音范围,即听域(frequency range of hearing)。正常情况下,人耳所能听到的声波频率范围是 20～20000 Hz,强度范围在 0.0002～1000dyn/cm^2 之间。

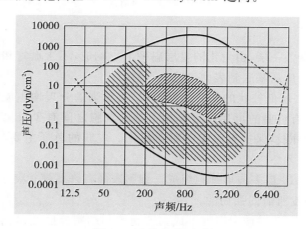

图 9-7　人的正常听域图
注:中心斜线区,通常的语言区;下方斜线区,次要的语言区。

第四节　皮肤的感觉功能

皮肤覆盖体表,是人与外界环境直接接触的重要器官。其面积为 1.6～2.0 m^2,也是机体面积最大的器官。皮肤具有保护机体、感受刺激和调节体温等多种功能。

一、皮肤的结构

皮肤分为浅层的表皮和深层的真皮（图 9-8），两层紧密联系，借皮下组织与深部组织相连。皮肤由表皮、真皮和皮下组织构成，并含有附属器官（汗腺、皮脂腺、指甲、趾甲）以及血管、淋巴管、神经和肌肉等。

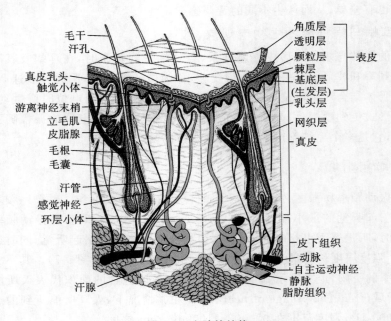

毛干
汗孔
真皮乳头
触觉小体
游离神经末梢
立毛肌
皮脂腺
毛根
毛囊
汗管
感觉神经
环层小体
汗腺

角质层
透明层
颗粒层 — 表皮
棘层
基底层
（生发层）
乳头层
网织层
真皮

皮下组织
动脉
自主运动神经
静脉
脂肪组织

图 9-8　皮肤的结构

（一）表皮

表皮是皮肤的最外一层，由角化的复层扁平上皮构成，不含血管和淋巴管，但有丰富的游离神经末梢。表皮从基底到表面可分为 5 层。

1. 基底层　由一层低柱状的基底细胞组成，有较强的分裂增生能力，在皮肤的创伤愈合中，基底细胞具有重要的再生修复作用。基底细胞之间有少量黑素细胞，能产生黑色素，吸收和散射紫外线，保护皮肤免受辐射损伤。皮肤的色泽主要与黑色素的含量有关。

2. 棘层　由 4～10 层多边形细胞组成。细胞表面有许多棘状突起，与相邻的细胞嵌合在一起，以增加表皮所需的强韧性。

3. 颗粒层　由 2～3 层梭形细胞组成。细胞核和细胞器已经退化，细胞质内有粗大的透明角质颗粒。

4. 透明层　由数层扁平细胞组成。细胞界限不清，细胞质呈均质透明状，细胞核已消失。

5. 角质层　由数层至数十层扁平的角化细胞组成。细胞内充满角蛋白，角蛋白耐酸碱、抗摩擦，构成了皮肤的重要保护层。

（二）真皮

真皮位于表皮深面，由致密结缔组织构成。真皮分为乳头层和网织层，两层之间并没有明显的分界。

1. 乳头层　紧邻表皮的基底层,较薄。结缔组织呈乳头状突向表皮,称真皮乳头。真皮乳头使表皮与真皮的接连面积扩大,既连接牢固,又有利于表皮从真皮中获得营养。乳头层有许多的毛细血管、游离神经末梢和触觉小体,手指处尤其丰富。

2. 网织层　在乳头层的深部,较厚。网织层的结缔组织纤维粗大,密集成网,使皮肤具有较强的韧性和弹性。网织层内含有许多细小的血管和神经,以及毛囊、皮脂腺、汗腺和环层小体。

临床常用的皮内注射就是将药液注入皮肤的表皮之间与真皮之间,因含有丰富的神经末梢,故疼痛较其他注射方式明显,常用于药物过敏试验。而皮下注射是把药液注入皮下组织内,即真皮和肌肉之间,因其结构疏松,张力较小,内含丰富的血管,故疼痛较轻,且药物吸收较快,常用于预防接种和局部麻醉。

二、皮肤的感觉功能

皮肤是具有多种功能的器官,感觉功能是皮肤功能中的一种。在皮肤的表面点状分布着多种感受器。一般认为皮肤感觉主要有 4 种,即触压觉、冷觉、温觉和痛觉。

轻微的机械刺激作用于皮肤浅层的触觉感受器可引起触觉,而压觉是由于较强的机械刺激导致皮肤深部组织变形所引起的感觉。因触觉与压觉在性质上类似,故统称为触压觉。触点以颜面、口唇、指尖等处的密度最大,手背、躯体背部密度较低。

冷觉和温觉合称温度觉,分别由冷感受器和热感受器的兴奋引起的。皮肤的温度感觉受皮肤的基础温度、温度的变化速度和被刺激的皮肤范围等因素的影响。

皮肤痛觉是人体经常可以感受到的另一种重要感觉,可由各种伤害性刺激引起,其具体内容将在第十章中介绍。

目 标 检 测

一、名词解释

1. 感受器　　2. 感觉器官

二、单项选择题

1. 三原色学说设想在视网膜中存在对哪三种色光特别敏感的三种视锥细胞?（　　）

　A. 蓝、绿、白　　　　　　　　B. 红、绿、白　　　　　　　　C. 红、绿、黄

　D. 蓝、绿、红　　　　　　　　E. 蓝、绿、黄

2. 正常听觉传导的主要路径是（　　）。

　A. 骨传导　　　　　　　　　　B. 骨传导经听小骨传导　　　　C. 气导中经圆窗传导

　D. 骨导中经圆窗传导　　　　　E. 气导中经鼓膜听骨链前庭窗传导

3. 发生老视的主要原因是（　　）。

　A. 角膜曲率变小　　　　　　　B. 角膜透明度减小　　　　　　C. 房水循环受阻

　D. 晶状体弹性减弱　　　　　　E. 晶状体厚度增加

4. 维生素 A 严重缺乏可影响人的（　　）。

　A. 在明处的视力　　　　　　　B. 色野　　　　　　　　　　　C. 在暗处的视力

　D. 立体视觉　　　　　　　　　E. 视野

5. 视杆细胞中感官色素是（　　）。

　A. 视蛋白　　　B. 视黄醛　　　C. 视紫红质　　　D. 视紫蓝质　　　E. 视色素

6. 产生夜盲症的原因是(　　)。

A. 视蛋白合称障碍　　　　　B. 视黄醛合称过多　　　　　C. 视紫红质缺乏

D. 维生素 E 供应不足　　　　E. 视紫蓝质缺乏

7. 需要用凹透镜矫正的非正视眼是(　　)。

A. 近视眼　　　B. 远视眼　　　C. 散光眼　　　D. 老花眼　　　E. 白内障

8. 正常人对声音频率的可听范围是(　　)。

A. 20～20000 Hz　　　　　　B. 100～6000 Hz　　　　　　C. 1000～3000 Hz

D. 1000～10000 Hz　　　　　E. 5000～20000 Hz

9. 耳蜗的主要功能是(　　)。

A. 集音作用　　　　　　　　B. 判断音作用　　　　　　　C. 声音增益作用

D. 感音换能作用　　　　　　E. 传导作用

10. 使用柱面镜来矫正的是(　　)。

A. 近视　　　　B. 远视　　　　C. 正视　　　　D. 散光　　　　E. 老视

三、问答题

1. 正常人看近物时,眼是如何进行调节的?

2. 简述视网膜两种感光细胞的分布及其功能特征。

（于晓婷）

第十章 神 经 系 统

神经系统一般分为中枢神经系统和周围神经系统两大部分。中枢神经系统包括脑和脊髓;周围神经系统包括与脑相连的脑神经和与脊髓相连的脊神经。神经系统是人体内最重要的调控系统,它能使机体感知内、外环境的变化,做出各种适宜反应,使人体成为一个有机的整体,以适应多变的外环境,并维持内环境的稳态与平衡,保证生命活动的正常进行。

人类经历漫长的生物进化过程,加之参加生产劳动和社会交流活动,其神经系统的结构和功能尤其是大脑得到了空前发展,不仅感觉和运动功能更趋完善,而且具备思维、意识、语言、情感等高级神经活动。因此,人类不仅能被动地适应环境的变化,更能积极主动地认识世界和改造世界。

第一节　神经元与反射活动的一般规律

一、神经元与神经纤维

（一）神经元

神经系统内主要有神经细胞和神经胶质细胞两类细胞。神经细胞又名神经元,是一种高度分化的细胞,它们通过突触联系形成复杂的神经网络,完成神经系统的各种功能活动,因而神经细胞是神经系统结构和功能的基本单位。神经胶质细胞简称胶质细胞,对神经元具有支持、保护、营养和修复等作用。

1. 神经元的基本结构　人类中枢神经系统内约含 10^{11} 个神经元。神经元的形态和大小有较大差别,但每个神经元均由胞体和突起两部分组成(图 10-1)。神经元突起包括树突和轴突两部分。一个神经元可有多个树突,但一般只有一个轴突。树突数量极多,还有许多分支,分支上存在大量树突棘,可大大扩展细胞的表面积。胞体发出轴突的部位称为轴丘。轴突的起始部分称为始段;轴突的末端有许多分支,分支末梢的膨大部分称为突触小体,它与另一个神经元相接触而形成突触。

2. 神经元的功能　神经元的主要功能是接受和传递信

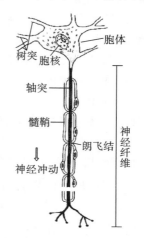

图 10-1　神经元结构示意图

息,其中,胞体和树突主要是接受和整合信息,轴突则是神经元的主要传导装置,轴突始段产生动作电位,轴突传导动作电位,它能将信号从起始部传到末端,再借突触使信息从一个神经元传递给另一个神经元或效应器。

(二)神经纤维

1. 神经纤维的结构 轴突和感觉神经元的长树突合称轴索。轴索常被起绝缘作用的髓鞘或神经膜包裹,称为神经纤维。在周围神经系统,形成髓鞘或神经膜的是施万细胞,而在中枢则为少突胶质细胞。根据髓鞘的有无,神经纤维可分为有髓鞘神经纤维和无髓鞘神经纤维。被髓鞘和神经膜共同包裹的神经纤维为有髓鞘神经纤维,仅被神经膜包裹的神经纤维为无髓鞘神经纤维。神经纤维末端称为神经末梢。

2. 神经纤维的功能 神经纤维具有传导兴奋和轴浆运输功能。

(1)传导兴奋:在神经纤维上传导着的兴奋或动作电位称为神经冲动,简称冲动。冲动的传导速度受神经纤维的直径、有无髓鞘、髓鞘的厚度以及温度的高低等多种因素的影响。一般来说,粗直径比细直径的神经纤维传导速度快;有髓鞘的比无髓鞘的神经纤维传导速度快。温度对传导速度影响也很大,通常温度降低时传导速度减慢,温度在一定范围内升高可加快传导速度。在临床上,神经传导速度检查,是神经系统疾病的重要辅助检查,主要用于诊断周围神经疾患和评估神经损伤的预后。

神经纤维传导兴奋具有以下特征:①完整性。神经纤维只有在其结构和功能上都完整时才能传导兴奋。如果神经纤维受损或被切断,或局部应用麻醉剂,兴奋传导将受阻。②绝缘性。一根神经干内含有许多神经纤维,但神经纤维传导兴奋时基本上互不干扰,从而保证了神经调节的精确性。③双向性。人为刺激神经纤维上任何一点,只要刺激强度足够大,引起的兴奋可沿纤维向两端传播。但在整体活动中,神经冲动总是由胞体传向末梢,表现为传导的单向性,这是由神经元的极性所决定的。④相对不疲劳性。高频有效电刺激连续作用于神经纤维数小时甚至十几小时,神经纤维始终能保持其传导兴奋的能力,表现为不易发生疲劳。⑤不衰减性。神经纤维在传导冲动时,不论传导距离多长,其冲动的大小,频率和速度始终不变,这一特点称为传导的不衰减性,对于保证及时、迅速和准确地完成正常的神经调节功能十分重要。

(2)轴浆运输:神经元轴突内的胞质称为轴浆。神经元胞体是神经元营养和代谢的中心,轴浆经常在胞体和轴突末梢之间流动,实现物质运输和交换,该现象称为轴浆运输。轴浆运输具有双向性,即顺向轴浆运输和逆向轴浆运输。如果切断轴突,不仅轴突远端部分发生变性,而且近端部分甚至胞体也将发生变性。可见,轴浆运输对维持神经元的结构和功能的完整性具有重要意义。

3. 神经纤维的分类 根据神经纤维兴奋传导速度的差异,将哺乳动物的周围神经纤维分为 A、B、C 三类,其中 A 类纤维再分为 α、β、γ、δ 四个亚类。根据神经纤维的直径和来源,将其分为 Ⅰ、Ⅱ、Ⅲ、Ⅳ四类,其中Ⅰ类纤维再分为Ⅰa 和Ⅰb 两个亚类。Ⅰ、Ⅱ、Ⅲ、Ⅳ类分别相当于 Aα、Aβ、Aδ、C 类后根纤维,但不完全相同。目前,前一种分类法多用于传出纤维,后一种分类法则常用于传入纤维。

(三)神经的营养性作用

神经能使所支配的组织在功能上发生变化,例如,引起肌肉收缩、腺体分泌等,这一作用称为神经的功能性作用。除此之外,神经末梢还经常释放某些营养性因子,持续地调整所支配组织的内在代谢活动,影响其持久性的结构、生化和生理的变化,这一作用称为神经的营养性作用。用局部麻醉药阻断神经冲动的传导,一般不能使所支配的肌肉发生代谢改变,表明神经的营养性作用与神经冲动关系不大。神经的营养性作用在正常情况下不易被觉察,但当神经被切断后即可明显表现出来,它所支配的肌肉内糖原合成减慢,蛋白质分解加速,肌肉逐渐萎缩。例如,脊髓灰质炎患者一旦前角运动神经元变性死亡,它所支配的肌肉将发生萎缩。

（四）神经营养因子

神经的营养性作用可使其支配的组织维持正常的代谢和功能;反过来,神经元也需要其支配的组织或其他组织的营养性支持。神经营养因子是一类由神经所支配的组织(如肌肉)和星形胶质细胞产生的,并为神经元生长与存活所必需的蛋白质分子。神经营养因子通常在神经末梢以受体介导入胞的方式进入末梢,再经逆向轴浆运输方式抵达胞体,促进胞体合成有关的蛋白质,从而发挥其支持神经元生长、发育和功能完整性的作用。近年来,人们也发现有些神经营养因子由神经元产生,经顺向轴浆运输方式到达神经末梢,对突触后神经元的形态和功能完整性起支持作用。目前已被确定的神经营养因子有神经生长因子、脑源神经营养因子、神经营养因子 3 和神经营养因子 4/5,可能还有神经营养因子 6 等。

二、突触传递

神经元之间、神经元与效应器细胞相互接触并具有信息传递功能的部位,称为突触。神经元与效应器细胞之间的突触也称接头。根据神经元互相接触的部位,通常将经典的突触分为三类(图 10-2)。①轴突-树突式突触:由前一神经元的轴突与后一神经元的树突相接触而形成的突触。这类突触最为多见。②轴突-胞体式突触:为前一神经元的轴突与后一神经元的胞体相接触而形成的突触。这类突触也较常见。③轴突-轴突式突触:为前一神经元的轴突与另一神经元的轴突相接触而形成的突触。这类突触是构成突触前抑制和突触前易化的重要结构基础。

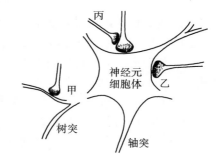

图 10-2　突触类型

注:甲为轴突-树突式突触,乙为轴突-胞体式突触,丙为轴突-轴突式突触。

在突触处的信息传递过程称为突触传递。突触传递是神经系统中信息传递的一种重要方式。神经元与神经元之间、神经元与效应器细胞之间都通过突触传递信息。由于突触数目巨大,且有可塑性,因而神经系统内的信息沟通十分复杂。

根据突触传递媒介物性质的不同,可将突触传递分为化学性突触传递和电突触传递两大类,前者的信息传递媒介物是神经递质,而后者的信息传递媒介物则为局部电流。

（一）化学性突触传递

在人和哺乳动物的神经系统中,化学性突触传递占绝大多数。根据突触前、后两部分之间有无紧密的解剖学关系,将化学性突触传递分为定向突触传递和非定向突触传递两种模式。定向突触传递是突触前末梢释放的递质仅作用于范围极为局限的突触后膜结构,如神经元之间的经典突触和神经-骨骼肌接头;非定向突触传递是突触前末梢释放的递质可扩散至距离较远和范围较广的突触后结构,如神经-心肌接头和神经-平滑肌接头,这种传递模式也称为非突触性化学传递。

1. 定向突触传递　以经典突触为例,将突触的结构和传递过程做一简单介绍。

(1) 经典突触的结构:经典的突触由突触前膜、突触间隙和突触后膜三部分构成(图10-3)。突触前神经元的轴突末梢首先分成许多小支,每个小支的末梢部分膨大成球状而形成突触小体,贴附在下一神经元的胞体或树突表面。突触前膜就是前一神经元轴突末梢的一部分膜,而与突触前膜相对的后一神经元的树突、胞体或轴突膜则称为突触后膜,两膜之间存在的间隙称为突触间隙。突触前膜和后膜较一般的神经元膜稍增厚,约7.5 nm,突触间隙宽 20～40 nm。在突触小体的轴浆内,含有大量的线粒体和囊泡,后者称为突触囊泡或突触小泡,其直径为 20～80 nm,内含高浓度的神经递质。在突触后膜上,有丰富的特异性受体或化学门控性离子通道。

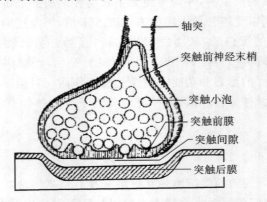

图 10-3　化学性突触结构示意图

(2) 经典突触的传递过程:当突触前神经元的兴奋传到末梢时,突触前膜发生去极化,当去极化达到一定水平时,突触前膜上电压门控钙通道开放,细胞外 Ca^{2+} 进入末梢轴浆内,导致轴浆内 Ca^{2+} 浓度的瞬时升高,由此触发突触囊泡的出胞,引起末梢递质的量子式释放。然后,轴浆内的 Ca^{2+} 通过 Na^+-Ca^{2+} 交换迅速外流,使轴浆内 Ca^{2+} 浓度迅速恢复。递质的释放量与轴浆内 Ca^{2+} 浓度呈正相关。神经递质释入突触间隙后,经扩散抵达突触后膜,作用于后膜上的特异性受体或化学门控通道,引起后膜对某些离子通透性的改变,使某些带电离子进出后膜,突触后膜即发生一定程度的去极化或超极化,从而形成突触后电位。

2. 非定向突触传递　非定向突触传递见于自主神经节后纤维与效应细胞之间的接头。如交感肾上腺素能神经元的轴突末梢有许多分支,在分支上形成串珠状的膨大结构,称为曲张体。曲张体外无施万细胞包裹,曲张体内含有大量小而具有致密中心的突触囊泡,内含有高浓度的去甲肾上腺素;但曲张体并不与突触后效应细胞(平滑肌细胞)形成经典的突触联系,而是沿着分支穿行于效应细胞的组织间隙,抵达效应细胞的近旁。当神经冲动到达曲张体时,递质从曲张体释出,以扩散的方式到达效应细胞,与膜上的相应受体结合,从而产生与突触后电位相似的接头电位。

3. 兴奋性突触后电位和抑制性突触后电位　根据突触后电位去极化和超极化的方向,可将突触后电位分为兴奋性突触后电位和抑制性突触后电位。

(1) 兴奋性突触后电位:指突触后膜在某种神经递质作用下产生的局部去极化电位变化。兴奋性突触后电位的形成机制是突触前膜释放兴奋性递质,作用于突触后膜的相应受体,使递质门控通道(化学门控通道)开放,后膜对 Na^+ 和 K^+ 的通透性增大,并且由于 Na^+ 的内流大于 K^+ 的外流,故发生净内向电流,导致后膜的局部去极化。

(2) 抑制性突触后电位:指突触后膜在某种神经递质作用下产生的局部超极化电位变化。其产生机制是抑制性中间神经元释放的抑制性递质作用于突触后膜,使后膜上的

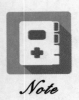
Note

递质门控氯通道开放,引起外向电流,结果使突触后膜发生超极化。此外,抑制性突触后电位的形成还可能与突触后膜钾通道的开放或钠通道和钙通道的关闭有关。

4. 突触后神经元的兴奋与抑制　由于一个突触后神经元常与多个突触前神经末梢构成突触,而产生的突触后电位既有兴奋性突触后电位,也有抑制性突触后电位,因此,突触后神经元胞体就好比是个整合器,突触后膜上电位改变的总趋势决定于同时产生的兴奋性突触后电位和抑制性突触后电位的代数和。当总趋势为超极化时,突触后神经元表现为抑制;而当突触后膜去极化并达到阈电位水平时,即可爆发动作电位。动作电位一旦爆发便可沿轴突传向末梢而完成兴奋传导;也可逆向传到胞体,其意义可能在于消除神经元此次兴奋前不同程度的去极化或超极化,使其状态得到一次刷新。因为神经元在经历一次兴奋后即进入绝对不应期,只有当绝对不应期结束后,神经元才能接受新的刺激而再次兴奋。

5. 影响化学性突触传递的因素

(1) 影响递质释放的因素:递质的释放量主要决定于进入末梢的 Ca^{2+} 量,因此,凡能影响末梢处 Ca^{2+} 内流的因素都能改变递质的释放量。例如,细胞外 Ca^{2+} 浓度升高和(或) Mg^{2+} 浓度降低使递质释放增多;反之,则递质释放减少。到达突触前末梢动作电位的频率或幅度增加,也可使进入末梢的 Ca^{2+} 量增加。此外,突触前膜上存在突触前受体,它们可在某些神经调质或递质的作用下改变递质的释放量。

(2) 影响已释放递质消除的因素:已释放的递质通常被突触前末梢重摄取,或被酶解代谢而消除,因此,凡能影响递质重摄取和酶解代谢的因素也能影响突触传递。

(3) 影响受体的因素:在递质释放量发生改变时,受体与递质结合的亲和力,以及受体的数量均可发生改变,即受体发生上调或下调,从而影响突触传递。另一方面,由于突触间隙与细胞外液相通,因此凡能进入细胞外液的药物、毒素以及其他化学物质均能到达突触后膜而影响突触传递。

6. 突触的可塑性　突触的可塑性是指突触的形态和功能可发生较为持久的改变的特性或现象。从生理学的角度看,突触的可塑性主要是指突触传递效率的改变。这一现象普遍存在于中枢神经系统,尤其是与学习和记忆有关的部位,因而被认为是学习和记忆产生机制的生理学基础。突触的可塑性主要有以下几种形式。

(1) 强直后增强:指突触前末梢在接受一短串高频刺激后,突触后电位幅度持续增大的现象。强直后增强通常可持续数分钟,最长可持续 1 h 或 1 h 以上。高频刺激时 Ca^{2+} 大量进入突触前末梢,可促进突触囊泡的动员,使递质持续大量释放,导致突触后电位持续增强。

(2) 习惯化和敏感化:习惯化是指重复给予较温和的刺激时,突触对刺激的反应逐渐减弱甚至消失的现象。相反,敏感化是指重复性刺激(尤其是伤害性刺激)使突触对原有刺激反应增强和延长,传递效率提高的现象。习惯化是由于突触前末梢钙通道逐渐失活, Ca^{2+} 内流减少,末梢递质释放减少所致。敏感化则因突触前末梢 Ca^{2+} 内流增加,递质释放增多所致。实质上是突触前易化。

(3) 长时程增强:长时程增强是指突触前神经元在短时间内受到快速重复的刺激后,在突触后神经元快速形成的持续时间较长的兴奋性突触后电位增强,表现为潜伏期缩短、幅度增高、斜率加大。与强直后增强相比,长时程增强的持续时间要长得多,最长可达数天;且由突触后神经元胞质内 Ca^{2+} 增加,而非突触前末梢轴浆内 Ca^{2+} 增加而引起。长时程增强可见于神经系统的许多部位,但研究最多最深入的是海马。在海马,有苔藓纤维长时程增强和 Schaffer 侧支长时程增强两种形式。

（4）长时程抑制：指突触传递效率的长时程降低。长时程抑制也广泛存在于中枢神经系统。在海马的 Schaffer 侧支，长时程抑制的产生机制与长时程增强有许多相似之处，它由突触前神经元在持续较长时间接受低频刺激后，突触后神经元胞质内 Ca^{2+} 少量增加而引起。

（二）电突触传递

电突触传递的结构基础是缝隙连接。缝隙连接通道允许带电离子和许多有机分子从一个细胞的胞质直接流入另一个细胞的胞质，以离子电流为基础的局部电流和突触后电位能以电紧张的形式通过电突触。两个细胞之间以电突触相连接的关系称为电紧张耦联。电突触传递一般为双向传递。由于其电阻低，因而传递速度快，几乎不存在潜伏期。电突触传递广泛存在于无脊椎动物的神经系统中，参与介导动物逃避反射中感觉与运动神经元之间的信号传递。电突触传递也存在于哺乳动物的中枢神经系统和视网膜中，主要发生在同类神经元之间，其意义就在于促进同类神经元群的同步化活动。

三、神经递质和受体

（一）神经递质和神经调质

1. 神经递质　神经递质指由突触前神经元合成并在末梢处释放，能特异性作用于突触后神经元或效应细胞的受体，并使其产生一定效应的信息传递物质。因此，神经递质是化学性突触传递最重要的物质基础。哺乳动物的神经递质种类很多，已知的达 100 多种，根据其化学结构，可将它们分成若干大类，如乙酰胆碱、单胺类、氨基酸类、肽类递质等。

2. 神经调质　除神经递质外，神经元还能合成和释放一些化学物质，它们并不在神经元之间直接起信息传递作用，而是增强或削弱神经递质的信息传递效率，这类对递质信息传递起调节作用的物质称为神经调质。神经调质所发挥的作用称为调制作用。由于递质在有的情况下也可起神经调质的作用，而在另一种情况下神经调质也可发挥神经递质的作用，因此，两者之间并无十分明显的界限。

3. 递质共存现象　两种或两种以上的神经递质（包括神经调质）共存于同一神经元内，这种现象称为递质共存。递质共存的意义在于协调某些生理功能活动。例如，猫唾液腺接受副交感神经和交感神经的双重支配，副交感神经内含乙酰胆碱和血管活性肠肽，前者能引起唾液分泌，后者则可舒张血管，增加唾液腺的血供，并增强唾液腺上胆碱能受体的亲和力，两者共同作用，结果引起唾液腺分泌大量稀薄的唾液；交感神经内含去甲肾上腺素和神经肽 Y，前者有促进唾液分泌和减少血供的作用，后者则主要收缩血管，减少血供，结果使唾液腺分泌少量黏稠的唾液。

4. 神经递质的代谢　神经递质的代谢包括神经递质的合成、储存、释放、降解、重摄取和再合成等步骤。乙酰胆碱和胺类神经递质都在有关合成酶的催化下，且多在胞质中合成，然后储存于突触囊泡内。肽类神经递质则在基因调控下，通过核糖体的翻译和翻译后的酶切加工等过程而形成。突触前末梢释放神经递质作用于受体并产生效应后很快被消除。消除的方式主要有酶促降解、被突触前末梢和突触囊泡重摄取等。乙酰胆碱的消除依靠突触间隙中的胆碱酯酶，后者能迅速水解乙酰胆碱为胆碱和乙酸，胆碱则被重摄取回末梢内，用于神经递质的再合成。去甲肾上腺素主要通过末梢的重摄取及少量通过酶解失活而被消除。肽类神经递质的消除主要依靠酶促降解。

（二）受体

受体是指位于细胞膜上或细胞内能与某些化学物质（如递质激素等）特异结合并诱发特定生物学效应的特殊生物分子。位于细胞膜上的受体称为膜受体，是带有糖链的跨膜蛋白质分子。神经系统的受体一般为膜受体，主要分布于突触后膜上，以神经递质为自然配体。能与受体特异结合，结合后能产生特定效应的化学物质，称为受体的激动剂；能与受体特异结合，但结合后本身不产生效应，反因占据受体而产生对抗激动剂效应的化学物质，则称为受体的拮抗剂或阻断剂。激动剂和拮抗剂二者统称为配体，但在多数情况下配体主要是指激动剂。

（三）主要的神经递质和受体系统

1. 乙酰胆碱及其受体 乙酰胆碱（ACh）是胆碱的乙酰酯。以乙酰胆碱为神经递质的神经元称为胆碱能神经元。胆碱能神经元在中枢分布极为广泛，如脊髓前角运动神经元，丘脑后腹核的特异感觉投射神经元等，都是胆碱能神经元。脑干网状结构上行激动系统的各个环节、纹状体、边缘系统的梨状区、杏仁核、海马等部位也都有胆碱能神经元。以乙酰胆碱为递质的神经纤维称为胆碱能纤维。在外周，支配骨骼肌的运动神经纤维、所有自主神经节前纤维、大多数副交感节后纤维（除少数释放肽类或嘌呤类神经递质的纤维外）、少数交感节后纤维（支配小汗腺的纤维和支配骨骼肌血管的交感舒血管纤维）都属于胆碱能纤维。

能与乙酰胆碱特异结合的受体称为胆碱能受体。分布有胆碱能受体的神经元称为胆碱能敏感神经元。胆碱能受体广泛分布于中枢和周围神经系统。根据药理学特性，胆碱能受体可分成两类，一类能与天然植物中的毒蕈碱结合，称为毒蕈碱受体，简称 M 受体；另一类能与天然植物中的烟碱结合，称为烟碱受体，简称 N 受体。两类受体与乙酰胆碱结合后产生不同的生物学效应。M 受体已分离出 $M_1 \sim M_5$ 五种亚型，它们均为 G 蛋白耦联受体。在外周，M 受体分布于大多数副交感节后纤维（除少数释放肽类或嘌呤类递质的纤维外）支配的效应器细胞、交感节后纤维支配的汗腺和骨骼肌血管的平滑肌细胞膜。M 受体激活后可产生一系列自主神经效应，包括心脏活动抑制，支气管和胃肠平滑肌、膀胱逼尿肌、虹膜环行肌收缩，消化腺、汗腺分泌增加和骨骼肌血管舒张等。这些作用统称为毒蕈碱样作用，简称 M 样作用。M 样作用可被 M 受体拮抗剂阿托品阻断。N 受体有 N_1 和 N_2 两种亚型，前者分布于中枢神经系统和自主神经节后神经元上，又称神经元型烟碱受体；后者位于骨骼肌神经-肌接头处的终板膜上，又称肌肉型烟碱受体。两种 N 受体亚型都是离子通道型受体。在自主神经节，小剂量乙酰胆碱作用于 N_1 受体而兴奋自主神经节后神经元，也能作用于 N_2 受体使骨骼肌收缩；而大剂量乙酰胆碱则可阻断自主神经节的突触传递。这些作用统称为烟碱样作用，简称 N 样作用。N 样作用不能被阿托品阻断，但能被筒箭毒碱、美加明等阻断。

中枢胆碱能系统几乎参与所有的中枢神经系统功能，包括学习和记忆、觉醒与睡眠、感觉与运动、内脏活动以及情绪等多方面的调节。

2. 去甲肾上腺素、肾上腺素及其受体 在中枢，以去甲肾上腺素（NE 或 NA）为递质的神经元称为去甲肾上腺素能神经元。其胞体绝大多数位于低位脑干，尤其是中脑网状结构、脑桥的蓝斑以及延髓网状结构的腹外侧部分。其纤维投射分上行部分、下行部分和支配低位脑干部分。上行部分投射到大脑皮层、边缘前脑和下丘脑；下行部分投射至脊髓后角的胶质区、侧角和前角；而支配低位脑干部分的纤维则分布于低位脑干内部。以肾上腺素（E）为递质的神经元称为肾上腺素能神经元，其胞体主要分布在延髓，其纤维投射也有上行和下行部分。在外周，以去甲肾上腺素（NE）为递质的神经纤维称为肾上腺素能纤维。多数交感节后纤维（除支配汗腺和骨骼肌血管的交感胆碱能纤维外）释放的递质是去甲肾上腺素，尚未发现以肾上腺素为递质的神经纤维。

能与去甲肾上腺素或肾上腺素结合的受体称为肾上腺素能受体，分布有肾上腺素能受体的神经元称为肾上腺素敏感神经元。肾上腺素能受体广泛分布于中枢和周围神经系统。肾上腺素能受体则可分为 α 受体和 β 受体，α 受体可分为 α_1、α_2 受体亚型，α_2 受体分布于突触前膜，为突触前受体。β 受体又可分 β_1、β_2、β_3 受体亚型。所有的肾上腺素能受体都属于 G 蛋白耦联受体。中枢去甲肾上腺素能系统的功能主要涉及心血管活动、精神情绪、体温、摄食和觉醒等方面的调节；而中枢肾上腺素能系统的功能则主要参与心血管活动的调节。在外周，多数交感节后纤维末梢支配的效应器细胞膜上都有肾上腺素能受体，但在同一效应细胞上，有的仅有 α 受体，有的仅有 β 受体，也有的兼有两种受体。例如，心肌主要存在 β 受体，血管平滑肌则有 α 和 β 两种受体，但皮肤、肾、胃肠的血管平滑肌以 α 受体为主，而骨骼肌和肝脏的血管平滑肌则以 β 受体为主。去甲肾上腺素对 α 受体的作用较强，而对 β 受体的作用则较弱。一般而言，去甲肾上腺素与 α 受体（主要是 α_1 受体）结合所产生的平滑肌效应主要是兴奋性的，包括血管、子宫、虹膜辐射状肌等的收缩，但也有抑制性的，如小肠舒张；去甲肾上腺素与 β 受体（主要是 β_2 受体）结合所产生的平滑肌效应是抑制性的，包括血管、子宫、小肠、支气管等的舒张，但与心肌 β_1 受体结合产生的效应却是兴奋性的。β_3 受体主要分布于脂肪组织，与脂肪分解有关。

3. 多巴胺及其受体　多巴胺（DA）也属于儿茶酚胺类。多巴胺系统主要存在于中枢神经系统，包括黑质-纹状体系统、中脑边缘系统和结节-漏斗三个部分。脑内的多巴胺主要由中脑黑质产生，沿黑质-纹状体投射系统分布，储存于纹状体，其中以尾核的含量最高。已发现并克隆出 $D_1 \sim D_5$ 五种受体亚型，它们都是 G 蛋白耦联受体。中枢多巴胺系统主要参与对躯体运动、精神情绪活动、垂体内分泌功能以及心血管活动等的调节。

四、反射中枢

（一）反射

反射是指在中枢神经系统的参与下，机体对内、外环境刺激所做的适应反应。反射是神经系统活动的基本方式。

反射按其形成过程分为非条件反射和条件反射两种类型。非条件反射是指生来就有、数量有限、比较固定和形式低级的反射活动，包括防御反射、吸吮反射、瞳孔对光反射等。非条件反射是人和动物在长期的种系发展中形成的。它的建立无须大脑皮层的参与，通过皮层下各级中枢即可形成。它使人和动物能够初步适应环境，对个体生存和种系生存具有重要意义。条件反射是由条件刺激引起，个体通过后天学习和训练而形成。它是反射活动的高级形式，是人和动物在个体生活过程中按照所处的生活环境，在非条件反射的基础上不断建立起来的，其数量无限，可以建立，也可消退。人和高等动物形成条件反射的主要中枢部位是大脑皮层。条件反射使人和高等动物能够更完善、更灵活地适应复杂变化的生存环境。

（二）反射的中枢整合

反射的基本过程是刺激信息经感受器、传入神经、中枢、传出神经和效应器五个反射弧环节顺序传递的过程。反射弧中最为复杂的部位是中枢。反射中枢位于脑和脊髓。在中枢只经过一次突触传递的反射，称为单突触反射。这是最简单的反射，体内唯一的单突触反射是腱反射。在中枢经过多次突触传递的反射,则称为多突触反射。人和高等动物体内的大部分反射都属于多突触反射。在整体情况下,无论是简单的还是复杂的反射,传入冲动进入脊髓或脑干后,除在同一水平与传出部分发生联系并发出传出冲动外,还有上行冲动传到更高级的中枢部位进一步整合,再由高级中枢发出下行冲动来调整反射的传出冲动。因此,通过初级和较高级水平的整合后,反射活动将更具有复杂性和适应性。

(三) 中枢神经元的联系方式

中枢神经元的数量十分巨大,尤以中间神经元为最多。在多突触反射中,中枢神经元相互连接成网,神经元之间存在多种多样的联系方式,但归纳起来主要有以下几种。

1. 单线式联系　单线式联系是指一个突触前神经元仅与一个突触后神经元发生突触联系。例如,视锥细胞与双极细胞、双极细胞与神经节细胞形成的突触联系属于单线式联系,这种联系方式可使视锥系统具有较高的分辨能力。真正的单线式联系很少见。通常将会聚程度较低的突触联系视为单线式联系。

2. 辐散和聚合式联系　辐散式联系是指一个神经元可通过其轴突末梢分支与多个神经元形成突触联系,从而使与之相联的许多神经元同时兴奋或抑制。这种联系方式在传入通路中较多见。聚合式联系是指一个神经元可接受来自许多神经元的轴突末梢而建立突触联系,因而有可能使来源于不同神经元的兴奋和抑制在同一神经元上发生整合,导致后者兴奋或抑制。这种联系方式在传出通路中较为多见。

3. 链锁式和环式联系　在中间神经元之间,由于辐散与聚合式联系同时存在而形成链锁式联系或环式联系。链锁式联系是指中间神经元在扩布神经冲动的同时,通过其侧支直接或间接地将冲动扩布到许多其他神经元。神经冲动通过链锁式联系,在空间上可扩大其作用范围。环式联系是指一个神经元通过轴突侧支与中间神经元发生联系,中间神经元反过来再与原先发生兴奋的神经元发生突触联系。神经冲动通过环式联系,或因负反馈而使活动及时终止,或因正反馈而使兴奋增强和延续。

(四) 中枢兴奋传播的特征

兴奋在反射弧中枢部分传播时,往往需要通过多次突触传递,且许多突触为化学性突触。突触传递明显不同于神经纤维上的冲动传导,主要表现为以下几方面的特征。

1. 单向传播　在反射活动中,兴奋经化学性突触传递,只能从突触前末梢传向突触后神经元,这一现象称为单向传播。因为在通常情况下,起突触传递作用的神经递质由突触前膜释放,受体则通常位于突触后膜。化学性突触传递的单向传播具有重要意义,它限定了神经兴奋传导所携带的信息只能沿着指定的路线运行。

2. 中枢延搁　兴奋在神经中枢内传导较慢,耽搁时间较长,称为中枢延搁。这是大脑中枢对刺激信号分析的结果,并且刺激信号的选择性越大,反射活动就越复杂,历经的突触也越多,分析的时间也就越长。

3. 兴奋的总和　在反射活动中,单根神经纤维传入冲动一般不能引起中枢发出传出效应;而若干神经纤维的传入冲动同时或几乎同时到达同一中枢,才可能产生传出效应。因为单根纤维传入冲动引起的兴奋性突触后电位,其去极化幅度较小,仅具有局部兴奋的性质,不足以引发突触后神经元出现动作电位。但若干传入纤维引起的多个兴奋性突触后电位可发生空间性总和与时间性总和,如果总和达到阈电位即可爆发动作电位;如果总和未到达阈电位,此时突触后神经元虽未出现兴奋,但膜电位去极化程度加大,更接近阈电位,因此表现为易化。此时只需接受较小刺激使之进一步去极化,便能达到阈电位。兴奋性突触后电位和抑制性突触后电位都可以发生时间和空间总和。

4. 兴奋节律的改变 如果测定某一反射弧的传入神经(突触前神经元)和传出神经(突触后神经元)在兴奋传递过程中的放电频率,两者往往不同。这是因为突触后神经元常同时接受多个突触前神经元的突触传递,且其自身功能状态也可能不同,加之反射中枢经过多个中间神经元接替,因此最后传出冲动的频率取决于各种影响因素的综合效应。

5. 后发放与反馈 在反射活动中,当传入刺激停止后,传出神经元仍继续发放冲动,使反射活动持续一段时间,这种现象称为后发放。后发放可发生在兴奋通过环式联系的反射通路中。此外,也见于各种神经反馈活动中。反射从感受器接受刺激至效应器产生效应看似为一开环通路,但实际常为一闭合回路,具有正或负反馈的自动控制能力。

6. 对内环境变化敏感和易疲劳 由于突触间隙与细胞外液相通,因而内环境理化因素的变化,如缺氧、CO_2过多、麻醉剂以及某些药物等均可影响化学性突触传递。另外,用高频电脉冲连续刺激突触前神经元,突触后神经元的放电频率将逐渐降低;而用同样的刺激施加于神经纤维,则神经纤维的放电频率在较长时间内不会降低。说明突触传递相对容易发生疲劳,其原因可能与神经递质的耗竭有关。

第二节 神经系统的感觉功能

感觉是神经系统的一种重要功能。各种感受器感受内、外环境刺激,产生神经冲动,冲动沿特定的感觉传导通路逐级上传至大脑皮层的特定部位,经大脑皮质神经元分析综合产生各种特定的感觉。因此,各种感觉都是由专门的感受器、特定的传入神经及中枢的特定部位共同活动而完成的。

一、感觉传导通路

由感受器经周围神经将内外环境的各种刺激所产生的神经冲动传至大脑皮质的神经通路称上行或感觉传导通路。

(一) 躯体感觉传导通路

躯体感觉包括浅感觉和深感觉两类。浅感觉为来自皮肤、黏膜的痛觉及温度觉和触-压觉;深感觉来自肌、肌腱、骨膜和关节,包括位置觉、运动觉和振动觉,也称本体感觉。

躯体感觉的传入通路一般由三级神经元接替。初级传入神经元的胞体位于后根脊神经节或脑神经节感觉神经节(三叉神经节、膝神经节、上神经节),其周围突与感受器相连,中枢突进入脊髓和脑干后发出两类分支,一类在不同水平直接或间接通过中间神经元与运动神经元相连而构成反射弧,完成各种反射,另一类经多级神经元接替后向大脑皮层投射而产生各种不同感觉。

1. 躯干、四肢的本体感觉和精细触觉传导通路 由3级神经元组成(图10-4)。第1级神经元胞体位于脊神经节,其周围突分布于肌、腱、关节等处本体觉感受器和皮肤的精细触觉感受器,中枢突经脊神经后根的内侧部进入脊髓后索,分为长的升支和短的降支。其中来自第5胸节以下的升支走在后索的内侧部,形成薄束;来自第4胸节以上的升支行于后索的外侧部,形成楔束。两束上行,分别止于延髓的薄束核和楔束核。第2级神

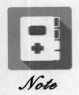

Note

经元的胞体在薄、楔束核内,由此二核发出的纤维向前绕过中央管的腹侧左右交叉,称内侧丘系交叉,交叉后的纤维行于延髓中线两侧、锥体束的背方,再转折向上,称内侧丘系,最后止于背侧丘脑的腹后外侧核。第 3 级神经元的胞体在背侧丘脑腹后外侧核,发出纤维组成丘脑中央辐射经内囊后肢主要投射至中央后回的中、上部和中央旁小叶后部,部分纤维投射至中央前回。此通路若在脊髓受损,则患者在闭眼时不能确定同侧各关节的位置和运动方向以及皮肤两点间的距离;若在内侧丘系交叉以上部位受损,则出现对侧半身的深感觉障碍。

2. 躯干、四肢的痛、温觉和粗触觉传导通路　由 3 级神经元组成(图 10-5)。第 1 级神经元胞体位于脊神经节,其周围突分布于躯干、四肢皮肤内的浅感受器;中枢突经脊神经后根进入脊髓。其中,传导痛、温觉的纤维(细纤维)在后根的外侧部入进入脊髓,再终止于第 2 级神经元;传导粗触觉的纤维(粗纤维)经后根内侧部进入脊髓,再终止于第 2 级神经元。第 2 级神经元胞体主要位于脊髓灰质后角内,它们发出纤维经白质前连合,上升 1～2 个脊髓节段到对侧的外侧索和前索内上行,组成脊髓丘脑侧束和脊髓丘脑前束,侧束的纤维传导痛、温觉,前束的纤维传导粗触觉,二者合称脊髓丘脑束。脊髓丘脑束上行,经延髓下橄榄核的背外侧,脑桥和中脑内侧丘系的外侧,终止于背侧丘脑的腹后外侧核。第 3 级神经元的胞体在背侧丘脑的腹后外侧核,它们发出的纤维称丘脑中央辐射,经内囊后肢投射到中央后回中、上部和中央旁小叶后部。在脊髓内,脊髓丘脑侧束纤维的排列有一定的次序:自外向内、由浅入深,依次排列着来自骶、腰、胸、颈部的纤维。因此,当脊髓内肿瘤压迫一侧脊髓丘脑侧束时,痛、温觉障碍首先出现在身体对侧上半部,逐渐波及下半部。若受到脊髓外肿瘤压迫,则发生感觉障碍的次序相反。

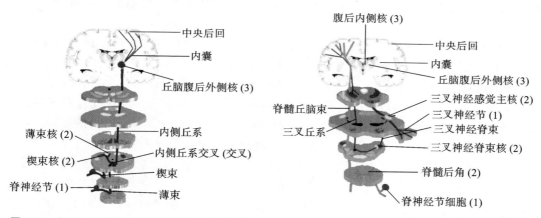

图 10-4　躯干、四肢深感觉及精细触觉传导通路　　**图 10-5　躯干、四肢及头面部浅感觉传导通路**

由于传导痛觉、温度觉和粗略触-压觉的纤维先交叉后上行,而本体感觉和精细触-压觉的纤维则先上行后交叉,所以在脊髓半离断的情况下,离断水平以下对侧的痛觉、温度觉和粗略触-压觉障碍,而同侧的本体感觉和精细触-压觉障碍。在脊髓空洞症患者,如果较局限地破坏中央管前交叉的感觉传导路径,可出现痛觉、温度觉和粗略触-压觉障碍的分离现象,即出现相应节段双侧皮节的痛觉和温度觉障碍,而粗略触-压觉基本不受影响。这是因为痛觉、温度觉传入纤维进入脊髓后,仅在进入水平的 1～2 个节段内换元并经前连合交叉到对侧,而粗略触-压觉传入纤维进入脊髓后则分成上行和下行纤维,可在多个节段内分别换元再交叉到对侧。

3. 头面部的痛、温觉和触觉传导通路　由 3 级神经元组成(图 10-5)。第 1 级神经元胞体位于三叉神经节,其周围突经三叉神经分布于头皮前部、面部皮肤及口鼻腔黏膜的有关感受器；中枢突经三叉神经根入脑桥，其中传导痛、温觉的纤维入脑再下降为三叉神经脊束，终止于三叉神经脊束核；传导触觉的纤维终止于三叉神经脑桥核。第 2 级神经元的胞体在三叉神经脊束核和脑桥核内，它们发出纤维交叉到对侧，组成三叉丘系，向上止于背侧丘脑的腹后内侧核。第 3 级神经元的胞体在背侧丘脑的腹后内侧核，发出纤维组成丘脑中央辐射，经内囊后肢投射到大脑皮质中央后回的下部。在此通路中，若三叉丘系及以上受损，则导致对侧头面部痛、温觉和触觉障碍；若三叉丘系以下受损（三叉神经脊束），则同侧头面部痛、温觉和触觉发生障碍。

（二）内脏感觉传导通路

内脏感觉的传入神经为脊神经和第Ⅶ、Ⅸ、Ⅹ对脑神经，它们的细胞体主要位于脊神经节以及第Ⅶ、Ⅸ、Ⅹ对脑神经节内（膝神经节、下神经节）。内脏感觉的传入冲动进入中枢后，沿着躯体感觉的同一通路上行，即沿着脊髓丘脑束和感觉投射系统到达大脑皮层。

（三）视觉传导通路和瞳孔对光反射通路

1. 视觉传导通路　在眼球视网膜内的视锥细胞和视杆细胞为光感受器细胞。第 1 级神经元为视网膜内的双极细胞，其周围突与视锥细胞和视杆细胞形成突触，中枢突与节细胞形成突触。第 2 级神经元为节细胞，其轴突在视神经盘处集合成视神经。视神经经视神经管入颅腔，形成视交叉后，延为视束。视束绕大脑脚向后，主要终止于外侧膝状体。在视交叉中，来自两眼视网膜鼻侧半的纤维交叉，交叉后加入对侧视束；来自视网膜颞侧半的纤维不交叉，进入同侧视束。因此，左侧视束内含有来自两眼视网膜左侧半的纤维，右侧视束内含有来自两眼视网膜右侧半的纤维。第 3 级神经元胞体在外侧膝状体内，其发出纤维组成视辐射，经内囊后肢投射到大脑皮质距状沟两侧的视皮质，产生视觉（图10-6）。

2. 瞳孔对光反射通路　在视束中，还有少数纤维经上丘臂终止于上丘和顶盖前区。上丘发出的纤维组成顶盖脊髓束，下行至脊髓，完成视觉反射。顶盖前区与瞳孔对光反射通路有关。光照一侧瞳孔，引起两眼瞳孔缩小的反应称为瞳孔对光反射。受照一侧瞳孔缩小，称直接对光反射；受照对侧瞳孔缩小，称间接对光反射。瞳孔对光反射的通路如下：光刺激→视网膜→视神经→视交叉→两侧视束→上丘臂→顶盖前区→两侧动眼神经副核→动眼神经→睫状神经节→节后纤维→瞳孔括约肌收缩→两侧瞳孔缩小。

临床检查瞳孔对光反射有助于辨别视神经损伤和动眼神经损伤。一侧视神经受损时，传入信息中断，光照患侧瞳孔，两侧瞳孔均不缩小；但光照健侧瞳孔，则两眼对光反射均存在，即患侧直接对光反射消失，间接对光反射存在。一侧动眼神经受损时，由于传出信息中断，无论光照哪一侧瞳孔，患侧对光反射都消失，即患侧直接及间接对光反射均消失。

（四）听觉传导通路

听觉传导的第 1 级神经元为蜗螺旋神经节的双极细胞，其周围突分布于内耳的螺旋器，中枢突组成蜗神经，与前庭神经一道，在延髓、脑桥交界处入脑，止于蜗神经前核和后核。第 2 级神经元胞体在蜗神经前核和后核，发出纤维大部分在脑桥内经斜方体交叉至对侧，至上橄榄核外侧折向上行，形成外侧丘系。小部分不交叉或于同侧上橄榄核换元或不换元并沿同侧外侧丘系上行。外侧丘系的纤维经中脑被盖的背外侧部大多数止于下丘。第 3 级神经元胞体在下丘，其纤维经下丘臂止于内侧膝状体。第 4 级神经元胞体在内侧膝状体，发出纤维组成听辐射经内囊后肢，止于大脑皮质颞横回，产生听觉（图 10-7）。

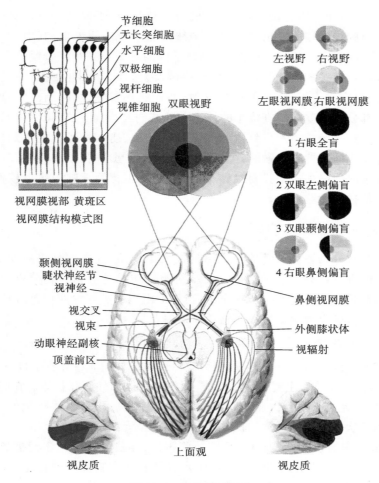

图 10-6　视觉传导通路

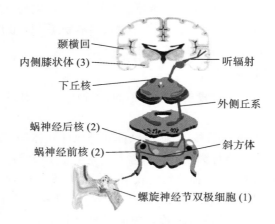

图 10-7　听觉传导通路

因此,外侧丘系以上的听觉传导通路接收两耳的听觉冲动,若一侧通路在外侧丘系以上受损(听辐射或听中枢),不会产生明显听觉障碍症状,但若损伤了中耳、内耳、蜗神经或蜗神经核病变则将导致听觉障碍。

(五)平衡觉传导通路

传导平衡觉的第 1 级神经元是前庭神经节内的双极细胞,其周围突分布于内耳半规管的壶腹嵴、球囊斑和椭圆囊斑，中枢突组成前庭神经，与蜗神经一道入脑桥，止于前庭神经核群。由前庭神经核群发出的纤维至中线两侧组成内侧纵束，其中，上升的纤维止于动眼、滑车和展神经核，完成眼肌前庭反射；下降的纤维至副神经脊髓核和上段颈髓前角细胞，完成转眼、转头的协调运动，即头眼协调反射。此外，由前庭外侧核发出的纤维组成前庭脊髓束，完成躯干、四肢的姿势反射，即伸肌兴奋、屈肌抑制。由前庭神经核群发出的纤维与部分由前庭神经直接来的纤维一起共同经小脑下脚（绳状体）进入小脑，参与平衡调节。前庭神经核还发出纤维与脑干网状结构、迷走神经背核及疑核联系，故当平衡觉传导通路或前庭器受刺激时，可引起眩晕、呕吐、恶心等症状。由前庭神经核群发出的第2级纤维向大脑皮质的投射径路不明，可能是在背侧丘脑的腹后核换神经元，再投射到颞上回前方的大脑皮质。

二、丘脑的感觉分析功能

丘脑是除嗅觉外的各种感觉传入通路的换元中继站，并向大脑皮质发出投射纤维，维持大脑皮质的觉醒状态及感觉功能。丘脑对感觉功能进行初步的分析和综合。大脑皮质下行纤维对丘脑的活动具有抑制作用，当脑部出血或脑部栓塞使这种抑制作用中断时，丘脑过度活动，则出现感觉过敏或感觉异常现象。

（一）丘脑的核团

丘脑的核团或细胞群可分为特异感觉接替核、联络核和非特异投射核三类。

1. 特异感觉接替核 主要包括腹后核、内侧膝状体和外侧膝状体。它们接受第2级感觉投射纤维，换元后投射到大脑皮层感觉区。其中腹后核是躯体感觉的中继站，内侧膝状体和外侧膝状体分别是听觉和视觉传导通路的换元站。

2. 联络核 主要包括丘脑前核、丘脑外侧腹核、丘脑枕核等。它们接受来自丘脑特异感觉接替核和其他皮层下中枢的纤维，换元后投射到大脑皮层的特定区域，其功能与各种感觉在丘脑和大脑皮层的联系协调有关。

3. 非特异投射核 指靠近丘脑中线的髓板内各种结构，主要是髓板内核群。这些细胞群接受脑干网状结构的上行纤维，通过多突触接替换元后，弥散地投射到整个大脑皮层，具有维持和改变大脑皮层兴奋状态的作用。

（二）丘脑的感觉投射系统

根据丘脑各部分向大脑皮层投射特征的不同，可把感觉投射系统分为特异投射系统和非特异投射系统。

1. 特异投射系统 丘脑腹后核、内侧膝状体和外侧膝状体等丘脑特异感觉接替核及其投射至大脑皮层的神经通路称为特异投射系统。它们投向大脑皮层的特定区域，与大脑皮层具有点对点投射关系，每一种感觉的投射路径都是专一的，故称为特异投射系统。投射纤维主要终止于皮层的第四层，形成丝球结构，与该层内神经元构成突触联系，引起特定感觉。另外，这些投射纤维还通过若干中间神经元接替，与大锥体细胞构成突触联系，从而激发大脑皮层发出、传出冲动。联络核在结构上大部分也与大脑皮层有特定的投射关系，因此也归入特异投射系统，但它不引起特定的感觉，主要起联络和协调作用。

2. 非特异投射系统 丘脑非特异投射核及其投射至大脑皮层的神经通路称为非特异投射系统。这一投射系统，源于特异感觉传导的纤维上行经过脑干时发出侧支与脑干网状结构的神经元发生突触联系，再在脑干网状结构内多次换元后到达丘脑髓板内核群，然后弥散地投射到大脑皮层的广泛区域，与皮层不具有点对点的投射关系，不能引起各种特定感觉,故这一投射途径称为非特异投射系统。该系统的上行纤维进入皮层后分布于各层内,以游离末梢的形式与皮层神经元的树突构成突触联系,起维持和改变大脑皮层兴奋状态的作用。在脑干网状结构中存在的具有上行唤醒作用的功能系统,称为脑干网状结构上行激动系统。

三、大脑皮质的感觉分析功能

各种感觉传入冲动最终投射到大脑皮层相应的代表区,通过大脑皮层的分析和综合而产生相应的感觉。因此,大脑皮层是感觉分析的最高级中枢。不同性质的感觉在大脑皮层有不同的代表区。

(一)体表感觉代表区

体表感觉代表区有第一和第二两个感觉区,其中第一感觉区更重要。

1. 第一感觉区　又称躯体感觉Ⅰ区,位于大脑皮层中央后回,是全身体表感觉的主要投射区。其感觉投射规律为:①躯干、四肢部分的感觉为交叉性投射,一侧的躯体感觉投射到到对侧大脑皮层的相应区域,但头面部感觉的投射是双侧性的;②投射区域的大小与感觉分辨精细程度有关,分辨愈精细的部位,皮质代表区愈大,如手尤其是拇指和示指的代表区面积很大,相反,躯干的代表区则很小;③投射区的空间定位总体安排是倒置的,但在头面部的代表区内部安排却是正立的。下肢的代表区在中央后回的顶部,膝以下的代表区在半球内侧面,上肢的代表区在中央后回的中间,而头面部则在中央后回的底部(图 10-8)。

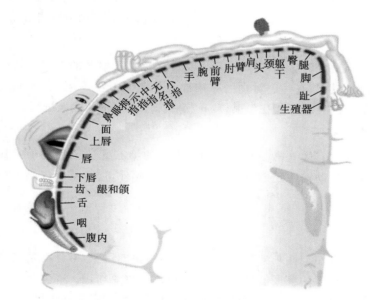

图 10-8　大脑皮质的体表感觉代表区示意图

2. 第二感觉区　中央前回与岛叶之间还存在第二感觉区,其面积小、定位差、双侧投射,分布正立而不倒置。第二感觉区仅对感觉做比较粗糙的分析。切除第二感觉区后,并不产生显著的感觉障碍。

中央后回皮层的细胞呈纵向柱状排列,从而构成感觉皮层最基本的功能单位,称为感觉柱。同一个柱内的神经元对同一感受野的同一类感觉刺激起反应,是一个传入-传出信息整合处理单位。一个细胞柱兴奋时,其相邻细胞柱则受抑制,形成兴奋和抑制镶嵌模式。这种形态和功能的特点,在第二感觉区、视区、听区和运动区中也同样存在。

此外,感觉皮层具有可塑性,表现在结构上发生动态变化或功能上重组以适应内外环境的改变。这种可塑性改变也发生在其他感觉皮层和运动皮层。皮层的可塑性表明大脑具有较好的适应能力。

(二) 本体感觉代表区

中央前回是本体感觉代表区,也是运动区。

(三) 视觉区

视觉皮层区位于大脑皮层枕叶内侧面距状裂上、下缘。其投射特征是一侧枕叶皮层视觉区接受同侧眼颞侧视网膜及对侧眼鼻侧视网膜传入纤维的投射。视网膜神经节细胞轴突和外侧膝状体以及初级视皮层之间具有点对点的投射关系。距状沟上缘接受视网膜上半部的投射,而距状沟下缘则接受视网膜下半部的投射,距状沟后部接受视网膜中央凹黄斑区的投射,而距状沟前部则接受视网膜周边区的投射。

(四) 听觉区

听觉区位于大脑皮层颞叶的颞横回与颞上回。其投射特征是双侧性的。即一侧皮层听觉区接受双侧耳蜗听觉纤维传来的冲动。

(五) 嗅觉区

嗅皮层随进化而渐趋缩小,在高等动物仅存在于边缘叶前底部,包括梨状区皮层的前部和杏仁的一部分。嗅信号可通过前联合从一侧脑传向另一侧,但两侧嗅皮层并不对称。此外,嗅皮层通过与杏仁、海马的纤维联系可引起嗅觉记忆和情绪活动。

(六) 味觉区

味觉区位于中央后回底部,即中央后回头面部感觉投射区的下方。其中有些神经元仅对单一味质发生反应,有些还对别的味质或其他刺激发生反应,表现为一定程度的信息整合。味觉信息的处理可能在孤束核、丘脑和味皮层等不同区域进行。

(七) 内脏感觉区

内脏感觉区混杂在体表第一感觉区中。人脑的第二感觉区和位于大脑半球内侧面延续于运动前区的运动辅助区也与内脏感觉有关。此外,边缘系统皮层也接受内脏感觉的投射。

四、痛觉

痛觉是机体受到伤害性刺激时产生的一种不愉快的感觉,常伴有情绪变化和防御反应。它是机体受到损害的警报信号,对于保护机体有重要作用。痛觉是许多疾病共有的症状,了解痛觉的部位、性质、时间等发生规律,对于诊治疾病具有非常重要的意义。

痛觉感受器是游离神经末梢,广泛存在于皮肤、肌肉、关节和内脏等处。各种伤害性刺激引起组织损伤并释放出一些致痛的化学物质,如 K^+、H^+、前列腺素、组织胺、5-羟色胺、缓激肽等,作用于游离神经末梢,产生痛觉传入冲动,最终引起痛觉。

(一) 皮肤痛

当伤害刺激作用于皮肤时,可先后出现两种性质不同的痛觉,即快痛和慢痛。快痛是受到刺激时立即发生的尖锐而定位明确的"刺痛",持续时间较短;稍后出现的"烧灼性的钝痛",称为慢痛,持续时间较长,定位不明确,并伴有情绪反应及心血管和呼吸的改变。

（二）内脏痛

内脏中有痛觉感受器，但无本体感受器，所含温度觉和触-压觉感受器也很少。因此，内脏感觉主要是痛觉。内脏痛的特点是：①发生缓慢，持续时间较长，定位模糊常伴有情绪反应。定位模糊是内脏痛最为主要的特点，如腹痛时患者常不能说出所发生疼痛的明确位置，因为痛觉感受器在内脏的分布要比在躯体稀疏得多；发生缓慢，持续时间较长，即主要表现为慢痛，常呈渐进性增强，但有时也可迅速转为剧烈疼痛。②对机械性牵拉、痉挛、缺血和炎症等刺激敏感，而对切割、烧灼等通常易引起皮肤痛的刺激却不敏感，中空内脏器官（如胃、肠、胆囊和胆管等）壁上的感受器对扩张性刺激和牵拉性刺激十分敏感。③常伴有牵涉痛。

（三）牵涉痛

某些内脏病变往往可引起体表一定部位发生疼痛或痛觉过敏的现象，称为牵涉痛。内脏器官疾患引起牵涉痛的部位有一定规律。如心绞痛时，可出现左臂内侧和心前区疼痛；胆囊炎、胆结石时，可出现右肩胛部疼痛。牵涉痛的产生机制尚未十分清楚，目前认为是患病内脏与发生牵涉痛的皮肤部位受同一脊髓节段的后根神经传入（图 10-9）。认识牵涉痛对某些疾病的诊断具有一定的帮助。

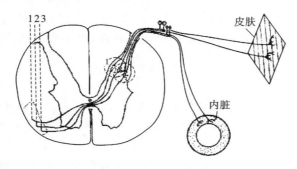

图 10-9　牵涉痛产生机制

注：1，传导体表感觉的后角细胞；2，传导体表和内脏感觉共用的后角细胞；3，传导内脏感觉的后角细胞。

第三节　神经系统对躯体运动的调节

各种躯体运动都是在中枢神经系统的调控下完成的。中枢神经系统通过调控骨骼肌的肌紧张，保持身体平衡，维持一定的姿势，并通过多肌群的协调活动完成各种运动。躯体运动的正常进行需要适当的身体姿势作为背景和基础。所以，中枢神经系统对躯体运动的调节包含了对姿势的调节。

一、脊髓对躯体运动的调节

脊髓是调控躯体运动的初级中枢，在很大程度上受高位中枢的控制。脊髓前角 α 运动神经元有"躯体运动反射的最后公路"之称。

（一）脊髓前角运动神经元及运动单位

1. 脊髓前角运动神经元　在脊髓灰质的前角中存在大量的运动神经元，即 α、β 和 γ

运动神经元,它们的轴突构成躯体运动神经纤维,这些纤维直达所支配的骨骼肌。它们的末梢均释放乙酰胆碱。α运动神经元的数量较多,胞体大小不等,它们发出的纤维支配梭外肌纤维,其中大的α运动神经元支配快肌纤维,小的α运动神经元支配慢肌纤维。α运动神经元接受从脑干到大脑皮层等高级运动中枢的下传信息,也接受来自皮肤、肌肉和关节等外周的传入信息,将信息汇聚整合后产生一定的反射传出冲动,到达效应器官,故α运动神经元被认为是躯体运动反射的最后公路。正是由于α运动神经元对来自高位中枢和外周的传入信息的整合,最终发出一定形式和频率的冲动到达支配的骨骼肌,从而引发随意运动,调节姿势,协调不同肌群的活动,使躯体运动得以平稳和精确地进行。γ运动神经元的数目较少,其胞体体积也较小,属于小运动神经元。它们所发出的纤维支配骨骼肌的梭内肌纤维。γ运动神经元的兴奋性较α运动神经元的兴奋性高,常以较高频率持续放电,其作用是调节肌梭感受器对牵拉刺激的敏感性,与肌紧张的产生有关。β运动神经元发出的纤维对梭内肌纤维和梭外肌纤维都有支配,但功能还不清楚。

2. 运动单位　α运动神经元的轴突末梢在其所支配的肌肉中分成若干小支,每一小支支配一条肌纤维。由一个α运动神经元及其所支配的全部肌纤维组成的功能单位,称为运动单位。运动单位大小不一,取决于α运动神经元轴突末梢分支的多少。如一个支配四肢肌肉的α运动神经元所支配的肌纤维数目可达2000条左右,这有利于肌肉收缩时产生较大的肌张力。而一个支配眼外肌的运动神经元仅支配10条左右的肌纤维,这有利于眼外肌进行精细灵巧的活动。由于一个运动单位的肌纤维与其他运动单位的肌纤维交叉分布,所以,即使只有少数运动神经元兴奋,肌肉收缩所产生的张力也是均匀的。

(二)脊髓休克

在动物实验中,为了保持动物的呼吸功能,通常在第五颈髓水平以下将动物的脊髓切断,以保留膈神经对膈肌呼吸运动的支配。这种脊髓与高位中枢离断的动物,称为脊髓动物,简称脊动物。

当脊髓突然与高位中枢离断后,离断面以下的脊髓会暂时丧失所有的反射活动能力而进入无反应的状态,这种现象称为脊髓休克。脊髓休克的主要表现为:离断面以下的脊髓所支配的躯体与内脏反射活动均减退以致消失,如骨骼肌肌紧张度降低甚至消失,外周血管扩张,血压下降,发汗反射消失,粪、尿潴留。脊髓休克现象持续一段时间后,各种脊髓反射活动可逐渐恢复。脊髓休克恢复的快慢与动物的进化水平有关。动物愈低等,恢复愈快,如蛙几分钟即可恢复,猫、犬数小时乃至数日恢复,猴数日或数周恢复,人则需数周乃至数月才能恢复。在反射恢复过程中,首先是一些比较简单的、原始的反射恢复,如屈肌反射和腱反射等。然后是比较复杂的反射恢复,如对侧伸肌反射和搔爬反射等。在脊髓躯体反射恢复后,部分内脏反射也能恢复,如血压逐渐上升达一定水平,并出现一定的排便、排尿反射,此时的反射难以用意识控制,往往不能很好地适应机体生理功能的需要。离断面以下的感觉及随意运动能力将永久丧失。脊髓休克的产生与恢复,说明脊髓能完成某些简单的反射,但这些反射平时在高位中枢控制下不易表现出来。脊髓休克恢复后伸肌反射往往减弱而屈肌反射往往增强,说明高位中枢平时具有易化伸肌反射和抑制屈肌反射的作用。

(三)脊髓对姿势反射的调节

中枢神经系统可通过反射调节骨骼肌的紧张度或产生相应的运动,以保持或改变躯体在空间的姿势,这种反射称为姿势反射。脊髓水平能完成的姿势反射有对侧伸肌反射、牵张反射和节间反射等。

1. 对侧伸肌反射　当脊动物一侧肢体的皮肤受到伤害性刺激时,可反射性引起受刺激的一侧肢体关节的屈肌收缩而伸肌舒张,使肢体屈曲,称为屈肌反射。该反射具有保护意义,但不属于姿势反射。若加大刺激强度,则可在同侧肢体发生屈曲的基础上出现对侧肢体伸展,这种反射称为对侧伸肌反射。对侧伸肌反射是一种姿势反射,在保持躯体平衡中具有重要意义。

2. 牵张反射　牵张反射是指有完整神经支配的骨骼肌在受外力牵拉而伸长时引起的被牵拉的同一肌肉收缩的反射活动。它是维持机体姿势及完成躯体运动的基础。正常情况下,牵张反射受高位中枢的调控。

(1)牵张反射的过程:牵张反射的完成需要完整的反射弧。牵张反射的感受器是肌梭。肌梭位于一般肌纤维之间,呈梭状,长数毫米,其外包被结缔组织囊。囊内所含肌纤维(6～8根)称为梭内肌纤维,囊外一般肌纤维则称为梭外肌纤维。肌梭与梭外肌纤维平行排列,呈并联关系。梭内肌纤维由位于两端的收缩成分和位于中间的感受装置构成,两者呈串联关系。梭内肌纤维分核袋纤维和核链纤维两类。肌梭的传入神经纤维有Ⅰa和Ⅱ类纤维两类,分布于梭内肌纤维的中间感受装置部位。前者的末梢呈螺旋形缠绕于核袋纤维和核链纤维的感受装置部位;后者的末梢呈花枝状,主要分布于核链纤维的感受装置部位。两类纤维都终止于脊髓前角的α运动神经元。α运动神经元的传出纤维支配梭外肌纤维。γ运动神经元的传出纤维支配梭内肌纤维的收缩成分,其末梢有两种:一种为板状末梢,支配核袋纤维;另一种为蔓状末梢,支配核链纤维。由此可见,牵张反射的反射中枢位于脊髓,传入神经为肌梭的传入神经纤维,传出神经是α传出纤维,效应器是梭外肌。该反射弧的特点是感受器和效应器位于同一骨骼肌。当骨骼肌受外力牵拉伸长时,梭内肌感受装置被动拉长,使螺旋形末梢发生变形,导致Ⅰa类纤维传入冲动增加,冲动频率与肌梭被牵拉的程度成正比,肌梭传入冲动增加可引起支配同一肌肉的α运动神经元兴奋,使梭外肌收缩,从而形成一次牵张反射。相反,当α运动神经元受刺激,使梭外肌纤维缩短时,肌梭也缩短,肌梭感受装置所受的牵拉刺激也减少,Ⅰa类传入纤维放电量也减少或消失。可见,肌梭是一种长度感受器。刺激γ传出纤维,可使肌梭收缩成分收缩,其收缩强度并不足以使整块肌肉缩短,但可牵拉肌梭感受装置,引起Ⅰa类传入纤维放电增加。γ运动神经元的兴奋性较高,常以较高频率持续放电。在整体情况下,即使肌肉不活动,α运动神经元无放电时,有些γ运动神经元仍持续放电;α运动神经元活动增加时,γ运动神经元放电也相应增加。这表明梭外肌收缩时梭内肌也收缩,显然,这可防止梭外肌收缩肌梭因受牵拉刺激减少而停止放电,所以,γ传出的作用是调节肌梭感受器对牵拉刺激的敏感性。在整体情况下,γ传出主要受高位中枢下行通路的调控,通过调节和改变肌梭的敏感性和躯体不同部位的牵张反射的阈值,以适应控制姿势的需要。Ⅰa和Ⅱ类纤维的传入冲动进入脊髓后,除产生牵张反射外,还通过侧支和中间神经元接替上传到小脑和大脑皮层感觉区。核链纤维上Ⅱ类纤维的功能可能与本体感觉的传入有关。

(2)牵张反射的类型:有腱反射和肌紧张两种类型。①腱反射:快速牵拉肌腱时引起的牵张反射,称为腱反射,表现为被牵拉肌肉迅速而明显地缩短。例如,叩打股四头肌肌腱时引起股四头肌收缩的膝反射。腱反射的效应器是收缩较快的快肌纤维,是一种单突触反射。所以完成一次腱反射的时间很短。②肌紧张:肌紧张是指缓慢持续牵拉肌腱时发生的牵张反射,其表现为受牵拉的肌肉发生紧张性收缩,产生一定的肌张力,以阻止肌肉被拉长,不表现为明显的动作,故又称紧张性牵张反射。肌紧张的效应器是收缩较慢

167

的慢肌纤维,是一种多突触反射。肌紧张是维持躯体姿势最基本的反射活动,也是随意运动的基础。例如,人体取直立体位时,由于重力的作用,头部将向前倾,胸和腰将不能挺直,髋关节和膝关节也将屈曲,颈部某些肌群及下肢的某些伸肌群就会受到牵拉,继之反射性地引起这些肌肉发生收缩,肌紧张加强,对抗关节屈曲,使人能抬头、挺胸、伸腰、直腿,从而保持人体的直立姿势。由于肌紧张只是抵抗肌肉被牵拉,为同一肌肉的不同运动单位进行交替性的收缩,而不是同步收缩,因此不表现明显的动作,并且能持久地进行而不易发生疲劳。

伸肌和屈肌都有牵张反射,在人类,伸肌是抗重力肌,所以脊髓的牵张反射主要表现在伸肌。临床上常采用检查腱反射和肌紧张(肌张力)的方法,来了解神经系统的功能状态。腱反射和肌紧张减弱或消失,常提示其反射弧的完整性受到损害或中断;腱反射和肌紧张亢进,则常提示高位中枢的病变,因为牵张反射受高位中枢的调控。

3. 节间反射　由于脊髓相邻节段的神经元之间存在突触联系,故在与高位中枢失去联系后,脊髓依靠上下节段的协同活动也能完成一定的反射活动,这种反射称为节间反射。

二、脑干对躯体运动的调节

在运动调控系统中,脑干居于大脑与脊髓之间,运动传导通路及各种感觉反馈通路均穿行其间,因而具有上下沟通的作用。脑干对躯体运动的调节,主要是通过脑干网状结构对肌紧张的调节来实现的。脑干通过对肌紧张的调节可完成复杂的姿势反射。

(一) 脑干对肌紧张的调节

1. 脑干网状结构的抑制区和易化区　动物实验证明,脑干网状结构中存在使肌紧张减弱的区域,称为抑制区。也有使肌紧张增强的区域,称为易化区。易化区分布于脑干的中央区域,包括延髓网状结构的背外侧部分、脑桥的被盖、中脑的中央灰质及被盖,也包括下丘脑和丘脑中线核群等。抑制区位于延髓网状结构的腹内侧部分(图 10-10)。二者相比,易化区较大,活动较强,在肌紧张的平衡调节中略占优势。脑其他结构中也存在调节肌紧张的区域或核团。如大脑皮层运动区、纹状体、小脑前叶蚓部等区域有抑制肌紧张的作用;而延髓的前庭核、小脑前叶两侧部和后叶中间部等部位则有易化肌紧张的作用。这些核团与脑干网状结构抑制区和易化区存在结构和功能上的联系,通过脑干网状结构的抑制区和易化区影响肌紧张。正常情况下,脑干网状结构的这两种作用相互拮抗而保持相对平衡,以维持适宜的肌紧张。

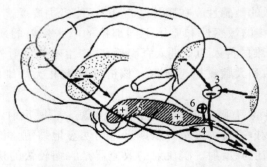

图 10-10　脑干网状结构下行抑制(一)和易化(十)系统示意图
注:1,大脑皮层;2,尾状核;3,小脑;4,网状结构抑制区;5,网状结构易化区;6,延髓前庭。

2. 去大脑僵直 将动物麻醉后,在中脑上、下丘之间切断脑干,当麻醉药作用过去后,动物即出现伸肌过度紧张,表现为四肢伸直,坚硬如柱,头尾昂起,脊柱挺硬,呈角弓反张状态,这种现象称为去大脑僵直(图 10-11)。去大脑僵直是抗重力肌(伸肌)紧张增强的表现,是在脊髓牵张反射的基础上发展起来的一种过强的牵张反射。去大脑僵直是由于切断了大脑皮层和纹状体等部位与脑干网状结构的功能联系,使抑制区的活动相对减弱,造成易化区活动明显占优势的结果。

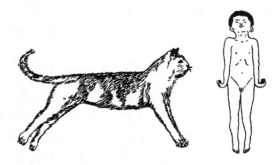

图 10-11 去大脑僵直示意图

人类也可出现类似现象。当蝶鞍上囊肿引起皮层与皮层下结构失去联系时,可出现明显的下肢伸肌僵直及上肢的半屈状态,称为去皮层僵直,这也是抗重力肌肌紧张增强的表现。人类在中脑疾患时,可出现去大脑僵直现象,表现为头后仰、四肢均僵硬伸直、上臂内旋、手指屈曲等。临床上出现去大脑僵直往往提示病变已严重侵犯脑干,提示预后不良。

（二）脑干对姿势的调节

由脑干整合而完成的姿势反射有状态反射、翻正反射等。

1. 状态反射 头部在空间的位置发生改变以及头部与躯干的相对位置发生改变,都可反射性地改变躯体肌肉的紧张性,这一反射称为状态反射。状态反射包括迷路紧张反射和颈紧张反射。

（1）迷路紧张反射:内耳迷路的椭圆囊和球囊的传入冲动对躯体伸肌紧张的反射性调节。其反射中枢主要是前庭核。在去大脑动物,当动物取仰卧位时伸肌紧张性最高,而取俯卧位时伸肌紧张性则最低。这是因头部位置不同,位砂膜受不同的重力影响,使囊斑上各毛细胞顶部不同方向排列的纤毛受到不同的刺激而引起。

（2）颈紧张反射:颈部扭曲时颈部脊椎关节韧带和肌肉本体感受器的传入冲动对四肢肌肉紧张的反射性调节。其反射中枢位于颈部脊髓。当头向一侧扭转时,下颏所指一侧的伸肌紧张性加强;若头后仰时,则前肢伸肌紧张性加强,而后肢伸肌紧张性降低;若头前俯时,则前肢伸肌紧张性降低,而后肢伸肌紧张性加强。人类在去皮层僵直的基础上,也可出现颈紧张反射,即当颈部扭曲时,下颏所指一侧的上肢伸直,而对侧上肢则处于更屈曲状态。

在正常情况下,状态反射常受高级中枢的抑制而不易表现出来,因此只有在去大脑动物才明显可见。

2. 翻正反射 正常动物可保持站立姿势,若将其推倒则可翻正过来,这种反射称为翻正反射。例如,使动物四足朝天从空中落下,则可清楚地观察到动物在坠落过程中首先是头颈扭转,使头部的位置翻正,然后前肢和躯干紧随着扭转过来,接着后肢也扭转过来,最后四肢安全着地。这一过程包括一系列的反射活动,最先是头部空间位置的不正常,刺激视觉与内耳迷路平衡觉,从而引起头部的位置翻正;头部翻正后,头与躯干之间的位置不正常,刺激颈部关节韧带及肌肉本体感受器,从而使躯干的位置也翻正。在翻正反射中,视觉器官与前庭器官起着重要作用。

三、小脑对躯体运动的调节

小脑皮层接受来自脊髓、脑干和大脑皮层的传入投射;小脑皮层发出的传出纤维经由小脑深部核中转后投向脑干有关核团和大脑皮层。根据小脑的传入、传出纤维联系可将其分为前庭小脑、脊髓小脑和皮层小脑三个功能部分。它们分别与维持身体平衡、调节肌紧张、协调随意运动有关。

(一) 前庭小脑

前庭小脑,又称古小脑,主要由绒球小结叶构成,与之邻近的小部分蚓垂也可归入此区。前庭小脑的主要功能是参与维持身体平衡。前庭小脑与前庭器官及前庭核有密切的纤维联系。前庭小脑与前庭核有双向纤维联系,它接受来自前庭核纤维的投射,其传出纤维又经前庭核换元,再经前庭脊髓束抵达脊髓前角内侧部分的运动神经元,控制躯干和肢体近端肌肉的活动,以参与身体姿势平衡功能的调节。前庭小脑维持身体平衡的反射途径为:前庭器官→前庭核→绒球小结叶→前庭核→脊髓前角运动神经元→躯干和肢体近端肌肉,从而控制躯体的平衡。被切除绒球小结叶的猴或第四脑室出现肿瘤压迫损伤绒球小结叶的患者,可出现步基宽(站立时两脚之间的距离增宽)、站立不稳、步态蹒跚和容易跌倒等身体平衡障碍的症状,但在躯体得到支持物扶持时,其随意运动仍能协调进行。

此外,前庭小脑也接受经脑桥核中转的来自外侧膝状体、上丘和视皮层等处的视觉传入信息,并通过对眼外肌的调节而控制眼球的运动,从而协调头部运动时眼的凝视运动。猫在切除绒球小结叶后可出现位置性眼震颤,即当其头部固定于某一特定位置时出现的眼震颤。这一功能活动实际上与身体平衡的调节是密切配合的。

(二) 脊髓小脑

脊髓小脑,又称旧小脑,由蚓部和半球中间部组成。脊髓小脑的主要功能是调节正在进行过程中的运动,协助大脑皮层对随意运动进行适时的控制。脊髓小脑与脑干、脊髓有大量的纤维联系。这部分小脑主要接受来自脊髓和三叉神经的传入,也接受视觉和听觉信息的传入。蚓部的传出纤维向顶核投射,经前庭核和脑干网状结构下行至脊髓前角内侧部分的运动神经元,也经丘脑外侧腹核上行至运动皮层的躯体近端代表区。半球中间部的传出纤维向间位核投射,经红核大细胞部下行至脊髓前角的外侧部分,也经丘脑外侧腹核上行至运动皮层的躯体远端代表区。当运动皮层向脊髓发出运动指令时,通过皮层脊髓束的侧支向脊髓小脑传递有关运动指令的“副本”;另外,运动过程中来自肌肉与关节等处的本体感觉传入以及视、听觉传入等也到达脊髓小脑。脊髓小脑将来自皮层运动的指令和来自外周的反馈信息加以比较和整合,察觉运动执行情况和运动指令之间的误差,一方面向大脑皮层发出矫正信号,修正运动皮层的活动,使其符合当时运动的实际情况;另一方面通过脑干-脊髓下行途径调节肌肉的活动,纠正运动的偏差,使运动能按运动皮层预定的目标和轨道准确进行。

脊髓小脑受损后,由于不能有效利用来自大脑皮层和外周感觉的反馈信息来协调运动,因而运动变得笨拙而不准确,表现为随意运动的力量、方向及限度发生紊乱。例如,患者不能完成精巧动作,肌肉在动作进行过程中抖动而把握不住方向,指物不准,快接近所指目标时,尤其在精细动作的终末出现震颤,称为意向性震颤;行走时跨步过大而躯干落后,以致容易倾倒,或走路摇晃呈酩酊蹒跚状,沿直线行走则更不平稳;不能进行拮抗肌轮替快复动作(如上臂不断交替进行内旋与外旋),且动作越迅速则协调障碍越明显,但在静止时则无肌肉运动异常的表现。以上这些动作协调障碍统称为小脑性共济失调。

此外,脊髓小脑还具有调节肌紧张的功能。小脑对肌紧张的调节具有抑制和易化双重作用,分别通过脑干网状结构抑制区和易化区而发挥作用。抑制肌紧张的区域是小脑前叶蚓部;易化肌紧张的区域是小脑前叶两侧部和后叶中间部。在进化过程中,小脑的肌紧张抑制作用逐渐减退,而易化作用逐渐增强。所以,脊髓小脑受损后,易化作用减弱,可出现肌张力减退、四肢乏力。

(三)皮层小脑

皮层小脑,又称新小脑,指半球外侧部。皮层小脑主要经脑桥核接受大脑皮层感觉区、运动区、联络区的投射,其传出纤维先后经齿状核、红核小细胞部、丘脑腹外侧核换元后,再回到大脑皮层运动区,从而使皮层小脑与与大脑皮层感觉区、运动区和联络区构成回路。还有一类纤维投射到红核小细胞部,换元后发出纤维投射到下橄榄主核和脑干网状结构。投射到下橄榄主核的纤维,换元后经橄榄小脑束返回到皮层小脑,形成小脑皮层的自身回路。投射到脑干网状结构的纤维,换元后经网状脊髓束下达脊髓。皮层小脑的主要功能是通过与大脑皮层感觉区、运动区和联络区之间的联合活动,参与随意运动的策划和运动程序的编制。

四、基底神经节对躯体运动的调节

基底神经节是指大脑皮层下一些核团的总称。在人和哺乳动物,基底神经节为皮层下调节结构,但与大脑皮层构成回路。与躯体运动调节有关的主要是纹状体。纹状体包括在发生上较新的新纹状体(尾核和壳核)和发生上较古老的旧纹状体(苍白球)。此外,丘脑底核和中脑黑质在功能上与基底神经节密切相关,因此也被归入其中。基底神经节与大脑皮层之间形成神经回路,与脊髓之间没有直接的往返联系。基底神经节通过与大脑皮层形成的神经回路,参与运动的策划和运动程序的编制。

(一)基底神经节的纤维联系

1. 基底神经节与大脑皮层之间的神经回路　基底神经节与大脑皮层之间的纤维联系,形成神经回路。基底神经节的新纹状体接受大脑皮层的兴奋性纤维投射,其传出纤维是从苍白球内侧部经丘脑前腹核和外侧腹核接替后又回到大脑皮层运动前区和前额叶。在此神经回路中,从新纹状体到苍白球内侧部的投射途径有两条,即直接通路和间接通路。直接通路是指新纹状体直接向苍白球内侧部投射的路径;间接通路则为新纹状体先后经过苍白球外侧部和丘脑底核两次中继后到达苍白球内侧部的多突触投射路径。大脑皮层对新纹状体的作用是兴奋性,其递质是谷氨酸;从新纹状体到苍白球内侧部,以及从苍白球内侧部再到丘脑前腹核和外侧腹核的投射纤维都是抑制性的,其递质为γ-氨基丁酸。当大脑皮层发放神经冲动激活新纹状体-苍白球内侧部的直接通路时,苍白球内侧部的活动被抑制,使后者对丘脑前腹核和外侧腹核的抑制作用减弱,丘脑的活动增强,这种现象为去抑制。由于丘脑-皮层的投射系统是兴奋性的,因此,直接通路的活动最终能够易化大脑皮层发动运动。从新纹状体-苍白球外侧部-丘脑底核的通路中同样存在去抑制现象,而由丘脑底核-苍白球内侧部的投射纤维是兴奋性的,其递质是谷氨酸。因此,当间接通路的兴奋时,苍白球外侧部活动被抑制,使其对丘脑底核的抑制作用减弱,加强苍白球内侧部对丘脑-皮层的投射系统的抑制,从而对大脑皮层发动运动产生抑制作用。正常情况下,两条通路相互拮抗,但以直接通路活动为主,并保持平衡状态。一旦两条通路中的某一环节或某种神经递质异常,就会引起运动障碍。

2. 黑质-纹状体投射系统 黑质可分为致密部和网织部两个部分。黑质-纹状体多巴胺能投射系统由黑质致密部发出。新纹状体内细胞密集,主要有投射神经元和中间神经元两类细胞。中型多棘神经元属于投射神经元,是新纹状体内主要的信息整合神经元,其主要递质是 γ-氨基丁酸(GABA)。中型多棘神经元除接受来自大脑皮层的谷氨酸能投射纤维外,还接受中脑黑质致密部多巴胺能纤维投射,构成黑质-纹状体投射系统。此外,也接受新纹状体内 γ-氨基丁酸能和胆碱能抑制性中间神经元的纤维投射。中型多棘神经元有两种类型,它们的细胞膜上分别存在 D_1 和 D_2 受体,而其传出纤维分别投射到苍白球内侧部和苍白球外侧部,从而形成新纹状体-苍白球内侧部之间的直接通路和间接通路。黑质-纹状体多巴胺能纤维末梢释放的多巴胺通过激活 D_1 受体时可增强直接通路的活动,而通过激活 D_2 受体时则可抑制传出神经元的活动,从而抑制间接通路的作用。尽管两种不同受体介导的突触传递效应不同,但殊途同归,最终对大脑皮层产生的效应却是相同的,即都能使丘脑-皮层投射系统活动加强,从而易化大脑皮层发动运动。

（二）与基底神经节损害有关的疾病

基底神经节的损害主要表现为两类运动障碍。

1. 肌紧张过强而运动过少的疾病 这类疾病的典型代表是帕金森病。帕金森病又称震颤麻痹,其主要症状是全身肌紧张度增高,肌肉强直,随意运动减少,动作缓慢,面部表情呆板,常伴有静止性震颤。运动症状主要表现在动作的准备阶段,而动作一旦发起,则可继续进行。帕金森病的病因是双侧黑质病变,多巴胺能神经元变性受损。

2. 肌紧张不全而运动过多的疾病 这类疾病有亨廷顿病和手足徐动症等。亨廷顿病又称舞蹈病,其主要表现为不自主的上肢和头部的舞蹈样动作,伴肌张力降低等症状。其病因是双侧新纹状体病变,新纹状体内 γ-氨基丁酸能中间神经元变性或遗传性缺损。

五、大脑皮层对躯体运动的调节

大脑皮层是调节躯体运动的最高级、最复杂的中枢。它接受感觉信息的传入,并根据机体对环境变化的反应和意愿,策划和发动随意运动。大脑皮层在躯体运动控制中的作用主要有以下两个方面:①皮层运动区,制订运动计划,编制运动程序,发动始动指令;②运动传导系统,将运动指令传给低级控制中枢。

（一）大脑皮层运动区

1. 主要运动区 主要运动区包括中央前回和运动前区,是控制躯体运动最重要的区域(图 10-12)。它们接受本体感觉冲动,感受躯体的姿势和躯体各部分在空间的位置及运动状态,并根据机体的需要和意愿,调整和控制全身的运动。对躯体运动的控制具有如下特征:①对躯体运动的调节为交叉性支配,即一侧皮层支配对侧躯体的肌肉。但在头面部,除下部面肌和舌肌受对侧支配外,其余部分均为双侧性支配。②皮层代表区的大小与运动的精细和复杂程度有关。运动越精细、越复杂,其皮层代表区的面积越大。例如,手和五指所占的皮层代表区的面积几乎与整个下肢所占的代表区大小相等。拇指的代表区的面积可为躯干代表区的若干倍。③运动代表区功能定位总体安排是倒置的,即下肢的代表区在皮层顶部,膝关节以下肌肉的代表区在半球内侧面;上肢的代表区在中间部;而头面部肌肉的代表区在底部,但头面部代表区的内部安排是正立的。

Note

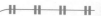

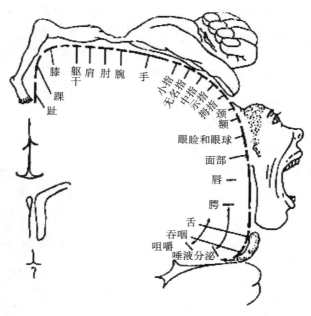

图 10-12 大脑皮层运动区示意图

2. 其他运动区 人与猴的运动辅助区位于两半球内侧面，扣带回沟以上，4 区之前的区域。电刺激该区引起的肢体运动一般为双侧性的，破坏该区可使双手协调性动作难以完成，复杂动作变得笨拙。此外，第一感觉区和后顶叶皮层区都与运动有关。

在大脑皮层运动区也可见到类似感觉区的纵向柱状排列，从而组成运动皮层的基本功能单位，即运动柱。一个运动柱可控制同一关节几块肌肉的活动，而一块肌肉可接受几个运动柱的控制。

（二）运动传导通路

运动传导通路是指大脑皮层至躯体运动效应器之间的神经联系，主要管理骨骼肌的运动，包括锥体系和锥体外系两个部分。

1. 锥体系 锥体系管理骨骼肌的随意运动，由上运动神经元和下运动神经元组成。上运动神经元的胞体主要位于中央前回皮质中，由位于中央前回和中央旁小叶前部的巨型锥体细胞和其他类型的锥体细胞以及位于额、顶叶部分区域的锥体细胞组成，上述神经元的轴突共同组成锥体束，其中，下行至脊髓前角运动神经元的纤维束称皮质脊髓束；下行至脑干脑神经运动核的纤维束称皮质核束。下运动神经元的胞体位于脑神经运动核和脊髓前角内，其轴突参与周围神经的组成。

（1）皮层脊髓束：由皮层发出，经内囊后肢、脑干下行，到达脊髓前角运动神经元的传导束，称为皮层脊髓束（图 10-13）。皮层脊髓束中约 80% 的纤维在延髓锥体跨过中线，在对侧脊髓外侧索下行而形成皮层脊髓侧束。侧束纵贯脊髓全长，其纤维终止于同侧脊髓前角外侧部分的运动神经元。皮层脊髓侧束在种系发生上较新，其功能是控制四肢远端肌肉的活动，与精细的、技巧性的运动有关。皮层脊髓束中约 20% 的纤维在延髓不跨越中线，在脊髓同侧前索下行而形成皮层脊髓前束。前束一般只下降到脊髓胸段，其纤维通过中间神经元接替后，终止于双侧脊髓前角内侧部分的运动神经元。皮层脊髓前束在种系发生上较古老，其功能是控制躯干和四肢近端肌肉，尤其是屈肌的活动，与姿势的维持和粗大的运动有关。

（2）皮层脑干束：由皮层发出，经内囊膝部到达脑干内各脑神经运动核的传导束，称为皮层脑干束，又称皮层核束（图 10-14）。其功能是支配头面部的肌肉。皮层脑干束的大部分纤维终止于双侧脑神经运动神经元（动眼神经核、滑车神经核、展神经核、三叉神经运动核、面神经核上部、疑核、副神经核）；小部分纤维则交叉至对侧，止于面神经核下部和舌下神经核，支配眼裂以下的面肌和舌肌。

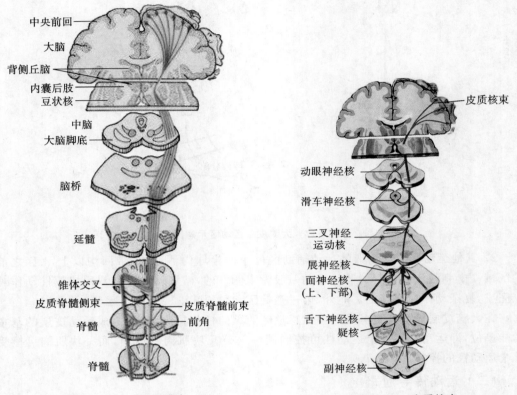

图 10-13　皮质脊髓束　　　　　　　图 10-14　皮质核束

锥体系的任何部位损伤都可引起其支配区的随意运动障碍。上、下运动神经元损伤后的表现是不同的。①上运动神经元损伤系指脊髓前角细胞和脑神经运动核以上的锥体系损伤，称为核上瘫。表现为随意运动障碍，肌张力增高，故称痉挛性瘫痪（硬瘫）。这是由于上运动神经元损伤失去对下运动神经元抑制的缘故，但肌肉不萎缩。此外，还有深反射亢进，浅反射减弱或消失和病理反射出现等，常见于脑内高位中枢损伤，如内囊出血引起的中风。②下运动神经元损伤系指脊髓前角细胞和脑神经运动核以下的锥体系损伤，称为核下瘫。表现为肌张力降低，随意运动障碍，又称弛缓性瘫痪。由于神经营养障碍，还导致肌肉萎缩。因反射弧中断，故浅反射和深反射都消失，也不出现病理反射。常见于脊髓前角和脑运动神经元损伤，如脊髓灰质炎等。

2. 锥体外系　指锥体系以外影响和控制躯体运动的下行传导通路，其结构十分复杂，包括大脑皮质、纹状体、背侧丘脑、底丘脑、红核、黑质、脑桥核、前庭核、小脑和脑干网状结构及其相关的纤维束。锥体外系的主要功能是调节肌紧张、维持和调整体态姿势和协调随意运动。

锥体系和锥体外系在运动功能上是互相不可分割的一个整体，只有在锥体外系使肌张力保持稳定协调的前提下，锥体系才能完成一些精确的随意运动，如写字、刺绣等。另一方面，锥体外系对锥体系也有一定的依赖性。例如，有些习惯性动作开始是由锥体系发动起来的，然后才处于锥体外系的管理之下。

（三）大脑皮层对姿势的调节

大脑皮层对姿势反射也有调节作用。前已述及，皮层与皮层下失去联系时可出现明显的去皮层僵直。此外，在去皮层动物中可观察到两类姿势反应受到严重损害，即跳跃反应和放置反应。跳跃反应是指动物（如猫）在站立时受到外力推动而产生的跳跃运动，其生理意义是保持四肢的正常位置，以维持躯体平衡。放置反应是指动物将腿牢固地放置在一个支持物体表面的反应。例如，将动物用布带蒙住眼睛并悬吊在空中，让动物足部的任何部分或动物的口鼻部或触须接触某一个支持平面（如桌面），动物马上会将它的两前爪放置在这个支持平面上。这两个姿势反应的整合需要大脑皮层的参与。

第四节 神经系统对内脏活动的调节

自主神经系统，又称内脏神经系统。自主神经包括交感神经和副交感神经两个部分。它们分布于内脏、心血管和腺体并调节这些器官的活动。自主神经系统接受中枢神经系统的控制。中枢神经系统的各级水平都存在调节内脏活动的核团，较简单的内脏反射通过脊髓完成，较复杂的内脏反射则需要延髓以上的中枢参与。

一、自主神经的结构和功能特征

（一）自主神经的结构特征

自主神经从中枢发出到效应器之前都要在神经节更换神经元。因此，自主神经由节前和节后两个神经元组成（图 10-15）。节前神经元胞体位于中枢，其发出的纤维称为节前纤维，到达神经节内换元，由节内神经元发出的纤维称为节后纤维，支配效应器官。交感神经节位于椎旁节和椎前节中，离效应器官较远，因此节前纤维短而节后纤维长；副交感神经节通常位于效应器官壁内，因此节前纤维长而节后纤维短。

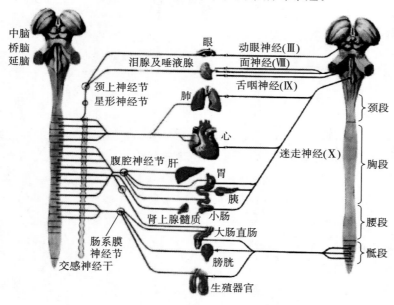

图 10-15 自主神经分布示意图

交感神经起自脊髓胸腰段（$T_1 \sim L_2$）灰质侧角，兴奋时产生的效应较广泛；而副交感神经起自脑干的脑神经核和脊髓骶段（S_{2-4}）灰质相当于侧角的部位，兴奋时产生的效应相对局限。其主要原因有二：①交感神经分布范围广，几乎支配全身所有内脏器官；而副交感神经则分布较局限。有些器官无副交感神经支配而只有交感神经支配，如皮肤和肌肉的血管、汗腺、竖毛肌、肾上腺髓质等。②交感节前与节后神经元的突触联系辐散程度较高，而副交感神经则不然。

（二）自主神经系统的主要功能

自主神经系统的功能主要在于调节心肌、平滑肌和腺体（消化腺、汗腺、部分内分泌腺）的活动，其调节功能是通过不同的递质和受体系统实现的。交感和副交感神经的主要递质是乙酰胆碱和去甲肾上腺素。自主神经系统胆碱能和肾上腺素能受体的分布及其生理功能总结于表 10-1。

表 10-1　自主神经系统胆碱能和肾上腺素能受体的分布及其生理功能

效应器		胆碱能系统		肾上腺素能系统	
		受体	效应	受体	效应
自主神经节		N_1	节前-节后兴奋传递		
眼	虹膜环形肌	M	收缩（缩瞳）		
	虹膜辐射状肌			α_1	收缩（扩瞳）
	睫状体肌	M	收缩（视近物）	β_2	舒张（视远物）
心	窦房结	M	心率减慢	β_1	心率加快
	房室传导系统	M	传导减慢	β_1	传导加快
	心肌	M	收缩力减弱	β_1	收缩力增强
血管	冠状血管	M	舒张	α_1	收缩
				β_2	舒张（为主）
	皮肤黏膜血管	M	舒张	α_1	收缩
	骨骼肌血管	M	舒张[1]	α_1	收缩
				β_2	舒张（为主）
	脑血管	M	舒张	α_1	收缩
	腹腔内脏血管			α_1	收缩（为主）
				β_2	舒张
	唾液腺血管	M	舒张	α_1	收缩
支气管	平滑肌	M	收缩	β_2	舒张
	腺体	M	促进分泌	α_1	抑制分泌
				β_2	促进分泌
胃肠	胃平滑肌	M	收缩	β_2	舒张
	小肠平滑肌	M	收缩	α_2	舒张[2]
胆	胆囊和胆道	M	收缩	β_2	舒张
	括约肌	M	舒张	α_1	收缩
	腺体	M	促进分泌	α_2	抑制分泌
盆腔	膀胱逼尿肌	M	收缩	β_2	舒张

续表

效 应 器		胆碱能系统		肾上腺素能系统	
		受体	效应	受体	效应
	三角区和括约肌	M	舒张	α_1	收缩
	输尿管平滑肌	M	收缩(2)	α_1	收缩
	子宫平滑肌	M	可变(3)	α_1	收缩(有孕)
				β_2	舒张(无孕)
皮肤	汗腺	M	促进温热性发汗(1)	α_1	促进精神性发汗
	竖毛肌			α_1	收缩
唾液腺		M	分泌大量、稀薄唾液	α_1	分泌少量、黏稠唾液
代谢	糖酵解			β_2	加强
	脂肪分解			β_3	加强

注:①为交感节后胆碱能纤维支配;②可能是胆碱能纤维的突触前受体调制乙酰胆碱的释放所致;③因月经周期、循环中雌激素及孕激素水平、妊娠以及其他因素而发生变动。

（三）自主神经系统的功能特征

1. 紧张性作用 自主神经持续发放一定频率的神经冲动,使所支配的器官经常维持一定程度的活动状态,这种现象称为自主神经的紧张性作用。交感和副交感神经的紧张性活动共同维持器官的正常活动。一般认为,自主神经的紧张性来源于其中枢的紧张性活动,而中枢的紧张性则来源于神经反射和体液因素等多种原因。

2. 双重神经支配,功能相互拮抗 人体大部分器官受交感和副交感神经的双重支配,二者的作用往往是相互拮抗的。例如,交感神经使心脏兴奋、支气管平滑肌舒张;而副交感神经使心脏抑制、支气管平滑肌收缩。这种互相拮抗的双重神经支配调节可使器官的活动状态能很快调整到适合于机体当时的需要。

3. 受效应器所处功能状态的影响 自主神经的活动与效应器本身的功能状态有关。例如胃幽门处于收缩状态时,刺激迷走神经能使之舒张;而幽门处于舒张状态时,刺激迷走神经则使之收缩。

4. 对整体生理功能调节的意义 交感神经系统的活动比较广泛,在环境急骤变化的情况下,交感神经系统可以动员机体许多器官的潜在能力以适应环境的急剧变化。例如,在肌肉剧烈运动、窒息、失血或寒冷环境等情况下,交感神经系统活动增强,机体出现心率加速、皮肤与腹腔内脏的血管收缩、体内血库释放血液以增加循环血量、红细胞计数增加、支气管扩张、肝糖原分解加速以及血糖浓度升高、儿茶酚胺分泌增加等现象。副交感神经系统的活动相对比较局限,其意义主要在于保护机体、休整恢复、促进消化、积蓄能量以及加强排泄和生殖功能等方面。例如,机体在安静时,副交感神经活动往往加强,此时心脏活动减弱、瞳孔缩小避免强光进入、消化功能增强以促进营养物质的吸收和能量的补充等,发挥保护机体的作用。

二、中枢对内脏活动的调节

自主神经系统对内脏器官活动的调节是通过反射实现的,内脏反射的中枢位于脊髓、脑干、下丘脑和大脑等处,故自主神经的活动也受中枢神经系统的调控。

（一）脊髓对内脏活动的调节

脊髓是一些内脏活动如血管张力反射、发汗反射、排尿反射、排便反射、阴茎勃起反射等反射活动的低级中枢。如脊髓骶段损伤的患者，排尿反射活动障碍，就会出现尿潴留。正常情况下，脊髓对内脏活动的调节受高位中枢的控制。如脊髓与高位中枢离断的脊髓休克患者，在脊髓休克过去后，患者血压可恢复到一定水平，可完成基本的排尿、排便反射，但当患者由平卧位转成直立位时就会感到头晕，因此时体位性血压反射的调节能力很差，外周血管阻力不能及时发生适应性改变；排尿反射虽能进行，但膀胱往往不能完全排空，更不受意识控制，可出现小便失禁。由此可见，仅依靠脊髓本身的活动不足以很好适应生理功能的需要。

（二）脑干对内脏活动的调节

由延髓（上泌涎核、下泌涎核、迷走神经背核）发出的自主神经传出纤维支配头面部的所有腺体（泪腺、舌下腺、下颌下腺、腮腺）、心、支气管、喉、食管、胃、胰腺、肝和小肠等。延髓还是调节心血管和呼吸运动的重要反射中枢，延髓一旦受到损伤，可迅速引起呼吸、心跳等生命活动停止，造成死亡。因此，延髓被视为生命中枢。此外，脑桥中存在呼吸调整中枢和角膜反射中枢，中脑还存在瞳孔对光反射中枢。脑干网状结构中存在许多与内脏活动调节有关的神经元，其下行纤维支配脊髓，调节脊髓的自主神经功能。

（三）下丘脑对内脏活动的调节

下丘脑是调节内脏活动的较高级中枢，也是调节内分泌活动的皮质下中枢。下丘脑与大脑皮层的边缘系统、脑干网状结构及脑垂体在结构和功能上密切联系。下丘脑的某些细胞既是神经元又是内分泌细胞，是神经内分泌中心，它将神经调节和体液调节融为一体，广泛调节内脏活动，对体温、摄食、水平衡、垂体内分泌、生物节律和情绪反应等生理过程进行调节。

（四）大脑对内脏活动的调节

大脑边缘系统是调节内脏活动的高级中枢。边缘系统对内脏活动的调节复杂而多变。研究表明，刺激边缘系统的不同部位，可以引起不同内脏活动的明显变化，如刺激扣带回前部可出现呼吸抑制或加速、血压下降或上升、心率减慢、胃运动抑制、瞳孔扩大或缩小；刺激杏仁核可出现咀嚼、唾液和胃液分泌增加、胃蠕动增强、排便、心率减慢、瞳孔扩大；刺激隔区可出现阴茎勃起、血压下降或上升、呼吸暂停或加强。此外，边缘系统还与情绪、学习记忆等功能有关。大脑皮层也与内脏活动有关。如电刺激大脑皮层运动区，除能引起躯体运动外，也能引起内脏活动的改变。

第五节　脑电活动及觉醒和睡眠

觉醒与睡眠是脑的重要功能活动之一。除了在行为上的区别外，在哺乳动物和鸟类等动物，两者的区别可根据同时记录脑电图、肌电图或眼电图等方法进行客观判定。因此在介绍觉醒与睡眠之前，首先介绍脑电活动。

一、脑电活动

脑电活动来源于神经元本身的膜电位及其波动、神经冲动的传导和突触传递过程中产生的突触后电位。脑电活动是指大脑皮层许多神经元的集群电活动，包括自发脑电活动和皮层诱发电位两种形式。

（一）自发脑电活动和脑电图

在无明显刺激情况下,大脑皮层能自发地产生节律性的电位变化,这种电位变化称为自发脑电活动。自发脑电活动可用置于头皮表面的引导电极连接脑电图仪记录下来。临床上用脑电图仪所描记的自发脑电活动曲线,称为脑电图(EEG)。在动物实验或进行脑外科手术时,将引导电极置于皮层表面所记录到的电位变化称为皮层电图。

1. 脑电图的波形 人类的脑电图波形很不规则,根据其频率和振幅的不同,可分为 α、β、θ 和 δ 四种基本波形(图 10-16)。

(1)α 波:频率为 8～13 Hz,振幅为 20～100 μV,α 波的幅度有节律地变化着,即由小变大,再由大变小,如此反复形成梭形,称 α 波的梭形。每一梭形持续 1～2 s。α 波在枕叶皮层最为显著,是成人安静、清醒、闭眼时出现的主要脑电波。当睁开眼睛或受到其他刺激时,α 波被高频低幅的 β 波所取代,出现 β 节律,这一现象称为 α 波阻断。当再次安静闭眼时,α 波又重新出现,α 波是皮层处于安静状态时的主要电活动表现。

(2)β 波:频率为 14～30 Hz,振幅为 5～20 μV,在睁眼或接受其他刺激或做意识性活动时出现。β 波以额叶和顶叶最为明显,代表大脑皮层处于兴奋状态。

(3)θ 波:频率为 4～7 Hz,振幅为 100～150 μV,成人困倦时的主要脑电活动表现,表示皮层处于抑制状态,幼儿期也可见到此波。以顶叶和颞叶最为明显。

(4)δ 波:频率为 0.5～3 Hz,振幅为 20～200 μV,在成人睡眠、极度疲劳、深度麻醉时或婴儿期出现,以颞叶和枕叶最为明显。

此外,在觉醒并专注于某一事情时,可见一种频率较 β 波更高的波,频率为 30～80 Hz,振幅范围不定。在睡眠时还可出现一些如驼峰波等较特殊的正常脑电图波。

临床观察到癫痫患者的脑电图会表现明显异常,出现棘波、尖波、棘慢综合波等,对癫痫的诊断有较重要价值。

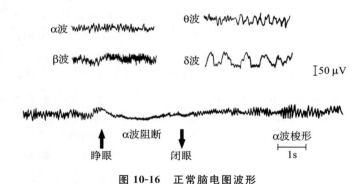

图 10-16 正常脑电图波形

2. 脑电波形成的机制 皮层表面的电位变化是由大量神经元同步发生的突触后电位经总和后形成的。因为锥体细胞在皮层排列整齐,其顶树突相互平行并垂直于皮层表面,因此其同步电活动较易总和而形成强大电场,从而改变皮层表面的电位。大脑皮层神经元的同步电活动与丘脑的功能活动,尤其是丘脑非特异投射核团神经元的节律性电活动有关。皮层电活动的同步化是由于丘脑非特异投射核团神经元的同步化兴奋性突触后电位与抑制性突触后电位交替出现的结果。

（二）皮层诱发电位

皮层诱发电位是指感觉传入系统或脑的某一部位受刺激时,在皮层一定区域引出的电位变化。皮层诱发电位可通过刺激感受器、感觉神经或感觉传导途径的任何一点而引出。各种诱发电位均有其一定的反应形式。临床常用的有体感诱发电位（SEP）、听觉诱发电位（AEP）和视觉诱发电位（VEP）等。体感诱发电位（SEP）是刺激一侧肢体，从对侧大脑皮层感觉投射区对应位置的头皮引出电位；听觉诱发电位（AEP）是以声刺激一侧的外耳，从对应于颞叶皮层的头皮位置引出电位；视觉诱发电位（VEP）是以光刺激一侧的视网膜，从对应于枕叶皮层的头皮位置引出电位。由于诱发电位可在颅外头皮上记录到，临床上测定诱发电位对中枢损伤部位的诊断也具有一定价值。

二、觉醒和睡眠

觉醒与睡眠的昼夜交替是人类生存的必要条件。觉醒状态可使机体迅速适应环境变化，因而人类只有在觉醒时才能进行各种体力和脑力劳动；而睡眠不仅使机体的体力和精力得到恢复，还能增强免疫、促进生长发育、提高学习与记忆能力、有助于情绪稳定。因而，充足的睡眠能促进机体身心健康。一般情况下，成年人每天需要睡眠 7～9 h，儿童需要更多睡眠时间，新生儿需要 18～20 h，而老年人所需睡眠时间则较少。

（一）觉醒状态的维持

觉醒状态的维持与感觉传入直接有关。躯体感觉传入通路中第二级神经元的上行纤维在通过脑干时，发出侧支与脑干网状结构内的神经元发生突触联系。刺激动物中脑网状结构能唤醒动物，脑电波呈现去同步化快波。在中脑头端切断网状结构后，动物出现持久的昏睡现象，脑电波呈同步化慢波，说明觉醒的产生与脑干网状结构的活动有关，因此称之为网状结构上行激动系统。网状结构上行激动系统主要通过感觉的非特异投射系统到达大脑皮层。由于网状结构内神经元的高度聚合和复杂的网络联系，以及非特异投射系统的多突触传递和在皮层广泛区域的弥散性投射，使各种特异感觉的传入失去专一性。因而，非特异投射系统的主要功能是维持和改善大脑皮层的兴奋状态。此外，大脑皮层的感觉运动区、额叶、眶回、扣带回、颞上回、海马、杏仁核、下丘脑等脑区也可通过下行纤维兴奋网状结构上行激动系统。由此可见，网状结构上行激动系统通过非特异投射系统维持机体的觉醒状态。

觉醒状态可分为脑电觉醒和行为觉醒两种状态。前者是指脑电波由睡眠时的同步化慢波变为觉醒时的去同步化快波，而行为上不一定呈觉醒状态；后者是指呈现觉醒时的各种行为表现，骨骼肌的肌张力适度，机体对内、外环境刺激的敏感性高，并能做出相应的反应。两种觉醒状态的维持有不同的机制。行为觉醒的维持与黑质多巴胺能系统有关。这与帕金森病患者缺乏行为觉醒的表现是一致的。脑电觉醒的维持与蓝斑上部去甲肾上腺素能系统和脑干网状结构胆碱能系统的作用都有关，前者的作用是持续性的或紧张性的，后者的作用则为时相性的，并能调制前者的脑电觉醒作用。

（二）睡眠的时相

人在睡眠过程中会出现周期性的快速眼球运动，通过观察睡眠过程中眼电图、肌电图和脑电图发生的变化，将睡眠分为两种不同的时相，分别称非快眼动睡眠（NREM sleep）和快眼动睡眠（REM sleep）。

1. 非快眼动睡眠 指在睡眠周期中脑电图表现为同步化高振幅慢波的睡眠时相，故又称为慢波睡眠（SWS）或同步化睡眠。根据脑电波的特点，可将其分为四个时期。①Ⅰ期为入睡期，其特征是脑电图表现为低幅 θ 波和 β 波，频率比觉醒时稍低，脑电波趋于平坦；②Ⅱ期为浅睡期，其特征是脑电图上呈现睡眠梭形波；③Ⅲ期为中度睡眠期，其特征是出现高幅（＞75 μV）δ 波，占 20%～50%；④Ⅳ期为深度睡眠期，其呈现连续的高幅 δ

波,数量超过 50%。

在非快眼动睡眠阶段,视、听、嗅、触等各种感觉,骨骼肌反射,呼吸,循环和交感神经活动等均随睡眠的加深而降低,但腺垂体分泌生长激素明显增多。故非快眼动睡眠有利于促进生长发育和恢复体力。

2. 快眼动睡眠 指在睡眠周期中脑电图表现为去同步化低振幅快波的睡眠时相,呈现与觉醒相似的不规则的 β 波,但在行为上却表现为睡眠状态,因而被称为快波睡眠(FWS)、去同步化睡眠或异相睡眠(PS)。在快眼动睡眠阶段,机体的各种感觉进一步减退,肌紧张减弱,交感神经活动进一步降低,下丘脑体温调节功能明显减退,表明其睡眠深度比慢波睡眠更深。在此阶段还可出现间断性的阵发性表现,如眼球快速运动、部分肢体抽动、血压升高、心率变快、呼吸加快等。上述阵发性表现可能与梦境有联系,也是导致心绞痛、哮喘等疾病夜间发作的因素之一。

在快眼动睡眠期间,脑内蛋白质合成增加,脑的血流量与耗氧量增加,而生长激素分泌减少。快眼动睡眠能促进婴幼儿神经系统的发育和成熟,有利于建立新的突触联系,因而能促进学习记忆活动及精力的恢复。

睡眠是非快眼动睡眠和快眼动睡眠两个不同睡眠时相周期性交替的过程。非快眼动睡眠和快眼动睡眠均为正常人体所必需。成人睡眠开始后,一般首先进入非快眼动睡眠,持续 80~120 min 后转入快眼动睡眠,快眼动睡眠持续 20~30 min,然后又转入非快眼动睡眠,如此互相交替,反复 4~5 次即完成整个睡眠过程。两种时相的睡眠都可以直接转为觉醒状态。觉醒状态转为睡眠,通常先进入非快眼动睡眠,而不是直接进入快眼动睡眠。但在快眼动睡眠被剥夺后,觉醒状态可不经过非快眼动睡眠直接进入快眼动睡眠。

（三）睡眠产生机制

睡眠发生的机制至今仍不很清楚,但有众多事实表明,睡眠并非是脑活动的被动抑制,而是一个主动过程,由脑干尾端的"睡眠中枢"通过上行抑制系统主动地作用于大脑皮层,引起睡眠。脑干网状结构的上行抑制系统与上行激动系统的作用相互拮抗,从而调节睡眠与觉醒的相互转化。

第六节 脑的高级功能

认知是指人脑接受外界信息,并将这些信息经过加工处理转换成内在的心理活动,从而获取知识或应用知识的过程,属于脑的高级功能。人类的大脑得到高度的发展,除感觉和运动功能外,还能完成一些更为复杂的高级功能活动,如学习、记忆、语言、视空间、执行、计算和理解判断等认知活动。

一、学习和记忆

学习是指人和动物从外界环境获取新信息来改变自身行为以适应环境的神经活动过程。记忆则是指将学习到的信息或获得的经验在脑内进行编码、储存和提取的神经活动过程。学习和记忆是两个密不可分的神经活动过程。学习和记忆是一切认知活动的基础。

（一）学习的形式

学习可分为非联合型学习和联合型学习两种形式。前者在两种刺激或刺激与机体反应之间不需建立联系，只要单一刺激重复进行即可产生。后者是两种刺激或一种行为与一种刺激之间在时间上很接近且重复地发生，最后在脑内逐渐形成联系。

1. 非联合型学习　非联合型学习是一种简单的学习形式。例如，习惯化使人们对一种单调声音的持续存在逐渐减弱反应。相反，敏感化使人们在创伤部位即使受到弱刺激也会引起明显疼痛。习惯化与敏感化两者都属于非联合型学习。习惯化能使人避免对许多无意义信息的应答；敏感化则有助于人们注意避开伤害性刺激。

2. 联合型学习　联合型学习是一种相对复杂的学习形式。人类的学习方式多数属于联合型学习。学习的过程实际上就是建立条件反射的过程。条件反射是由条件刺激引起，个体通过后天学习和训练而形成。经典的条件反射因首先由俄国生理学家巴甫洛夫在二十世纪初发现，故又被称为巴甫洛夫反射。给狗喂食物可引起唾液分泌，这是非条件反射，食物就是非条件刺激。给狗以铃声刺激，不会引起唾液分泌，因为铃声与进食无关，故称为无关刺激。但是，如果每次给狗食物之前先出现一次铃声，然后再给予食物，这样多次结合以后，当铃声一出现，狗就会分泌唾液。这种情况下铃声成为食物就要来到的信号，由无关刺激变为条件刺激。这种无关刺激与非条件刺激在时间上反复结合的过程称为强化。任何无关刺激与非条件刺激在时间上结合应用，均可建立条件反射。条件反射的形成是由于条件刺激的神经通路与非条件反射弧之间形成了新接通的暂时联系。

条件反射建立后，如果只是多次给予条件刺激，而不用非条件刺激强化，条件反射就会减弱，最后完全消失，这称为条件反射的消退。条件反射的消退正是由于条件刺激得不到非条件刺激的强化变成了无关刺激，使原来条件刺激的神经通路与非条件反射弧之间形成的暂时联系中断。条件反射消退后，如果再次使原无关刺激与非条件刺激反复结合得到强化，条件反射可以重建；如果用另一新的无关刺激与非条件刺激反复结合得到强化，条件反射可以新建。通过条件反射建立、消退、重建、新建，人们得以巩固所学的知识，并不断地学习新知识。

人类条件反射的建立，除可用客观事物的具体信号刺激，如光、声、气味等第一信号，也可用抽象的语言、文字等第二信号刺激。与此相应，对第一信号发生反应的大脑皮层功能系统称为第一信号系统，为人与动物所共有；对第二信号发生反应的大脑皮层功能系统则称为第二信号系统，为人类所特有，是人类建立和发展语言功能的基础。

由此可见，条件反射数量无限，具有极大的易变性，有助于人和动物适应环境。人类所特有的第二信号系统，对语言、文字、图片等第二信号刺激的条件反射，使人类能更好地认识、适应并改造环境。

（二）记忆的形式

记忆的分类有多种，根据记忆保留时间的长短，一般分为瞬时记忆、短时记忆和长时记忆；根据记忆的储存和提取方式，可分为陈述性记忆和非陈述性记忆。

1. 瞬时记忆、短时记忆和长时记忆　瞬时记忆为大脑对事物的瞬时映象，有效作用时间不超过 2 s，所记的信息内容并不构成真正的记忆。瞬时记忆的信息大部分迅速消退，只有得到注意和复习的小部分信息转入短时记忆中，短时记忆时间也很短，不超过 1 min，如记电话号码。短时记忆中的信息经过反复学习、系统化，在脑内储存，进入长时记忆，可持续数分钟、数天，甚至终生。

2. 陈述性记忆和非陈述性记忆　陈述性记忆与意识有关,能用语言表述出来,或以影像形式保持在记忆中,是对特定时间、地点、任务有关的事实或事件的记忆。其形成依赖于记忆在海马、内侧颞叶等脑区的滞留时间。这种形式的记忆还可分为情景式记忆和语义式记忆。前者是对一件具体事物或一个场面的记忆;而后者则是对文字和语言的记忆。

非陈述性记忆则是一种下意识的感知与反射,又名反射性记忆,是对一系列规律性操作程序的记忆。它与意识无关,也不涉及记忆在海马的滞留时间,不容易遗忘。如某些技巧性的动作的完成依赖于非陈述性记忆,如弹钢琴等。

陈述性和非陈述性记忆两种形式可以转化,例如,在学习骑自行车的过程中需对某些情景、文字和语言有陈述性记忆,一旦学会后,就成为一种技巧性动作,由陈述性记忆转变为非陈述性记忆。

(三) 人类的记忆过程和遗忘

1. 人类的记忆过程　记忆的基本过程包括识记、保持、回忆三个环节。识记是人识别并记住事物的过程,是记忆的第一环节。保持是识记的事物在头脑中存储和巩固的过程,是记忆的第二环节。回忆是对头脑中所保持事物的提取过程,也是记忆的最后一个环节。回忆有再现和再认两种方式。再现是当识记过的事物不在时能够在头脑中重现。再认是当识记过的事物再度出现时能够把它识别出来。人类的记忆过程可细分为感觉性记忆、第一级记忆、第二级记忆和第三级记忆四个阶段。

(1) 感觉性记忆:指通过感觉系统获得外界信息,首先储存在脑的感觉区内的过程。这个阶段的储存时间很短,一般不超过1 s。若未经加工处理的信息则转瞬即逝。

(2) 第一级记忆:感觉传入信息经过加工处理,将不连续的、先后传入的信息进行整合,感觉性记忆即可转入第一级记忆阶段。这种转移一般有两条途径,一是将感觉性记忆资料变成口头表达性符号,如语言符号,这是最常见的;二是非口头表达性途径,其机制尚不清楚,但它必然是幼儿学习所必须采取的途径。信息在第一级记忆中平均停留数秒至数分钟。存储在感觉通路中的大部分信息会迅速消退,只有小部分信息通过反复学习和运用、强化,得以在第一级记忆中循环,从而延长它在第一级记忆中的停留时间。

(3) 第二级记忆:进入第一级记忆并得以在第一级记忆中循环的信息,容易转入第二级记忆。在第二级记忆节段,信息通过反复学习和运用、强化,可以储存较长时间,数分钟至数年不等;也可由于先前的或后来信息的干扰造成遗忘。

(4) 第三级记忆:进入第二级记忆节段的信息,通过长年累月的运用,最后形成一种非常牢固的永久的记忆,这便是第三级记忆。如自己的名字、出生年月、国籍、民族、住址及每天都在进行操作的手艺等。

由此可见,前两个阶段为短时性记忆,此时信息的储存是不牢固的,很快消失或被遗忘;后两个阶段为长时性记忆,信息被反复运用,储存牢固不易被遗忘。

2. 遗忘　遗忘是对识记过的材料不能再认与回忆,或者表现为错误的再认或回忆。大脑通过感官系统接受来自外界的大量信息,但只有约1%的少量信息被保留在记忆中,可长久储存,大部分信息被遗忘掉。因此,遗忘是一种不可避免的生理现象。遗忘的产生原因主要是条件刺激长久不强化所引起的条件反射消退和后来信息的干扰。心理学家通过实验揭示了遗忘发展的规律:遗忘进程不是均衡的,遗忘在学习后即已开始。在识记的最初阶段,感觉性记忆和第一级记忆节段遗忘很快,后来逐渐减慢,而一段时间过后几乎不再遗忘。即遗忘的发展规律是先快后慢,能够被长期储存的信息都是对个体具

Note

有重要意义的,而且是反复作用的信息。因而在信息的储存过程中包含着对信息的选择和遗忘两个因素。遗忘并不意味记忆痕迹的完全消失,因为复习已经遗忘的信息总比学习新的知识要容易。

临床上将脑功能障碍发生的遗忘称为记忆缺失或遗忘症,可分为顺行性遗忘症和逆行性遗忘症两类。前者表现为不能保留新近获得的信息,再形成新的记忆,对已形成的记忆不受影响。顺行性遗忘症多见于慢性酒精中毒、海马和颞叶损伤,也是脑自然衰老最早出现的症状。其发生机制可能由于信息不能从第一级记忆转入第二级记忆。后者表现为不能回忆脑功能障碍发生之前一段时间的经历,但仍可形成新的记忆。逆行性遗忘症多见于脑震荡、电击等非特异性脑疾患,其发生机制可能是第二级记忆发生了紊乱,而第三级记忆却未受影响。

（四）学习和记忆的机制

现代研究表明,学习和记忆在脑内有一定的功能定位。与学习和记忆功能密切相关的脑内结构有大脑皮层联络区、海马及其邻近结构、杏仁核、丘脑和脑干网状结构等。它们之间密切联系,同时活动,共同参与学习和记忆的过程。各种感觉信息沿不同的途径传入中枢后,引起与学习和记忆相关脑区的大量神经元同时活动,传入信息在中枢神经元之间形成的环路中往复运行,记忆从而可以保持较长时间。突触的可塑性可能是学习和记忆的生理学基础。神经元活动的后发放是感觉性记忆的基础,神经元之间的环路联系与第一记忆有关。人类第二级记忆与脑内的物质代谢有关,尤其与脑内蛋白质合成有关。持久性记忆（人类第三级记忆）可能与脑内新的突触联系的建立有关。

二、语言

（一）优势半球和皮层功能的互补性专门化

人类两侧大脑半球的功能是不对等的。在主要使用右手的成年人,语言功能主要由左侧大脑皮层管理,而与右侧大脑皮层无明显关系。左侧大脑皮层在语言功能上占优势,故称为优势半球。一侧优势现象虽与遗传有一定关系,但主要是在后天生活实践中逐步形成,与人类习惯使用右手有关。人类的左侧优势自 10～12 岁起逐步建立,左侧半球若在成年后受损,就很难在右侧皮层再建语言中枢。左侧半球在语言、逻辑思维、分析综合及计算功能等方面占优势。右侧半球在非语词性认知功能上占优势,主要表现为在音乐、美术、空间、几何图形和人物面容的识别及视觉记忆功能等方面占优势。但是,优势半球也是相对的,即左侧半球也有一定的非语词性认识功能,而右侧半球也有一定的简单的语词活动功能。

两侧大脑皮层的功能既有专门分化,又密切相关。两者通过互送信息,使未经学习的一侧在一定程度上也习得另一侧经过学习而获得的某种认知能力。联系两侧大脑皮层功能的结构基础是连合纤维。

（二）大脑皮层的语言活动功能

1. 大脑皮层的语言中枢　左侧大脑皮层多个部位与语言功能有关（图 10-17）。位于中央前回底部前方与说话有关的运动性语言中枢（Broca 区）;位于颞上回后端与听觉信息的理解有关的感觉性语言中枢（Wernicke 区）;位于角回与视觉信息理解有关的阅读中枢;位于额中回后部与书写有关的书写中枢。在 Wernicke 区有纤维通过弓状束投射到 Broca 区,Broca 区能将来自 Wernicke 区的信息处理为相应的发声形式,然后投射到运动皮层,启动唇、舌、喉的运动。当人们看到某一物体并说出该物体名称时,整个信号传递的过程即按外侧膝状体-视皮层-角回-感觉性语言中枢（Wernicke 区）-弓状束-运动性语言中枢（Broca 区）-面部运动区的顺序进行。Wernicke 区后的角回能将阅读文字形式的信息转为 Wernicke 区所能接受的听觉文字形式的信息。由此可见，语言活动的完整功能与广大皮层区域的活动有关，且各区域的功能密切相关。

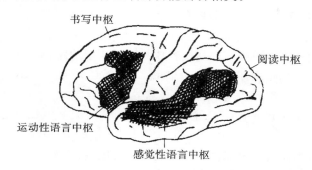

书写中枢

阅读中枢

运动性语言中枢

感觉性语言中枢

图 10-17　大脑皮层语言中枢示意图

2. 语言功能障碍　人类左侧大脑皮层不同的语言功能区损伤会引起相应的语言功能障碍称为失语。失语症是指在神志清楚，意识正常，发音和构音没有障碍的情况下，大脑皮层语言功能区病变导致的言语交流能力障碍，表现为自发谈话、听理解、复述、命名、阅读和书写六个基本方面能力残缺或丧失，如患者构音正常但表达障碍；肢体运动功能正常但书写障碍；视力正常但阅读障碍；听力正常但言语理解障碍等。临床常见以下几种类型的失语症：①感觉性失语，由颞上回后部的损伤所致。患者可以讲话及书写，也能看懂文字，虽听力正常，能听到别人讲话，但听不懂谈话的含义，因而无法回答别人的问题或答非所问。②运动失语，由 Broca 区受损引起。患者能看懂文字，也能听懂别人的谈话，自己却不会说话，不能用语词来口头表达，但与发音有关的肌肉并不麻痹。③失写症，因额中回后部接近中央前回手部代表区的部位损伤所致。患者能听懂别人说话，看懂文字，自己也会说话，但不会书写，其手部的运动并无障碍。④失读症，由角回受损造成。患者视觉并无损害，但看不懂文字的含义。书写、说话和听理解等其他语言功能均健全。⑤命名性失语，由颞中回后部损伤所致。患者对于一个物品，能说出它的用途，但说不出它的名称。⑥传导性失语症，由于外侧裂周围弓状束损害导致 Wernicke 区和 Broca 区之间的联系中断所致。临床表现为流利性口语，患者语言中有大量错词，但自身可以感知到其错误，欲纠正而显得口吃，听起来似非流利性失语，但表达短语或句子完整。听理解障碍较轻，在执行复杂指令时明显。复述障碍较自发谈话和听理解障碍重，二者损害不成比例，是本症的最大特点。命名、阅读和书写也有不同程度的损害。严重的失语症可同时出现上述多种语言活动功能的障碍，称为完全性失语，也称混合性失语，是最严重的一种失语类型。

三、其他认知功能

人类的大脑皮层除语言活动功能外，还有许多其他认知功能，如空间辨认、相貌识别、触觉识别、执行、计算和理解判断等认知活动。前额叶皮层可能参与短时程情景式记忆和情绪活动，颞叶联络皮层可能参与听、视觉记忆，顶叶联络皮层则可能参与精细躯体感觉和空间深度感觉的学习等。大脑皮层不同的功能区损害时就会发生相应的认知功能障碍。

目标检测

一、名词解释

1. 突触　2. 神经递质　3. 牵涉痛

二、单项选择题

1. 动作电位到达突触前膜引起递质释放与哪种离子的跨膜移动有关？（　　）

A. Ca^{2+} 内流　B. Ca^{2+} 外流　C. Na^+ 内流　D. Na^+ 外流　E. K^+ 外流

2. 下列哪项不属于突触传递的特征？（　　）

A. 单向传播　B. 突触延搁　C. 总和　　　D. 全或无　E. 兴奋节律的改变

3. 牵涉痛是指（　　）。

A. 内脏疾病引起体表特定部位的疼痛或痛觉过敏

B. 伤害性刺激作用于皮肤痛觉感受器

C. 伤害性刺激作用于内脏痛觉感受器

D. 肌肉和肌腱受牵拉时所产生的痛觉

E. 皮肤受切割等刺激时产生的痛觉

4. 特异投射系统第三级神经元就在（　　）。

A. 丘脑的感觉接替核　　　B. 丘脑的髓板内核群　　　C. 下丘脑

D. 中脑　　　　E. 延髓

5. 有关腱反射的叙述，错误的是（　　）。

A. 单突触反射　　　　B. 感受器为肌梭　　　　C. 快肌纤维同步收缩

D. 快速牵拉肌腱时引起　　　E. 维持姿势的基本反射

6. 有关肌紧张的叙述，错误的是（　　）。

A. 缓慢持续牵拉肌腱时发生

B. 多突触反射

C. 感受器为肌梭

D. 同一肌肉不同运动单位同步紧张性收缩

E. 维持机体姿势

7. 在中脑上、下丘之间切断脑干的动物将出现（　　）。

A. 两侧肢体麻痹　　　　B. 伸肌紧张亢进状态　　　　C. 屈肌紧张减弱

D. 腱反射加强　　　E. 脊髓休克

8. 脊髓前角 γ 运动神经元的作用是（　　）。

A. 使梭外肌收缩　　　　B. 维持肌紧张　　　　C. 使腱器官兴奋

D. 负反馈抑制牵张反射　　　E. 调节肌梭对牵拉刺激的敏感性

9. 某患者，全身肌紧张增高，随意运动减少，动作缓慢，面部表情呆板。临床诊断为震颤麻痹。其病变主要位于（　　）。

A. 黑质　　　B. 红核　　　C. 小脑　　　D. 纹状体　　　E. 苍白球

10. 某人在意外事故中脊髓受损，丧失横断面以下一切躯体与内脏反射活动，但数周后屈肌反射和腱反射等反射开始逐渐恢复。这表明该患者在受伤当时出现了（　　）。

A. 脑震荡　　　B. 脑水肿　　　C. 脊髓休克　　　D. 脊髓水肿　　　E. 疼痛性休克

11. 牵张反射使（　　）。

A. 受牵拉的肌肉发生收缩　　　　　　　B. 同一关节的协同肌发生抑制

C. 同一关节的拮抗肌发生兴奋　　　　　　D. 其他关节的肌肉也同时发生收缩

E. 伸肌和屈肌都收缩

12. 下列哪项不属于小脑的功能？（　　　）

A. 调节内脏活动　　　　　　B. 维持身体平衡　　　　　　C. 维持姿势

D. 协调随意运动　　　　　　E. 调节肌紧张

13. 下列哪项不是肾上腺素能 α 受体活化产生的效应？（　　　）

A. 小肠平滑肌舒张　　　　　　B. 血管平滑肌收缩　　　　　　C. 妊娠子宫平滑肌收缩

D. 虹膜辐射状肌收缩　　　　　　E. 支气管平滑肌舒张

14. 受交感神经和副交感神经双重支配的是（　　　）。

A. 睫状肌　　　　　　B. 竖毛肌　　　　　　C. 肾上腺髓质

D. 多数汗腺　　　　　　E. 皮肤和肌肉血管

15. 胆碱能 M 受体活化产生的效应是（　　　）。

A. 心脏活动兴奋　　　　　　B. 支气管平滑肌收缩　　　　　　C. 胃肠平滑肌舒张

D. 膀胱逼尿肌舒张　　　　　　E. 骨骼肌血管收缩

16. 具有"生命中枢"之称的是（　　　）。

A. 丘脑的感觉接替核　　　　　　B. 丘脑的髓板内核群　　　　　　C. 下丘脑

D. 中脑　　　　　　E. 延髓

17. 支配汗腺的交感神经末梢释放的递质是（　　　）。

A. 肾上腺素　　　　　　B. 去甲肾上腺素　　　　　　C. 乙酰胆碱

D. 多巴胺　　　　　　E. 5-羟色胺

18. 交感神经节后纤维的递质是（　　　）。

A. 乙酰胆碱　　　　　　B. 多巴胺　　　　　　C. 去甲肾上腺素

D. 5-羟色胺　　　　　　E. 去甲肾上腺素或乙酰胆碱

19. 瞳孔对光反射的中枢部位在（　　　）。

A. 丘脑的感觉接替核　　　　　　B. 丘脑的髓板内核群　　　　　　C. 下丘脑

D. 中脑　　　　　　E. 延髓

20. 交感舒血管纤维末梢释放的递质是（　　　）。

A. 肾上腺素　　　　　　B. 去甲肾上腺素　　　　　　C. 乙酰胆碱

D. 多巴胺　　　　　　E. 5-羟色胺

21. 交感缩血管纤维末梢释放的递质是（　　　）。

A. 肾上腺素　　　　　　B. 去甲肾上腺素　　　　　　C. 乙酰胆碱

D. 多巴胺　　　　　　E. 5-羟色胺

22. 丘脑非特异投射系统的主要作用是（　　　）。

A. 引起触觉　　　　　　B. 引起牵涉痛　　　　　　C. 调节内脏活动

D. 维持大脑皮层的兴奋状态　　E. 维持睡眠状态

23. 丘脑的特异投射系统的主要作用是（　　　）。

A. 协调肌紧张　　　　　　B. 维持觉醒　　　　　　C. 调节内脏功能

D. 引起特定感觉　　　　　　E. 引起牵涉痛

24. 成人安静、闭眼、清醒时的主要脑电波是（　　　）。

A. α 波　　　B. β 波　　　C. δ 波　　　D. θ 波　　　E. λ 波

25. 主要通过非特异投射系统发挥唤醒作用的是（　　　）。

A. 特异投射系统　　　　　　　　　　B. 锥体系

Note

C. 网状结构上行激动系统　　　　　　　D. 第一信号系统

E. 第二信号系统

26. 一般优势半球指的是下列哪项特征占优势的一侧半球？（　　）

A. 重量　　　B. 运动功能　　C. 感觉功能　　D. 语言功能　　E. 皮层沟回数

27. 若中央前回底部前方的 Broca 三角区受损,可导致（　　）。

A. 运动性失语症　　　　　B. 失写症　　　　　　　　C. 感觉性失语症

D. 失读症　　　　　　　　E. 以上都不是

28. 关于条件反射的叙述正确的是（　　）。

A. 通过后天学习和训练而形成　　　　　B. 不需要非条件反射为基础

C. 数量有限且比较固定　　　　　　　　D. 属低级的反射活动

E. 主要中枢部位在脑干

29. 患者发生了运动失语症,表现为能看懂文字,听懂别人谈话,但自己不会说话,不能用语词来表达自己的思想,而与发音有关的肌肉并不麻痹。这说明下列哪个语言相关脑区损伤?（　　）

A. 额中回后部　　　　　　B. Wernicke 区　　　　　　C. 颞上回后部

D. Broca 区　　　　　　　E. 角回

30. 脑电波的形成机制是大量皮层神经元同时发生（　　）。

A. 工作电位　　　　　　　B. 诱发电位　　　　　　　　C. 兴奋性突触后电位

D. 抑制性突触后电位　　　E. 突触后电位同步总和

三、问答题

1. 神经纤维传导兴奋的机制及特征是什么？

2. 试述主要神经递质的及受体有哪些？

3. 中枢兴奋传播的特征是什么？

4. 试述丘脑的感觉投射系统及其功能。

5. 试述胆碱能受体兴奋的效应。

（范秀英）

188

第十一章 内 分 泌

内分泌系统与神经系统都是维持机体内环境稳态的功能调节系统。神经系统主要针对各种瞬时刺激,改变系统和器官的功能活动状态,产生迅速的调节效应;而内分泌系统则主要调节机体的长期性活动,如维持组织细胞的新陈代谢,参与生长、发育、生殖等过程的调节。内分泌系统也常作为神经调节活动的延续,直接参与器官和系统的功能活动调节。

第一节 概 述

一、内分泌、内分泌系统和激素

内分泌(endocrine)是指内分泌细胞将所产生的激素直接分泌到体液中,并以体液为媒介对靶细胞产生效应的一种分泌形式。内分泌细胞集中的腺体统称内分泌腺,内分泌腺无导管结构,因此也称为无管腺。

内分泌系统是各种内分泌腺和散在地分布于某些组织器官中的内分泌细胞的总称,是体内又一个重要的信息传递系统。人体主要的内分泌腺包括垂体、甲状腺、甲状旁腺、肾上腺、胰岛、性腺和松果体等(图 11-1)。散在的内分泌细胞分布比较广泛,如胃肠道、下丘脑、心血管、肺、肾、胎盘等组织器官中均有不同的内分泌细胞存在。内分泌系统是人体内一个重要的功能调节系统,通过分泌激素对机体的新陈代谢、生长发育、内环境稳态的维持以及各个器官的功能活动都发挥着重要而广泛的调节作用。在对人体功能的调节过程中,内分泌系统与神经系统密切联系、相互配合,共同维持各器官系统功能活动的正常进行。

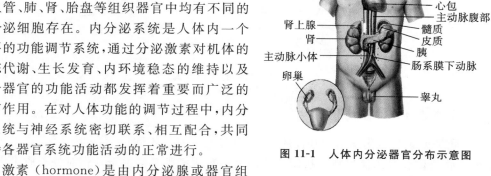

松果体
垂体
颈动脉小球
甲状腺
胸腺
心包
主动脉腹部
肾上腺
髓质
肾
皮质
主动脉小体
胰
肠系膜下动脉
卵巢
睾丸

图 11-1 人体内分泌器官分布示意图

激素(hormone)是由内分泌腺或器官组织的内分泌细胞所分泌,以体液为媒介,在细胞之间递送调节信息的高效能生物活性物质。激素是内分泌系统发挥作用的物质基础。激素不经过导管运输,而是直接由内分泌腺或内分泌细胞释放进入体液,经体液运输而发挥功能调节作用。

二、激素的分类及信息传递方式

(一) 激素的分类

激素的种类繁多,根据化学结构的不同主要可分为以下三大类。

1. 含氮激素　含氮激素按相对分子质量的大小和结构的不同,又可以分为以下三类。

(1) 胺类激素:多为氨基酸的衍生物,主要包括甲状腺激素、肾上腺素和去甲肾上腺素等。

(2) 肽类激素:包括下丘脑调节肽、神经垂体激素、降钙素和胃肠道激素等。

(3) 蛋白质激素:主要有胰岛素、甲状旁腺激素和腺垂体分泌的多种激素等。

2. 类固醇(甾体)激素　以胆固醇作为合成原料的激素称为类固醇(甾体)激素。类固醇激素包括肾上腺皮质和性腺分泌的激素,如皮质醇、醛固酮、雌激素、孕激素和雄激素等。另外,胆固醇的衍生物 1,25-二羟维生素 D_3 也被看作是类固醇激素。

3. 前列腺素　除上述两大类激素外,也有人主张将脂肪酸的衍生物——前列腺素列为第三类激素。

(二) 激素的信息传递方式

体内大多数激素分泌后,经血液运输至远处的靶组织而发挥作用,这种分泌方式称为远距离分泌,如垂体、甲状腺、肾上腺等分泌激素的方式。有些激素分泌后不经血液运输,而是经组织液扩散作用于邻近的靶细胞,这种分泌方式称为旁分泌或近距离分泌,如胃黏膜 D 细胞分泌生长抑素的方式等。另外,体内还有些内分泌细胞所分泌的激素在局部扩散后再返回作用于该内分泌细胞而发挥反馈作用,这种分泌方式称为自分泌。下丘脑许多神经细胞也具有内分泌功能,其分泌的激素称为神经激素,神经激素产生后可经轴浆运输至神经末梢释放,这种分泌方式称为神经分泌(图 11-2)。

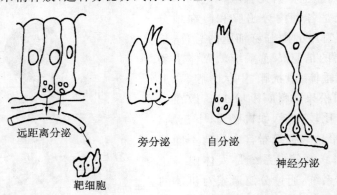

远距离分泌　　旁分泌　自分泌　　神经分泌

靶细胞

图 11-2　激素的作用方式

三、激素的作用机制

不同类型激素的化学结构和性质不同,其作用机制也不同。

1. 膜受体介导的信号转导机制　体内大多数含氮类激素由于其相对分子质量大,水溶性高,与靶细胞相作用时,首先与靶细胞膜上的特异性受体结合,再启动细胞内一系列的信号转导途径,最终改变靶细胞的功能状态,引起靶细胞固有的生物学效应。1965 年,Sutherland 等人提出了第二信使学说来解释含氮类激素的作用机制。第二信使学说认为，含氮类激素作用于靶细胞时，首先是与靶细胞膜上的特异性受体结合，从而激活膜内的腺苷酸环化酶（AC），AC 在 Mg^{2+} 参与下，催化 ATP 转变为环磷酸腺苷（cAMP），cAMP 再激活蛋白激酶 A（PKA），进而催化靶细胞内各种底物蛋白的磷酸化反应，从而引起靶细胞的各种生物学效应，如肌细胞的收缩、腺细胞的分泌等。在这里，激素作为第一信使，其作用是将调节信息由内分泌腺或内分泌细胞传递到靶细胞表面；cAMP 则作为第二信使，将调节信息由靶细胞表面传递至靶细胞内，最终引起靶细胞的功能改变。

此后的研究证明，除了 cAMP 外，环磷酸鸟苷（cGMP）、三磷酸肌醇（IP₃）、二酰甘油（DG）以及 Ca^{2+} 等均可作为第二信使，而且在细胞内起关键作用的蛋白激酶，除了 PKA 外，还有蛋白激酶 C（PKC）和蛋白激酶 G（PKG）等。另外，在细胞膜还发现了一种在膜受体与膜效应器酶如腺苷酸环化酶之间起耦联作用的调节蛋白——鸟苷酸结合蛋白（G蛋白，GPr），GPr 在含氮类激素作用的跨膜信号转导过程中起着十分重要的作用。

2. 膜内受体介导的信号转导机制　类固醇激素相对分子质量小，呈脂溶性，可直接穿过细胞膜进入靶细胞内。在进入靶细胞之后，有的激素如糖皮质激素等先与胞质受体结合，形成激素-胞质受体复合物，激素-胞质受体复合物再由胞质进入核内，与核内受体结合，形成激素-核受体复合物，调控 DNA 的转录过程，生成新的 mRNA，诱导核糖体合成新的蛋白质，从而使靶细胞产生相应的生物学效应。有些类固醇激素如雄激素、雌激素和孕激素等进入靶细胞后，可直接穿过核膜与相应的核受体结合，调节基因的表达，从而诱导靶细胞的功能变化。

以上概述了含氮激素和类固醇激素的作用机制，但是，激素的作用机制也不能一概而论。例如：胰岛素除作用于膜受体外，也能进入细胞内发挥作用；甲状腺激素虽然属于含氮类激素，但其作用机制却与类固醇激素相似，进入靶细胞后，直接与核受体结合调节 DNA 的转录过程。

四、激素作用的一般特征

虽然各种激素的生物学效应不同，但其作用都表现出以下共同的特征。

1. 相对特异性　激素作用的相对特异性是指激素分泌后，并不是广泛地作用于全身所有的组织器官，而是选择性地作用于某些器官、组织或细胞。被激素作用的这些器官、组织或细胞分别称为激素的靶器官、靶组织或靶细胞。有些激素可选择性地作用于另一内分泌腺，调节该内分泌腺的内分泌活动，则该内分泌腺称为这种激素的靶腺。不同激素特异性作用的范围存在很大的差异，有些激素的作用非常广泛，如甲状腺激素、生长激素和胰岛素等几乎可以作用于全身的各种组织器官，而有些激素的作用范围非常局限，如促甲状腺激素和促肾上腺皮质激素等只能作用于相应的靶腺，对其他的组织没有作用。激素作用的靶细胞上必须存在可与该激素进行特异性结合的受体，激素作用的特异性就取决于这些特异性受体的分布范围。

2. 信息传递作用　激素作用于靶细胞时，只是将内分泌腺或内分泌细胞的调节信息以激素这种化学物质的形式传递给靶细胞，即起到传递信息的作用，其作用是作为一个启动因子来启动靶细胞本身固有的、内在的一系列生物效应。在这一信息传递过程中，激素并不能为靶细胞内在的生理生化反应添加反应成分，也不能为靶细胞的功能活动提供能量。

3. 高效能生物放大作用　血浆中激素浓度很低，一般在 nmol/L 甚至 pmol/L 数量级，但其作用非常显著。这是由于激素与受体结合后，通过引发细胞内信号转导途径，逐级放大，形成一个效能极高的生物放大系统。如 $0.1\ \mu g$ 的促肾上腺皮质激素释放激素

(CRH)可使腺垂体分泌 $0.1~\mu g$ 的促肾上腺皮质激素(ACTH),促肾上腺皮质激素再引起肾上腺皮质分泌 $40~\mu g$ 的糖皮质激素,最终可产生约 $6000~\mu g$ 糖原储备的细胞效应。

4. 激素间的相互作用 不同激素的作用虽然不同,但激素之间的作用却是相互联系、相互影响的。当两种或多种激素共同参与机体某一功能活动的调节时,可表现为多种相互作用形式。如果激素间的作用相互一致,则称为协同作用,如肾上腺素、糖皮质激素以及胰高血糖素均能升高血糖;如果激素间的作用相反,则称为拮抗作用,如糖皮质激素能升高血糖,而胰岛素则降低血糖。激素间还有一种特殊的作用形式就是允许作用(permissive action),即有的激素本身并不能直接对某一组织或器官发生调节作用,但它的存在却是另外一种激素作用于该组织或器官的必要条件,或者可使另外一种激素的作用明显增强。例如,糖皮质激素本身对血管平滑肌并无收缩作用,但是必须有糖皮质激素的存在,去甲肾上腺素才能充分发挥收缩血管平滑肌的作用。

第二节 下丘脑与垂体

一、下丘脑的神经内分泌功能

下丘脑内侧基底部促垂体区的小细胞肽能神经元具有内分泌功能,能合成下丘脑调节肽(hypothalamic regulatory peptide,HRP),其主要作用是调节腺垂体的内分泌活动。目前已知的下丘脑调节肽有九种,其主要作用见表 11-1。其中的五种化学结构已经明确的下丘脑调节肽被称为激素,四种化学结构尚未明确的暂时称为因子。

表 11-1 下丘脑调节肽及其主要作用

下丘脑调节肽	英文缩写	主要作用
生长激素释放激素	GHRH	促进 GH 释放
生长激素释放抑制激素(生长抑素)	GHRIH	抑制 GH 释放
促甲状腺激素释放激素	TRH	促进 TSH 释放,也能刺激 PRL 释放
促肾上腺皮质激素释放激素	CRH	促进 ACTH 释放
促性腺激素释放激素	GnRH	促进 LH 与 FSH 释放(以 LH 为主)
催乳素释放因子	PRF	促进 PRL 释放
催乳素释放抑制因子	PIF	抑制 PRL 释放
促黑(素细胞)激素释放因子	MRF	促进 MSH 释放
促黑(素细胞)激素释放抑制因子	MIF	抑制 MSH 释放

下丘脑调节肽不仅由下丘脑促垂体区分泌产生,在中枢神经系统的其他部位和许多外周组织中也可以分泌产生,其功能除调节腺垂体的活动外,还有许多其他的调节功能。下丘脑的内分泌活动受到更高级中枢和外周传入信息的调节。下丘脑肽能神经元与中枢神经系统其他部位有广泛的突触联系,中枢神经系统释放各种递质调节下丘脑肽能神经元的内分泌活动。这些递质对下丘脑调节肽分泌的调节作用和机制很复杂,大致可分为两大类:一类是肽类物质,如脑啡肽、β-内啡肽、血管活性肠肽、P 物质、缩胆囊素和神经降压素等;另一类是单胺类递质,主要包括去甲肾上腺素、多巴胺(DA)和5-羟色胺

（5-HT）等。此外，腺垂体激素对下丘脑调节肽的分泌也有反馈作用（图 11-3）。

二、垂体

垂体分为腺垂体和神经垂体。垂体各部分都有独自的任务。神经垂体本身不会制造激素，而是起一个仓库的作用。下丘脑的视上核和室旁核制造的抗利尿激素和催产素，通过下丘脑与垂体之间的下丘脑-垂体束被送到神经垂体储存起来，当身体需要时就释放到血液中。

（一）腺垂体

腺垂体是人体内最重要的内分泌腺之一，分泌的激素种类和数量最多，素有"内分泌之首"之称。腺垂体能分泌七种激素，即生长激素、促甲状腺激素、促肾上腺皮质激素、黄体生成素、卵泡刺激素、催乳素和促黑（素细胞）激

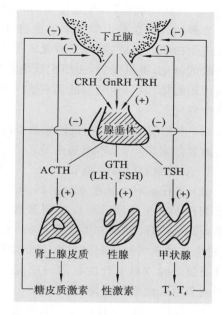

图 11-3　下丘脑-腺垂体-靶腺轴示意图

素。其中促甲状腺激素、促肾上腺皮质激素、黄体生成素、卵泡刺激素均作用于各自的靶腺，其作用是分别调节各自靶腺的内分泌活动，因而称为"促激素"。

1. 生长激素　生长激素（growth hormone，GH）是体内分泌量最多的激素。人生长激素（hGH）由 191 个氨基酸残基组成，相对分子质量为 22000，其化学结构与人催乳素非常相似，因此二者的作用有一定的交叉。生长激素有明显的种属特异性，只有人和猴的生长激素可互为通用。

生长激素与靶组织细胞的生长激素受体（GHR）结合后，通过多种信号转导途径，诱导产生各种生物效应，包括调节基因转录、物质的跨膜转运、离子通道和蛋白激酶活性的变化等，从而发挥促进机体生长和调节物质代谢等的功能。因为生长激素受体的分布极为广泛，所以生长激素的作用也极为广泛。由于胎儿和新生儿各种细胞上的生长激素受体分布的数量比成人更多，因此对生长激素也更为敏感。生长激素的部分作用，可通过诱导靶细胞产生一种称为胰岛素样生长因子（IGF）的肽类物质而间接实现。胰岛素样生长因子也称为生长激素介质（SOM），其主要作用是促进钙、磷、钠、钾、硫等进入软骨组织，促进氨基酸进入软骨细胞，增强软骨细胞 DNA、RNA 和蛋白质的合成，促进软骨组织的生长，使长骨生长加长。胰岛素样生长因子还能促进多种组织细胞的有丝分裂。

1）生长激素的生物学作用

（1）促进生长发育：机体的生长发育受到多种因素的影响，而生长激素则是其中的关键因素。实验证明，摘除幼年动物垂体后，其生长立即停滞，若及时补充生长激素，则可使其恢复生长。人幼年时期若生长激素分泌不足，则生长发育停滞，成年后身材矮小，但智力正常，称为侏儒症；幼年以及青春发育时期生长激素分泌过多，则成年后身材异常高大，称为巨人症；成年后生长激素分泌过多，由于成年人骨骺线已闭合，长骨不再生长，但生长激素可刺激肢体短骨、颅骨和软组织异常生长，导致足粗大、鼻大唇厚、下颌突出以及内脏如肝、肾等增大，称为肢端肥大症。生长激素主要通过促进骨、软骨、肌肉以及其他组织细胞的分裂增殖和蛋白质的合成，从而促进骨骼、肌肉和内脏等的生长发育。

(2) 对代谢的作用:生长激素对代谢的作用广泛,主要表现为促进蛋白质合成,促进脂肪分解和升高血糖。生长激素通过促进氨基酸进入细胞,加强 DNA、RNA 的合成从而促进蛋白质的合成,并减少尿氮的排出,使机体呈正氮平衡;通过促进脂肪分解和增强脂肪酸的氧化,提供能量,使组织特别是肢体组织的脂肪量减少;通过抑制外周组织摄取和利用葡萄糖,减少葡萄糖的消耗而升高血糖水平。因此,若生长激素分泌过多可引起垂体性糖尿。

(3) 参与应激反应:在机体应激反应时,生长激素分泌明显增加,是参与机体应激反应的重要激素之一(见本章第四节)。

2) 生长激素分泌的调节

(1) 下丘脑对生长激素分泌的调节:腺垂体分泌生长激素受下丘脑生长激素释放激素(GHRH)和生长激素释放抑制激素(GHRIH)的双重调节。GHRH 促进生长激素的分泌,而 GHRIH 则抑制生长激素的分泌。一般认为,在整体情况下,GHRH 起主导作用,对生长激素的分泌起经常性调节作用,而 GHRIH 主要是在应激等刺激引起生长激素分泌过多时才对生长激素的分泌起到抑制作用。GHRH 和 GHRIH 二者相互配合,共同调节生长激素的分泌。

(2) 反馈调节:与其他腺垂体激素一样,体内生长激素的分泌水平也可对下丘脑和腺垂体产生负反馈调节作用,体内生长激素水平降低时下丘脑分泌 GHRH 增多。同时,胰岛素样生长因子对生长激素的分泌也有负反馈调节作用。

(3) 其他因素:①睡眠:人在觉醒状态生长激素的分泌较少,进入慢波睡眠后,生长素的分泌明显增加,而转入快波睡眠后,生长激素分泌又减少。②代谢因素:血中糖、氨基酸与脂肪酸等因素都能影响生长激素的分泌。其中以低血糖对生长激素分泌的刺激作用最为显著,血中氨基酸或脂肪酸水平增加也可刺激生长激素分泌的增加,生长激素分泌增加有利于机体对氨基酸和脂肪酸的利用和代谢。③应激刺激、运动、甲状腺激素、睾酮与雌激素等因素也都能促进生长激素的分泌。

2. 催乳素 催乳素由 199 个氨基酸残基组成,相对分子质量为 22000。正常男性血液中催乳素浓度低于 15 ng/mL,女性低于 20 ng/mL,但妇女在妊娠期可增加到 200 ng/mL。

1) 催乳素的生物学作用 催乳素的作用非常广泛,除对乳腺、性腺的发育和分泌起重要的调节作用外,还参与应激反应及对免疫等功能的调节。

(1) 对乳腺的作用:催乳素可促进乳腺发育,发动并维持泌乳,故名催乳素。在女性青春期乳腺的发育过程中,雌激素起着主要的作用,生长激素、孕激素、皮质醇、胰岛素、甲状腺激素及催乳素等起协同作用。在妊娠期,催乳素、雌激素和孕激素分泌增多,使乳腺进一步发育,并具有泌乳能力。但高浓度的雌激素和孕激素与催乳素竞争乳腺细胞的受体,从而抑制了催乳素的泌乳作用,因而妊娠期妇女并不泌乳。分娩后,血中雌激素和孕激素水平大大降低,催乳素才发挥始动和维持哺乳期泌乳的作用。

(2) 对性腺的作用:在女性,催乳素对黄体的功能主要是刺激黄体生成素受体的生成,使黄体生成素发挥其促进排卵、黄体生成及促进雌激素和孕激素分泌的作用,并为黄体酮的生成提供底物,促进黄体酮的生成,减少黄体酮的分解。研究表明,小剂量的催乳素对卵巢雌激素和孕激素的合成有促进作用,而大剂量的催乳素则有抑制作用。临床上患闭经溢乳综合征的妇女,表现为闭经、溢乳和不孕,就是因为高催乳素血症,导致溢乳现象,并抑制雌激素和孕激素的分泌,患者出现闭经、无排卵及不孕。在男性,催乳素可增加和维持睾丸间质细胞黄体生成素受体的数量,从而提高间质细胞对黄体生成素的敏感性,使睾酮合成增加,促进性成熟。

（3）参与应激反应:应激状态下,血中催乳素与促肾上腺皮质激素和生长激素等许多激素的浓度同时增加,共同参与应激反应(见本章第四节)。

（4）调节免疫功能:催乳素可协同一些细胞因子共同促进淋巴细胞的分裂增殖,促进B淋巴细胞分泌 IgM 和 IgG。

2）催乳素分泌的调节

（1）下丘脑对催乳素分泌的调节:催乳素的分泌受下丘脑催乳素释放因子(PRF)和催乳素释放抑制因子(PIF)的双重调节,前者促进其分泌,后者抑制其分泌,以后者的抑制作用为主。现在认为,PIF 就是多巴胺。在妇女哺乳期,婴儿吸吮乳头的刺激可使下丘脑神经元兴奋并释放 PRF,反射性地引起催乳素大量分泌。

（2）反馈调节:血中催乳素水平升高可促进下丘脑多巴胺能神经元的分泌,多巴胺又可直接抑制下丘脑促性腺激素释放激素(GnRH)和腺垂体催乳素的分泌,使催乳素水平降低,产生负反馈调节作用。

3. 促黑（素细胞）激素　人类促黑激素属多肽类激素,主要作用于黑素细胞,使细胞内的酪氨酸转化为黑色素。人的黑素细胞主要分布于皮肤、毛发、眼球虹膜以及视网膜色素层等处,MSH 可使皮肤和毛发的颜色加深。MSH 的分泌主要受下丘脑促黑激素释放抑制因子(MIF)和促黑激素释放因子(MRF)的调节,前者抑制其分泌,后者促进其分泌,以前者的抑制作用为主。血中 MSH 也可通过反馈调节腺垂体 MSH 的分泌。

腺垂体分泌的促甲状腺激素(TSH)、促肾上腺皮质激素(ACTH)、黄体生成素(LH)和卵泡刺激素(FSH)将在以后的相关章节中介绍。

（二）神经垂体

神经垂体无腺细胞,不能合成激素。神经垂体激素即血管升压素(vasopressin,VP)和催产素(oxytocin,OXT),它们是由下丘脑视上核和室旁核的大细胞肽能神经元合成分泌的,分泌后由下丘脑垂体束的轴浆运输至神经垂体进行储存,在适宜刺激的作用下,由神经垂体释放入血液循环而发挥作用。视上核主要合成血管升压素,室旁核主要合成催产素。二者化学结构相似,均为九肽,只是第 3 位和第 8 位氨基酸残基不同,因此二者在功能上有一定的交叉。

1. 血管升压素　生理剂量的血管升压素主要促进肾远曲小管和集合管对水的重吸收,使尿量减少,即抗利尿作用,故血管升压素又称为抗利尿激素(antidiuretic hormone,ADH)。在正常饮水情况下,体内血管升压素浓度很低,几乎没有缩血管升压作用。但在机体脱水或失血等病理情况下,血管升压素分泌明显增加,可使血管广泛收缩,特别是内脏血管,从而有利于升高和维持血压并保持体液。血管升压素是通过受体-G 蛋白-第二信使的途径发挥作用的。血管升压素受体分为 V1 和 V2 这两种亚型。V1 受体主要分布于血管平滑肌细胞膜,被激动后经三磷酸肌醇和 Ca^{2+} 诱导,引起血管平滑肌收缩,使血压升高;V2 受体主要分布于肾远曲小管和集合管上皮细胞,经环磷酸腺苷介导使水孔蛋白嵌入上皮细胞的顶端膜,增加水的通透性,促进水的重吸收,因而起到抗利尿作用。有关血管升压素的作用及其分泌的调节,详见相关章节。

2. 催产素　催产素也称为缩宫素,主要作用是在哺乳期促进乳汁排出,分娩时促进子宫收缩。

1）对乳腺的作用:哺乳期乳腺不断地分泌乳汁并储存于乳腺腺泡中。催产素可引起乳腺导管周围的肌上皮细胞收缩,腺泡内压力增高,将腺泡内的乳汁经导管排出。当婴儿吸吮乳头时,其传入冲动传导到下丘脑,可兴奋催产素神经元,反射性地引起催产素的分泌,使乳汁排出,这是一个典型的神经内分泌反射,称为射乳反射。

2）对子宫的作用:催产素能促进子宫平滑肌收缩,但与子宫的功能状态有关。妊娠子宫对催产素敏感,而未孕子宫对催产素不敏感。雌激素能增加子宫对催产素的敏感性,而孕激素则能降低其敏感性。在分娩过程中,胎儿刺激子宫颈可反射性地引起催产素的释放,形成正反馈调节机制,使子宫收缩进一步增强,起到"催产"的作用。临床上催产素主要用于诱导分娩(催产)以及减少产后出血。

三、下丘脑与垂体的联系

下丘脑与垂体(腺垂体和神经垂体)在结构和功能上都存在着密切的联系。下丘脑内侧基底部促垂体区的小细胞肽能神经元分泌下丘脑调节肽,经垂体门脉系统运送到腺垂体,调节腺垂体激素的合成和分泌,构成下丘脑腺垂体系统;而下丘脑视上核和室旁核的大细胞肽能神经元可合成血管升压素和催产素,经下丘脑垂体束的轴浆运输到神经垂体,并储存在神经垂体,构成下丘脑神经垂体系统。可见,下丘脑的一些神经元也具有内分泌功能,可将从大脑或中枢神经系统其他部位传来的神经信息转变为激素的信息,从而以下丘脑为枢纽,将神经调节与体液调节紧密联系起来(图11-4)。

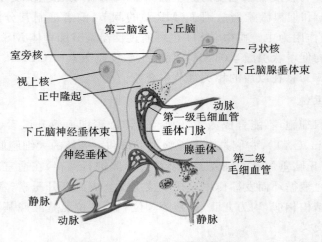

图 11-4　下丘脑与垂体间的联系

第三节　甲状腺及甲状旁腺

一、甲状腺

甲状腺重 20～25 g,是人体内最表浅的、最大的内分泌腺。甲状腺由许多大小不等的腺泡组成,腺泡则由单层立方上皮细胞围成,腺泡腔中充满大量的胶质,胶质是腺泡上皮细胞的分泌物,其主要成分为含有甲状腺激素(thyroid hormones,TH)的甲状腺球蛋白。腺泡上皮细胞是甲状腺激素合成与释放的部位,而腺泡腔内的胶质则是甲状腺激素的储存库。在甲状腺腺泡之间和腺泡上皮细胞之间还有滤泡旁细胞,又称 C 细胞,可分泌降钙素。

血液中有活性的甲状腺激素有四碘甲腺原氨酸（T_4）和三碘甲腺原氨酸（T_3）两种，其中 T_4 约占 90%，T_3 约占 10%，但 T_3 的活性要比 T_4 强约 5 倍，二者都是酪氨酸的碘化物。碘和甲状腺球蛋白（TG）是合成甲状腺激素的主要原料。碘主要来源于食物和饮用水。

甲状腺激素合成的过程主要包括甲状腺腺泡从血浆中聚碘、碘的活化以及酪氨酸的碘化与耦联这三个步骤。甲状腺腺泡从血浆中聚碘是逆电化学梯度的继发性主动转运过程，由位于腺泡上皮细胞底部的钠-碘同向转运体借助钠泵主动转运所建立的 Na^+ 浓度势能而完成。碘的活化、酪氨酸的碘化以及耦联都由甲状腺过氧化物酶（thyroid peroxidase，TPO）催化而完成。由于硫脲类药物如硫氧嘧啶可抑制甲状腺过氧化物酶的活性，因此临床上可用于治疗甲状腺功能亢进（简称为甲亢）。

（一）甲状腺激素的生理作用

甲状腺激素的作用极为广泛，几乎可以作用于机体的所有组织。甲状腺激素的主要作用是促进物质代谢和能量代谢，促进机体的生长和发育。甲状腺激素主要通过与靶细胞的核受体结合，调节基因转录和蛋白质的表达而实现对靶细胞功能的调节。

1. 对能量代谢的作用　甲状腺激素可以提高绝大多数组织的耗氧量和产热量，尤以心、肝、骨髓肌和肾等组织最为显著。实验表明，整体内给予 1 mg T_4 可使机体产热量增加约 4200 kJ，基础代谢率提高 28%。T_3 的产热效应比 T4 强 3～5 倍。甲状腺激素的产热作用是多种作用机制的综合效应，如增加细胞线粒体的数量、促进氧化磷酸化、加速线粒体的呼吸过程、提高 Na^+-K^+-ATP 酶的活性、增加细胞的能量消耗等。甲亢患者产热量增加，基础代谢率可增加 60%～80%，极易出汗，喜凉怕热；甲状腺功能减退时，产热量减少，基础代谢率可降低 20%～40%，喜热怕寒。两者均不能很好地适应环境温度的变化。

2. 对物质代谢的作用　甲状腺激素对物质代谢的作用广泛而复杂，生理水平的甲状腺激素对蛋白质、糖和脂肪的合成和分解都有促进作用，而大量的甲状腺激素则对分解代谢的促进作用更明显。

（1）对蛋白质代谢的作用：生理剂量的甲状腺激素可作用于靶细胞的核受体，激活 DNA 转录过程，促进蛋白质的合成，因而有利于机体的生长发育。当甲状腺激素分泌不足时，蛋白质合成减少，肌肉无力，且组织间的黏蛋白增多，可引起黏液性水肿。当甲状腺激素分泌过多时，则加速蛋白质的分解，特别是加速骨骼肌的蛋白质分解，以致肌肉萎缩无力，同时促进骨组织蛋白质的分解，从而导致骨质疏松和血钙升高。

（2）对糖代谢的作用：甲状腺激素可促进小肠黏膜对葡萄糖的吸收，促进糖原分解，并能增强肾上腺素、胰高血糖素、皮质醇和生长激素的生糖作用，使血糖有升高趋势；同时，甲状腺激素又可加强外周组织对血糖的利用，有降低血糖的作用。因此，正常情况下，甲状腺激素对血糖水平的影响并不大。若甲状腺激素的分泌明显增加（如甲亢时），其升高血糖的作用就明显超过其促进外周组织对血糖的利用作用，使血糖升高（故甲亢时可发生糖尿）。

（3）对脂肪代谢的作用：甲状腺激素能促进儿茶酚胺和胰高血糖素对脂肪的分解作用，促进脂肪酸的氧化。甲状腺激素既能促进胆固醇的合成，又能促进其分解，但分解速度超过合成的速度，所以甲亢时血胆固醇水平低于正常。

（二）甲状腺功能的调节

甲状腺的功能主要受下丘脑-腺垂体的调节，包括下丘脑-腺垂体对甲状腺的调节及反馈调节，三者形成下丘脑-腺垂体-甲状腺功能轴。此外，甲状腺功能还存在一定程度的自身调节和神经调节。

1. 下丘脑-腺垂体对甲状腺功能的调节　下丘脑分泌的促甲状腺激素释放激素（TRH），通过垂体门脉系统运输到腺垂体，促进促甲状腺激素（TSH）的合成与分泌。TSH 是调节甲状腺功能的主要激素，其作用包括两个方面，一是促进甲状腺激素的合成与释放，另一方面是促进甲状腺细胞的增生，使腺体增大。

下丘脑 TRH 神经元可接受神经系统其他部位传来的信息，将环境变化的信息与下丘脑神经元的活动联系起来，然后通过释放 TRH 来改变腺垂体 TSH 的释放，再来调节甲状腺激素的分泌（图 11-5）。例如，寒冷刺激的信息在传入下丘脑体温调节中枢的同时，还与附近的 TRH 神经元发生联系，促使 TRH 神经元释放 TRH，进而使腺垂体 TSH 释放增多，TSH 促进甲状腺分泌甲状腺激素，结果产热量增加，有利于御寒。

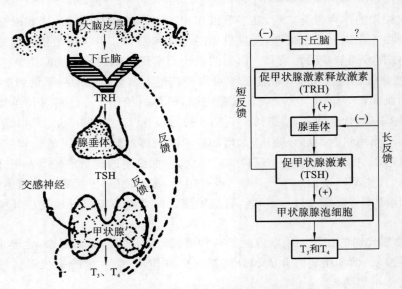

图 11-5　甲状腺激素调节示意图

2. 甲状腺激素对下丘脑-腺垂体的反馈调节　血中甲状腺激素水平的改变，对腺垂体 TSH 的分泌起着经常性的负反馈调节作用。当血中甲状腺激素水平增高时，TSH 合成与释放减少，同时能降低腺垂体对下丘脑 TRH 的反应性，最终使血中甲状腺激素水平降至正常。反之亦然。血中甲状腺激素水平对腺垂体的负反馈调节作用是维持血中甲状腺激素正常水平的重要机制。

甲状腺激素的合成需要碘。若某些地区饮水和食物中缺碘，体内甲状腺激素合成不足，血中甲状腺激素水平长期处于低水平，对腺垂体的反馈性抑制作用减弱，导致 TSH 分泌增加，刺激甲状腺细胞增生，从而导致甲状腺代偿性增生肥大，临床上称为地方性甲状腺肿，俗称大脖子病。

3. 甲状腺的自身调节　甲状腺具有根据血碘水平调节其自身摄碘和合成甲状腺激素的能力，称为甲状腺的自身调节。当血碘浓度升高时，最初甲状腺激素的合成有所增加，但当血碘浓度超过一定限度后，甲状腺腺泡摄碘能力下降，继而甲状腺激素合成减少，当血碘浓度达到 10 mmol/L 时，甲状腺摄碘作用完全消失。相反，当血碘水平降低时，腺泡摄碘能力增强，甲状腺激素合成也相应增加。这种自身调节缓慢而且有一定限度。临床上常用过量碘产生的抗甲状腺效应处理甲状腺危象和进行甲状腺手术的术前准备。

Note

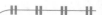

4. 自主神经的调节 甲状腺受自主神经的支配,交感神经兴奋可促进甲状腺激素的分泌;而副交感神经兴奋则抑制甲状腺激素的分泌。目前认为,自主神经主要是在内外环境变化引起应急反应时对甲状腺的功能起调节作用的。

二、甲状旁腺

甲状旁腺位于甲状腺中。一般有四个,左右各一对,为扁椭圆形小体,棕黄色,形状大小略似大豆,均贴附于甲状腺侧叶的后缘,位于甲状腺被囊之外,有时也可埋藏于甲状腺组织中,上一对甲状旁腺一般位于甲状腺侧叶后缘中部附近处,下一对则在甲状腺下动脉的附近,约位于腺体后部下 1/3 处。

甲状旁腺分泌的甲状旁腺激素(parathyroid hormone,PTH)与甲状腺滤泡旁细胞分泌的降钙素(calcitonin,CT)以及 1,25-二羟维生素 D_3 共同调节钙磷代谢,控制血浆中钙和磷的水平。

(一) 甲状旁腺激素

甲状旁腺激素是由甲状旁腺主细胞合成分泌的含 84 个氨基酸残基的直链多肽,相对分子质量为 9500。

1. 甲状旁腺激素的生物学作用 甲状旁腺激素的作用主要是升高血钙和降低血磷,是调节血钙和血磷水平最重要的激素。在实验中摘除动物的甲状旁腺后,其血钙水平逐渐降低,可导致动物低钙抽搐甚至死亡,而血磷则逐渐升高。在临床进行甲状腺手术时,若不慎摘除甲状旁腺也可造成患者严重低钙,导致手足抽搐,甚至可因呼吸肌痉挛而死亡。甲状旁腺激素主要通过作用于骨、肾和小肠三个部位来实现对钙和磷代谢的调节。

(1)作用于骨:甲状旁腺激素能动员骨钙入血,使血钙升高。这一作用可分为快速效应和延迟效应两个时相。快速效应在几分钟内即可发生,其机制是使骨细胞膜对 Ca^{2+} 的通透性增大,骨液中的 Ca^{2+} 进入细胞,然后由钙泵将 Ca^{2+} 转运至细胞外液,引起血钙升高。延迟效应在激素作用 12～14 h 后出现,几天或几周后达高峰,其机制是甲状旁腺激素刺激破骨细胞的活动,加速溶骨过程,使骨钙、骨磷释放入血。若甲状旁腺激素分泌过多,可导致骨质疏松。

(2)作用于肾:甲状旁腺激素可促进肾近端小管上皮细胞对钙的重吸收,减少尿钙的排出,升高血钙,同时可抑制肾近端小管对磷的重吸收,促进磷的排出,降低血磷。

(3)作用于小肠:甲状旁腺激素可激活 1α-羟化酶,促进 25-羟维生素 D_3 转变为 1,25-二羟维生素 D_3,1,25-二羟维生素 D_3 可促进小肠对钙的吸收,升高血钙。

2. 甲状旁腺激素分泌的调节 甲状旁腺激素的分泌主要受血钙浓度变化的调节。血钙浓度轻微降低,在 1 min 内即可引起甲状旁腺激素分泌增加,促进骨钙释放和肾小管对钙的重吸收,使血钙浓度迅速回升。这是一个负反馈的调节方式,以维持血钙浓度的相对恒定。如果长时间低血钙,可使甲状旁腺增生;相反,若长时间高血钙,则可使甲状旁腺萎缩。

此外,血磷升高可使血钙降低,从而刺激甲状旁腺激素的分泌。血镁降低时,可使甲状旁腺激素分泌减少。儿茶酚胺与主细胞上的 β 受体结合,通过 cAMP 介导,可促进甲状旁腺激素的分泌。

钙和磷不仅是体内骨髓和牙齿的重要组成成分,而且还都参与机体许多重要的功能活动。例如:钙离子就参与肌肉的收缩、腺体的分泌、血液凝固、细胞的信号转导以及影响神经的兴奋性等;磷是人体遗传物质核酸、人类能量转换的关键物质三磷酸腺苷

Note

（ATP）以及多种酶和生物膜磷脂等的重要组成成分。因此,钙和磷对机体的生命活动都有着十分重要的作用。机体内钙和磷的代谢主要受甲状旁腺激素、降钙素和 1,25-二羟维生素 D_3 的调节,它们主要通过影响骨钙代谢、肾的排泄和肠道吸收几个环节来对钙磷代谢进行调节。

（二）降钙素

降钙素是由甲状腺滤泡旁细胞（C 细胞）合成分泌的肽类激素,含有 32 个氨基酸残基,相对分子质量为 3400。

1. 降钙素的生物学作用　降钙素的主要作用是降低血钙和血磷。

（1）作用于骨:降钙素抑制破骨细胞的活动,减弱溶骨过程,增强成骨过程,使骨钙、骨磷释放减少,钙、磷沉积增加,因而降低血钙和血磷。

（2）作用于肾:降钙素可抑制肾小管对钙、磷、钠及氯的重吸收,使这些离子从尿中排出增加。

此外,降钙素还可抑制小肠对钙和磷的吸收。

2. 降钙素分泌的调节　降钙素的分泌主要受血钙浓度的调节。当血钙浓度升高时,降钙素的分泌随之增加。降钙素对血钙的调节作用与甲状旁腺激素相反,二者共同调节血钙浓度的相对稳定。

此外,胰高血糖素和某些胃肠道激素如胃泌素、促胰液素及缩胆囊素的分泌也可促进降钙素的分泌,其中以胃泌素的作用最为显著。

（三）1,25-二羟维生素 D_3

1,25-二羟维生素 D_3 是胆固醇的衍生物,又称胆钙化醇,可从动物的肝、乳及鱼肝油等含量丰富的食物中摄取,也可在体内合成。皮肤中的 6-脱氢胆固醇经日光中的紫外线照射可迅速转变为维生素 D_3 原,维生素 D_3 原再转化为维生素 D_3。维生素 D_3 在肝内先经 25-羟化酶的催化生成 25-羟维生素 D_3,25-羟维生素 D_3 再在肾内经 1α-羟化酶的催化生成活性很强的 1,25-二羟维生素 D_3。1,25-二羟维生素 D_3 的主要作用是调节钙、磷代谢。

1. 1,25-二羟维生素 D_3 的生物学作用

（1）作用于小肠:1,25-二羟维生素 D_3 可促进小肠上皮细胞内钙结合蛋白的生成,钙结合蛋白与钙有很高的亲和力,直接参与小肠黏膜上皮细胞吸收钙的转运过程,升高血钙。1,25-二羟维生素 D_3 也能促进小肠黏膜上皮细胞对磷的吸收,故也能升高血磷。

（2）作用于骨:1,25-二羟维生素 D_3 既能增强破骨细胞的活动,动员骨钙和骨磷进入血液,使血钙和血磷升高;1,25-二羟维生素 D_3 也能刺激成骨细胞的活动,促进骨钙沉积和骨的形成。但总的效应是升高血钙。

（3）作用于肾:1,25-二羟维生素 D_3 可促进肾小管对钙、磷的重吸收,减少尿钙、尿磷的排出,使血钙和血磷升高。

临床上婴幼儿缺乏 1,25-二羟维生素 D_3 时,可引起佝偻病,而成人 1,25-二羟维生素 D_3 缺乏时则可能引起骨质疏松或软骨病。

2. 1,25-二羟维生素 D_3 分泌的调节　血钙和血磷浓度降低是促进 1,25-二羟维生素 D_3 生成的主要因素。1,25-二羟维生素 D_3 具有自身负反馈的调节作用,甲状旁腺激素可促进 1,25-二羟维生素 D_3 生成。催乳素、生长激素能促进 1,25-二羟维生素 D_3 生成,而糖皮质激素则抑制其生成。

第四节　肾　上　腺

肾上腺位于两侧肾脏的内上方,肾上腺左、右各一,呈黄色,左肾上腺近似半月形,右肾上腺呈三角形。其包括周围部皮质和中央部髓质两部分。肾上腺皮质和肾上腺髓质在组织发生、结构和功能上都完全不同,实际上是两个独立的内分泌腺。

一、肾上腺皮质激素

肾上腺皮质从外向内由三层不同的内分泌细胞分别形成球状带、束状带和网状带。球状带分泌以醛固酮为代表的盐皮质激素(mineralocorticoid,MC),也包括少量的脱氧皮质酮;束状带分泌以皮质醇为代表的糖皮质激素(glucocorticoid,GC),皮质醇也称为氢化可的松;网状带主要分泌少量的性激素,如脱氢表雄酮和雌二醇,也能分泌少量的糖皮质激素。肾上腺皮质激素合成的原料都是胆固醇,由于肾上腺皮质各层所含的酶系不同,因此合成的皮质激素也不同。由于这些皮质激素都属于类固醇的衍生物,因此统称为自体激素。

肾上腺皮质激素的作用极为广泛,是维持生命活动所必需的物质。有关醛固酮和性激素的作用和分泌调节过程分别在有关章节介绍,这里只讨论糖皮质激素的生物学作用和分泌调节过程。

(一)糖皮质激素的生物学作用

1. 对物质代谢的作用

(1)对糖代谢的作用:糖皮质激素是体内调节糖代谢的重要激素之一。糖皮质激素能促进肝糖原异生,增加肝糖原的储存,同时糖皮质激素可以降低外周组织对胰岛素的反应性,减少外周组织对糖的利用,促使血糖浓度升高。如果糖皮质激素分泌过多,或者使用此类激素药物过多,会出现高血糖,甚至出现糖尿;相反,糖皮质激素分泌不足时,则可出现低血糖。

(2)对蛋白质代谢的作用:糖皮质激素可促进肝外组织特别是肌肉组织蛋白质的分解,抑制肝外组织对氨基酸的摄取,减少蛋白质的合成。当糖皮质激素分泌过多时,可因蛋白质分解增加、合成减少而出现肌肉消瘦、骨质疏松、皮肤变薄以及淋巴组织萎缩等现象。

(3)对脂肪代谢的作用:糖皮质激素促进脂肪尤其是四肢脂肪的分解,促进脂肪酸在肝内的氧化,有利于糖异生。当肾上腺皮质功能亢进时,由于全身不同部位的脂肪组织对糖皮质激素的敏感性不同,导致体内脂肪重新分布,四肢脂肪减少,面部和躯干增加,形成面圆(满月脸)、背厚(水牛背)、躯干部肥胖,而四肢消瘦的"向心性肥胖"的特殊体型。

(4)对水盐代谢的作用:糖皮质激素可降低肾小球入球小动脉的阻力,增加肾血浆流量,使肾小球滤过率增加,有利于水的排出。此外,糖皮质激素还有较弱的保钠排钾作用,即对肾远曲小管和集合管重吸收钠和分泌钾有一定的促进作用。肾上腺皮质功能不全的患者,若一次性大量饮水,可因肾的排水能力明显降低,而钠的排出并不相应减少,以致血浆晶体渗透压降低,严重时可出现水中毒,这时若适当补充糖皮质激素可使之缓解。

2. 对其他器官、系统的作用

（1）血细胞：糖皮质激素可促进骨髓的造血功能，使血中红细胞和血小板数量增多；糖皮质激素可使附着在小血管壁的中性粒细胞进入血液循环，使血液中的中性粒细胞增多；糖皮质激素还通过抑制胸腺与淋巴组织的细胞分裂及淋巴细胞 DNA 的合成，使淋巴细胞生成减少。此外，糖皮质激素还能使淋巴细胞与嗜酸性粒细胞的破坏加速。

（2）消化系统：糖皮质激素能提高胃腺对促胃液素和迷走神经的反应性，增加胃酸和胃蛋白酶原的分泌，并使胃黏膜的保护和修复功能减弱。因此，长期大量服用糖皮质激素或强烈的应激反应可诱发或加剧消化性溃疡。

（3）循环系统：虽然糖皮质激素不能直接收缩血管，但是可增强血管平滑肌对儿茶酚胺的敏感性（即允许作用），有利于提高血管的张力和维持血压。糖皮质激素还可降低毛细血管的通透性，有利于维持血容量。此外，糖皮质激素还能增强离体心肌的收缩力，但对在体心脏作用不明显。

3. 参与应激反应 当机体受到有害刺激（如感染、缺氧、创伤、手术、饥饿、疼痛、寒冷、精神紧张等）时，垂体分泌 ACTH 增加，导致血中糖皮质激素浓度升高，引起一系列的非特异性反应，称为应激（stress）反应。凡能引起应激反应的刺激统称为应激刺激。在应激反应中，下丘脑-腺垂体-肾上腺皮质系统功能增强，以提高机体对应激刺激的耐受力和生存能力。实验表明，切除动物肾上腺皮质后，机体应激反应能力减弱，对有害刺激的抵抗能力大大降低，若处理不当，动物一两周内即可死亡，但如果及时补充糖皮质激素则可生存较长时间；而切除肾上腺髓质的动物，则可以抵抗应激刺激不至于产生严重的后果。可见，糖皮质激素对机体的应激反应和生存都是必不可少的。

此外，在应激反应中交感肾上腺髓质系统的活动也增强，血中儿茶酚胺含量增加。其他激素如生长激素、催乳素、胰高血糖素、β-内啡肽、抗利尿激素、醛固酮等的分泌也都相应增加，这说明应激反应是以 ACTH 和糖皮质激素分泌增加为主，多种激素共同参与的使机体抵抗力增强的非特异性反应。

另外，大剂量的糖皮质激素还具有抗炎、抗过敏、抗中毒和抗休克等作用，在临床上已得到了广泛的应用。

（二）糖皮质激素分泌的调节

糖皮质激素的分泌可分为基础分泌和应激分泌。前者是指在正常生理情况下的分泌，后者是指在应激反应时的分泌。但无论是基础分泌还是应激分泌，都受下丘脑-腺垂体的调节，而血液中糖皮质激素的水平又可反馈性地调节腺垂体和下丘脑的功能（图 11-6）。

1. 下丘脑-腺垂体对糖皮质激素分泌的调节 下丘脑促垂体区小细胞肽能神经元可合成和分泌促肾上腺皮质激素释放激素（CRH），通过垂体门脉系统运输到腺垂体，促进 ACTH 的合成和分泌，进而促进肾上腺皮质合成和释放糖皮质激素。

下丘脑 CRH 呈日周期和脉冲式释放，一般在上午 6—8 时分泌达高峰，午夜时分泌最少。这使得 ACTH 和糖皮质激素的基础分泌也呈相应的日节律波动，即夜晚入睡后分泌逐渐减少，午夜时最低，随后又逐渐增多，至清晨进入高峰，白天维持在较低水平，入睡时再减少。在应激情况下，各种刺激通过多种途径汇集于下丘脑，促进 CRH 的分泌，引起下丘脑-腺垂体肾上腺皮质轴的活动增强，糖皮质激素的分泌大量增加从而提高机体的应激反应能力。

Note

2. 糖皮质激素对下丘脑-腺垂体轴的反馈调节　当血中糖皮质激素水平升高时,可反馈性地抑制下丘脑-腺垂体轴,使 CRH 和 ACTH 释放减少,这种反馈路径较长,称为长反馈。ACTH 也可反馈性地抑制 CRH 的释放,这种反馈路径较短,称为短反馈。但在应激反应时,这种负反馈机制被暂时抑制,使 ACTH 和糖皮质激素的分泌大大增加。

由于存在反馈抑制机制,临床上长期大量使用糖皮质激素的患者,外源性糖皮质激素可造成肾上腺皮质萎缩,分泌糖皮质激素的功能降低甚至停止。此时如果突然停药,患者可因肾上腺皮质萎缩、功能低下而发生肾上腺皮质危象,甚至危及生命。因而对这类患者,应采取逐步减量后停药的方法。如果长期大量使用糖皮质激素,可间断性地给予 ACTH,以防止肾上腺皮质萎缩。

二、肾上腺髓质激素

肾上腺髓质嗜铬细胞能以酪氨酸为原料合成肾上腺素和去甲肾上腺素,二者均为儿茶酚胺类化合物。去甲肾上腺素在嗜铬细胞内苯乙醇胺氮位甲基转移酶(PNMT)的作用下甲基化即可生成肾上腺素。正常情况下,肾上腺髓质分泌的肾上腺素和去甲肾上腺素的比例约为 4∶1。

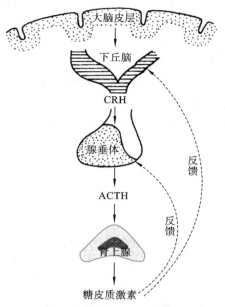

CRH:促肾上腺皮质激素释放激素
ACTH:促肾上腺皮质激素
—— 表示促进　┈┈ 表示抑制

图 11-6　糖皮质激素分泌调节示意图

(一)肾上腺髓质激素的生物学作用

肾上腺髓质直接受交感神经节前纤维的支配,交感神经兴奋时,髓质激素分泌增多,二者功能紧密联系,组成交感肾上腺髓质系统。当机体遇到特殊紧急情况时,如剧烈运动、焦虑、恐惧、创伤、缺氧、失血、剧痛等,这一系统被立即调动起来,肾上腺髓质激素分泌明显增多。在交感神经和肾上腺髓质激素的作用下,中枢神经系统的兴奋性提高,使机体处于警觉状态,机体反应灵敏;心跳加强加快,心输出量增加,血压升高,血液循环加快,全身血供重新分配,以保证重要器官的血液供应;呼吸加强加快,通气量增加;糖原分解加强,血糖升高,脂肪分解加速,葡萄糖和脂肪酸的氧化过程增强,以适应在紧急情况下机体对能量的需要。上述变化都是在紧急情况下,通过交感肾上腺髓质系统发生的适应性反应,称为应急反应(emergency reaction)。

不难看出,引起应急反应的各种情况,实际上也都是引起应激反应的刺激。当机体受到应激刺激时,同时引起应激反应和应急反应,前者侧重于增强机体的基础耐受力,而后者侧重于提高机体对紧急情况的应变能力。二者既有区别又相辅相成,共同提高机体的生存和适应能力。

(二)肾上腺髓质激素分泌的调节

1. 交感神经　肾上腺髓质只受交感神经节前纤维的直接支配,而不受副交感神经的支配。交感神经节前纤维末梢释放神经递质乙酰胆碱,与髓质嗜铬细胞上的 N 受体结合,引起肾上腺素和去甲肾上腺素的释放。若交感神经的节前纤维兴奋时间较长,还可引起合成儿茶酚胺所需的各种酶的活性增强,使肾上腺素和去甲肾上腺素的合成增加。

2. ACTH 与糖皮质激素　实验证明,糖皮质激素可直接或间接促进肾上腺髓质激素的合成,ACTH 则主要通过促进糖皮质激素的合成和分泌来促进肾上腺髓质激素的合成。

3. 反馈调节　当嗜铬细胞胞质中儿茶酚胺的含量增加到一定程度时,可负反馈抑制有关酶的活性,使肾上腺髓质激素的合成减少。反之,当嗜铬细胞胞质中儿茶酚胺的含量减少时,肾上腺髓质激素的合成增加。

第五节　胰　　岛

胰腺具有外分泌和内分泌的双重功能。其外分泌部腺泡分泌胰液,含有多种重要的消化酶,参与消化活动;胰岛为其内分泌部,为胰腺中由内分泌细胞组成的细胞团。人类胰岛的内分泌细胞至少可分为五类:A 细胞,约占 20%,分泌胰高血糖素;B 细胞,约占 75%,分泌胰岛素;D 细胞,约占 5%,分泌生长抑素;D_1 细胞分泌血管活性肠肽;PP 细胞数量极少,分泌胰多肽。本节只介绍胰岛素和胰高血糖素。

一、胰岛素

胰岛素(insulin)为 51 个氨基酸残基组成的小分子蛋白质激素,相对分子质量为 5808,由 A 链和 B 链借两个二硫键连接而成,其中 A 链含 21 个氨基酸,B 链含 3 个氨基酸。

(一) 胰岛素的生物学作用
胰岛素是体内促进物质合成和能量储存、维持血糖浓度相对稳定的主要激素。

1. 对糖代谢的作用　胰岛素促进全身组织,尤其是肝、肌肉和脂肪组织摄取和利用葡萄糖,促进肝糖原和肌糖原的合成。因此,临床上常用胰岛素和葡萄糖作为能量合剂来增加患者的能量储备。另外,胰岛素还能抑制糖原分解和糖原异生,从而减少糖的来源,降低血糖。胰岛素是体内唯一能降低血糖的激素。当胰岛素缺乏时,血糖浓度升高,可导致糖尿病。

2. 对脂肪代谢的作用　胰岛素可促进肝脏合成脂肪酸,并转运到脂肪细胞储存;促进葡萄糖进入脂肪细胞,合成甘油三酯和脂肪酸;还可抑制脂肪酶的活性,减少脂肪的分解。胰岛素缺乏时,脂肪分解增强,血脂升高,易引起动脉硬化性心脑血管疾病。同时,由于脂肪分解产生的大量脂肪酸在肝内氧化,生成大量酮体,可引起酮血症和酸中毒,甚至导致昏迷。

3. 对蛋白质代谢的作用　胰岛素既可促进蛋白质的合成,又可抑制蛋白质的分解。胰岛素可在蛋白质合成的各个环节上发挥促进作用,如促进细胞对氨基酸的摄取,增加细胞内蛋白质合成的原料;加快细胞核的复制和转录过程,促进 DNA 和 mRNA 的合成;作用于核糖体,加速翻译过程,促进蛋白质的合成;抑制蛋白质分解和肝糖原异生,使血中氨基酸用于蛋白质的合成。由于胰岛素能促进蛋白质的合成,故有利于机体的生长发育,但胰岛素必须与生长激素共同作用,才能得以发挥明显的协同效应。

(二) 胰岛素分泌的调节
1. 血糖浓度对胰岛素分泌的调节　血糖浓度是调节胰岛素分泌最重要的因素,对胰

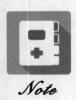

Note

岛素的分泌具有负反馈调节作用。B 细胞对血糖浓度的变化十分敏感,当血糖浓度高于5.5 mmol/L 时,胰岛素的分泌明显增加,使血糖浓度降低;当血糖浓度降至正常水平时,胰岛素的分泌也就迅速恢复到基础水平,从而维持血糖浓度的相对稳定。

2. 血中氨基酸和脂肪酸对胰岛素分泌的调节 许多氨基酸可以刺激胰岛素的分泌,其中以精氨酸和赖氨酸的作用最强。血中脂肪酸和酮体过高也可刺激胰岛素的分泌。血中氨基酸和血糖对胰岛素分泌的刺激作用有协同效应,两者同时升高时,胰岛素分泌成倍增加。如长时间高血糖、高氨基酸和高血脂,可持续刺激胰岛素分泌,导致胰岛 B 细胞功能衰竭,引起糖尿病。

3. 其他激素对胰岛素分泌的调节 许多胃肠激素如促胃液素、促胰液素、缩胆囊素、抑胃肽和胰高血糖样多肽均有促进胰岛素分泌的作用,其中抑胃肽和胰高血糖样多肽的作用最强。生长激素、糖皮质激素、甲状腺激素和胰高血糖素等可通过升高血糖水平而间接刺激胰岛素的分泌。如果长期大量使用这些激素,有可能使 B 细胞功能衰竭而发生糖尿病。此外,肾上腺髓质激素可抑制胰岛素的分泌,胰岛 D 细胞分泌的生长抑素可通过旁分泌作用于 B 细胞而抑制胰岛素的分泌。

4. 神经肽和递质等物质对胰岛素分泌的调节 许多调节肽和神经递质也可影响胰岛素的分泌。其中促进胰岛素分泌的有促甲状腺激素释放激素、生长激素释放激素、促肾上腺皮质激素释放激素和血管活性肠肽等,抑制胰岛素分泌的有甘丙肽、瘦素和神经肽 Y 等。

5. 自主神经对胰岛素分泌的调节 胰岛素的分泌还受到自主神经的调节。迷走神经一方面可通过释放乙酰胆碱作用于 B 细胞的 M 受体,直接刺激胰岛素的分泌;另一方面,迷走神经也可以通过刺激胃肠激素的分泌而间接地促进胰岛素的分泌。交感神经兴奋时,通过释放去甲肾上腺素作用于 B 细胞的 α 受体,抑制胰岛素的分泌。

二、胰高血糖素

胰高血糖素(glucagon)是由胰岛 A 细胞分泌的、由 29 个氨基酸残基组成的多肽类激素,相对分子质量为 3485。

1. 胰高血糖素的生物学作用 与胰岛素促进合成代谢的作用相反,胰高血糖素是一种促进分解代谢的激素。胰高血糖素具有很强的促进糖原分解和糖异生的作用,使血糖明显升高;胰高血糖素可激活脂肪酶,促进脂肪分解,同时又可加强脂肪酸的氧化,使酮体生成增多;胰高血糖素能促进蛋白质的分解,并使分解后产生的氨基酸进入肝细胞,为糖异生提供原料,胰高血糖素还减少蛋白质的合成。此外,胰高血糖素可促进胰岛素和生长抑素的分泌,药理剂量的胰高血糖素可作用于心肌,使心肌收缩力增强。

2. 胰高血糖素分泌的调节 调节胰高血糖素分泌的因素很多,其中血糖浓度是最重要的调节因素。当血糖浓度降低时,胰高血糖素的分泌增加,反之分泌则减少。饥饿可促进胰高血糖素的分泌,这对维持血糖水平、保证脑的代谢和能量供应具有重要意义。氨基酸与葡萄糖相反,可促进胰高血糖素的分泌。胰岛素和生长抑素可通过旁分泌直接作用于邻近的 A 细胞,抑制其分泌胰高血糖素,但胰岛素又可通过降低血糖而间接刺激胰高血糖素的分泌。交感神经兴奋可通过激动 β 受体促进胰高血糖素的分泌,而迷走神经兴奋则可通过激动 M 受体抑制胰高血糖素的分泌。

第六节 其他激素

一、前列腺素

前列腺素(prostaglandin,PG)是存在于动物和人体中的一类由不饱和脂肪酸组成的、结构为一个五环和两条侧链构成的 20 碳不饱和脂肪酸。最早发现它存在于人的精液中,当时以为这一物质是由前列腺释放的,因而定名。目前已证明精液中的前列腺素主要来自精囊,全身许多组织细胞都能产生前列腺素。按其结构,前列腺素分为 A、B、C、D、E、F、G、H、I 等类型,不同类型的前列腺素具有不同的功能。

前列腺素对内分泌、生殖、消化、血液呼吸、心血管、泌尿及神经系统均有作用。例如:通过影响内分泌细胞内环磷酸腺苷(cAMP)的高低水平,从而影响激素的合成与释放;作用于下丘脑产生黄体生成素释放激素的神经内分泌细胞,最终使睾丸激素分泌增加,从而促进生殖;前列腺素 E 和前列腺素 F 能使血管平滑肌松弛,从而减少血流的外周阻力,降低血压;使胃肠道平滑肌收缩,抑制胃酸分泌,防止强酸、强碱、无水酒精等对胃黏膜的侵蚀;前列腺素本身即有神经递质的作用,可以影响神经活动;前列腺素 E 有松弛支气管平滑肌的作用,而前列腺素 F 则收缩支气管平滑肌。

二、褪黑素

褪黑激素(melatonin)主要是由脑部松果体产生的一种胺类激素。人的松果体是附着于第三脑室后壁的、豆粒状大小的组织。褪黑激素是一种内源性物质,通过内分泌系统的调节而起作用,在体内有自己的代谢途径。在人体内主要发挥调节免疫、抗击肿瘤、改善睡眠和延缓衰老等作用。

三、胸腺素

胸腺素(thymosin),是由胸腺分泌的一类促细胞分裂的含 28 个氨基酸残基的具有生理活性的多肽激素。可诱导造血干细胞发育为 T 淋巴细胞,具有增强细胞免疫功能和调节免疫平衡的作用。临床上常用的胸腺肽是从小牛胸腺发现并提纯的有非特异性免疫效应的小分子多肽。

四、瘦素

瘦素(leptin,LP)是一种由脂肪组织分泌的蛋白质类激素。人们普遍认为它进入血液循环后会参与糖、脂肪及能量代谢的调节,促使机体减少摄食,增加能量释放,抑制脂肪细胞的合成,进而使体重减轻。

目标检测

一、名词解释

1. 内分泌 2. 激素 3. 允许作用 4. 应激反应 5. 侏儒症

二、单项选择题

1. 下列关于激素的叙述,错误的是( )。

A. 激素是由体内的内分泌腺分泌的高效能生物活性物质

B. 多数激素经血液循环,运送至远距离的靶细胞发挥作用

C. 某些激素可通过组织液扩散至邻近细胞发挥作用

D. 神经细胞分泌的激素可经垂体门脉系统向腺垂体发挥作用

E. 激素在局部扩散后,可返回作用于自身而发挥反馈作用

2. 下列激素中,不属于胺类激素的是( )。

A. 肾上腺素　　　　　　　B. 去甲肾上腺素　　　　　　C. 甲状腺激素

D. 褪黑素　　　　　　　　E. 胰岛素

3. 下列激素中,属于蛋白质类激素的是( )。

A. 睾酮　　　B. 醛固酮　　　C. 皮质醇　　　D. 生长激素　　E. 前列腺素

4. 关于激素信息传递作用的叙述,错误的是( )。

A. 不添加成分　　　　　　　　　　B. 不能提供能量

C. 不仅仅起"信使"的作用　　　　　D. 能减弱体内原有的生理生化过程

E. 能加强体内原有的生理生化过程

5. "旁分泌"就是( )。

A. 激素通过血液作用于全身组织细胞

B. 激素通过扩散作用于邻近细胞

C. 激素通过血液以外的途径作用于远距离的靶细胞

D. 由神经细胞分泌发挥局部作用的激素

E. 激素通过组织液作用于自身

6. 目前发现的下丘脑调节肽共有( )。

A. 6 种　　　B. 7 种　　　C. 8 种　　　D. 9 种　　　E. 10 种

7. 下列腺垂体分泌的激素中不属于"促激素"的是( )。

A. 促甲状腺激素　　　　　B. 促黑激素　　　　　　C. 卵泡刺激素

D. 促肾上腺皮质激素　　　E. 黄体生成素

8. 下列哪一项不是甲状腺激素的生理作用?( )

A. 抑制糖原合成　　　　　　　　B. 促进外周细胞对糖的利用

C. 适量时促进蛋白质合成　　　　D. 提高神经系统兴奋性

E. 减慢心率和减弱心肌收缩力

9. 神经垂体激素是( )。

A. 催乳素与生长激素　　　　　　B. 抗利尿激素与醛固酮

C. 血管升压素与缩宫素　　　　　D. 催乳素与血管升压素

E. 卵泡刺激素与黄体生成素

10. 下列有关甲状腺激素的叙述,错误的是( )。

A. 储存于细胞内且储存量大

B. T_3 分泌量小但生物活性是 T_4 的 5 倍

C. 游离的甲状腺激素在血中含量甚微

D. T_4 脱碘变成 T_3 是 T_3 的主要来源

E. 甲状腺激素的作用机制十分复杂

11. 不是肾上腺皮质分泌的激素( )。

Note

A.皮质醇　　B.醛固酮　　　C.性激素　　　D.肾上腺素　　E.盐皮质激素

12. 调节胰岛素分泌最重要的因素是（　　）。

A.血糖水平　　　　　　　　B.血脂水平　　　　　　　　　　C.血中氨基酸水平

D.血 Na^+ 浓度　　　　　　E.血 Ca^{2+} 浓度

13. 血管升压素的主要生理作用是（　　）。

A.使血管收缩,产生升压作用

B.促进肾小管对 Na^+ 的重吸收

C.促进肾的保钠排钾作用

D.增加肾远曲小管和集合管对水的重吸收

E.降低肾远曲小管和集合管对水的重吸收

14. 调节血钙与血磷水平最重要的激素是（　　）。

A.降钙素　　　　　　　　B.1,25-二羟维生素 D_3　　　C.甲状旁腺激素

D.肾上腺素　　　　　　　E.甲状腺激素

15. 关于糖皮质激素分泌的调节,下述错误的是（　　）。

A.长期服用皮质醇可使 ACTH 分泌增多

B.ACTH 是糖皮质激素的促激素

C.应激反应中,糖皮质激素分泌增多

D.糖皮质激素在午夜分泌量最低

E.糖皮质激素参与"应激"反应

16. 关于肾上腺髓质激素的叙述,下列哪一项是错误的?（　　）

A.肾上腺素和去甲肾上腺素都是由髓质分泌的

B.髓质激素的化学本质是脂类激素

C.肾上腺素受体有 α 和 β 两大类

D.去甲肾上腺素升血压作用强于肾上腺素

E.肾上腺髓质激素的分泌受交感神经支配

17. 关于醛固酮的叙述,下列哪一项是错误的?（　　）

A.血钠降低可刺激其分泌

B.血钾下降可通过肾素-血管紧张素刺激其分泌

C.血压下降、血容量减少可使其分泌增加

D.有保钠、排钾、保水的作用

E.能增强血管平滑肌对儿茶酚胺的敏感性

18. 关于促肾上腺皮质激素的分泌,下列哪一项是错误的?（　　）

A.受下丘脑促肾上腺皮质激素释放激素的调节

B.受糖皮质激素的负反馈调节

C.受肾上腺素的负反馈调节

D.在应激状态下分泌增多

E.长期大量使用糖皮质激素的患者,其分泌减少

19. 糖皮质激素对代谢的作用是（　　）。

A.促进葡萄糖的利用,促进肌肉组织蛋白质分解

B.促进葡萄糖的利用,抑制肌肉组织蛋白质分解

C.促进葡萄糖的利用,促进肌肉组织蛋白质合成

D.抑制葡萄糖的利用,抑制肌肉组织蛋白质分解

E. 抑制葡萄糖的利用,促进肌肉组织蛋白质分解

20. 下列有关肾上腺髓质激素生理作用的叙述,正确的是(　　　)。

A. 能促进糖原的合成　　　　　　　　B. 能促进脂肪的合成

C. 降低组织的耗氧量　　　　　　　　D. 肾脏、胃肠血管舒张

E. 骨骼肌血管舒张

21. 下列有关胰高血糖素作用的叙述,正确的是(　　　)。

A. 其是一种促进合成代谢的激素　　　B. 促进糖原合成

C. 促进葡萄糖异生　　　　　　　　　D. 抑制氨基酸转运入肝细胞

E. 促进脂肪的合成

三、问答题

1. 试述下丘脑与垂体之间的功能联系。

2. 甲状腺激素的生理作用有哪些?

3. 糖皮质激素的生理作用主要有哪些?

4. 胰岛素的生理作用主要有哪些? 糖尿病时体内有哪些代谢紊乱?

5. 试比较生长激素、甲状腺激素、糖皮质激素和胰岛素对新陈代谢的影响。

(李春梅　陈　辉)

第十二章　运动系统

　　运动系统由骨、关节和骨骼肌三部分组成。约占成人体重的60%。全身各骨骼关节相连形成骨骼,构成了人体坚硬的骨支架,并赋予人体基本形态,起着支持体重、保护柔软器官和杠杆的作用。人体各种各样的运动,从日常生活中简单的举手投足动作到生产、劳动和体育运动各种复杂的技术动作,无一不是通过以骨为杠杆、以关节为枢纽、以骨骼肌为动力来实现的,因此,骨骼肌是运动的主动部分,而骨和关节则是运动的被动部分。

第一节　运动系统的组成

一、骨

　　骨是一种坚硬而富有弹性的器官,每块骨均具有一定的形态结构和功能,并有丰富的血管、淋巴管和神经分布。活体骨是有生命力的器官,不但能进行新陈代谢和生长发育,而且还具有不断改建、修复和再生的能力。经常进行体育锻炼,可以促进骨的良好发育和健康生长,长期不用则可导致骨质疏松。

(一) 骨的形态和分类

　　1. 骨的形态　　人体各部分骨的形状各式各样,大体可归纳为四类。

　　(1) 长骨:一般呈长管状,可分为一体两端。体又称骨干,内有容纳骨髓的空腔称为髓腔。两端膨大称为骺,具有光滑的关节面。幼年时,骺与骨干之间留有透明软骨,称为骺软骨。成年后,骺软骨骨化,骨干与骺融为一体,原来的骺软骨部位形成骺线。长骨主要分布在四肢,运动中起杠杆作用和支撑作用。

　　(2) 短骨:短骨一般近似立方体。短骨分布于手腕和足踝部,使手和足的运动十分灵活,并能承受重压。

　　(3) 扁骨:扁骨呈板状、面积较大,薄而坚固。扁骨分布于脑颅骨和肩胛骨等处。

　　(4) 不规则骨:形状不规则,主要分布在躯干(如椎骨)、髋部和头部等处。有些不规则骨内含有空腔,称为含气骨,如上颌骨。

　　此外,包裹在肌腱内,由肌腱钙化而成的扁圆小骨,称为籽骨,如髌骨。籽骨的作用主要有:①减少摩擦,保护肌腱;②改变肌肉牵引方向;③增大力臂,提高肌肉做功和肢体运动速度。

　　2. 骨的分类　　成年人全身共有206块骨,根据其存在的部位,可分为头颅骨、躯干骨和四肢骨三个部分。

（1）头颅骨：共有 29 块，其中有颅骨 23 块（包括脑颅骨 8 块，面颅骨 15 块），听小骨 6 块。

（2）躯干骨：其中有椎骨 26 块，肋骨 12 对，胸骨 1 块，共计 51 块。

（3）四肢骨：包括上肢骨和下肢骨。上肢骨有 64 块，下肢骨有 62 块。

躯干骨和四肢骨共有 177 块，这 177 块骨直接参与各种躯体运动。

（二）骨的构造

骨是由骨膜、骨质和骨髓三个部分构成，并有血管、淋巴管和神经分布，骨组织（又称骨质）是骨的主要成分。

1. 骨质　骨质由于结构不同可分为两种：一种由多层紧密排列的骨板构成，叫作骨密质；另一种由薄骨板即骨小梁互相交织构成立体的网，呈海绵状，叫作骨松质。骨密质质地致密，抗压抗扭曲性很强；而骨松质则按力的一定方向排列，虽质地疏松但却体现出既轻便又坚固的性能，符合以最少的原料发挥最大功效的构筑原则。不同形态的骨，由于其功能侧重点不同，在骨密质和骨松质的配布上也呈现出各自的特色。以保护功能为主的扁骨，其内外两面是薄层的骨密质，叫作内板和外板，两板之间的骨松质，叫作板障，骨髓即充填于骨松质的网眼中。

以支持功能为主的短骨和长骨的骨骺，外周是薄层的骨密质，内部为大量的骨松质，骨小梁的排列显示两个基本方向，一是与重力方向一致，叫作压力曲线；另一则与重力线相对抗而适应于肌肉的拉力，叫作张力曲线，二者构成最有效的承担重力的力学系统。以运动功能见长的长管状骨骨干，则有较厚的骨密质，向两端逐渐变薄而与骺的薄层骨密质相续，在靠近骨骺处，内部有骨松质充填，但骨干的大部分骨松质甚少，中央形成大的骨髓腔。在承力过程中，长骨骨干的骨密质与骨骺的骨松质和相邻骨的压力曲线，共同构成与压力方向一致的统一功能系统（图 12-1）。

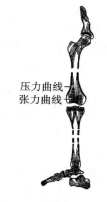

压力曲线
张力曲线

图 12-1　骨小梁模式图

骨质在生活过程中，由于劳动、训练、疾病等各种因素的影响，表现出很大的可塑性，如芭蕾舞演员的足跖骨骨干增粗，骨密质变厚；卡车司机的掌骨和指骨骨干增粗；长期卧床的患者，其下肢骨小梁压力曲线系统变得不明显等。

2. 骨膜　骨膜是由致密结缔组织构成的，分为骨外膜和骨内膜。

（1）骨外膜：附着在骨的外表面。其又分内、外两层，外层致密坚韧，内层有较多的成骨细胞，与骨的生长发育和修复有关。同时有丰富的血管和神经，与骨的营养有关。

（2）骨内膜：衬附于骨髓腔的内面，内膜中有破骨细胞存在，亦与骨的生长发育有关。

3. 骨髓　骨髓存在于骨髓腔和骨松质的网眼内。幼年期都是红骨髓，成年后骨髓腔中聚集了大量的脂肪细胞，变成了黄骨髓。而骨松质中仍为红骨髓，红骨髓有造血的功能。当大量失血时，黄骨髓又会变成红骨髓，参与造血功能。

（三）骨的理化性质

骨是由有机物和无机物构成的，骨的硬度和弹性则由这两种物质的比例关系所决定。成人干骨（脱水骨）中的有机物占总重量的 30%～40%，有机物主要为胶原纤维和黏多糖蛋白。无机物占干骨总重量的 60%～70%，无机物主要是羟磷灰石结晶。无机物使骨具有很高的硬度,有机物则使骨具有很强的韧性和一定的弹性。两者结合则使骨十分坚韧,能承受很大的压力。据实验证实,每平方厘米的股骨能承受 $170\sim220$ kg 的压力(轴向),超过花岗岩的载荷能力。

随着年龄的变化,有机物与无机物的比例关系也随之改变。成年人有机物约占 $1/3$,无机物约占 $2/3$,这个比例的骨最坚韧,并有较好的弹性;儿童少年有机物多,可达 $1/2$,骨的弹性强,但硬度较低,可塑性大;老年人则无机物多,故骨质脆性大,易骨折。

(四) 骨的生长

1. 骨质形成的方式 人体成骨的方式有以下两种。

(1) 膜内成骨:如颅骨中的一些扁形骨。此种成骨是在结缔组织膜内出现骨化中心,成骨细胞不断分泌有机物(胶原纤维和黏蛋白),同时无机盐不断沉积钙化,从而形成骨质。

(2) 软骨内成骨:人体的长骨、短骨和一些不规则骨都属于软骨内成骨。此种成骨是在透明软骨的基础上,逐渐骨化而成。

2. 骨的生长 骨的生长是在膜内成骨和软骨内成骨的基础上进行的,使骨由小到大逐渐长成。以长骨为例作简要的说明。

长骨的生长包括长粗和长长两个过程。长骨的长粗是以膜内成骨的方式进行的,骨外膜内层的成骨细胞不断产生骨胶原,同时无机盐不断沉积并钙化,使骨干不断增粗。而骨内膜中的破骨细胞则使骨髓腔扩大,使骨体增粗且保持一定的厚度;长骨的长长则依靠软骨内成骨来实现。在未成年期,长骨的骨干与骨骺之间的骺软骨不断产生,又不断骨化,使骨体不断增长,当骺软骨完全骨化后,骨的长长则停止。

3. 骨龄 在软骨内成骨的过程中,骨化中心的出现和骺软骨的完全骨化,具有一定的年龄规律,即不同的骨在不同年龄的出现和融合,我们把这种年龄规律称为骨龄。可以利用骨龄帮助选材,也可作为判定青少年实际年龄的参考。骨龄包括出现期和融合期两种含义,不同的骨具有不同的出现期和融合期。

(1) 出现期:软骨内骨化中心出现的年龄,不同的骨,出现期是不同的。

(2) 融合期:骺软骨闭合时的年龄,即骺软骨完全骨化,骨干与骨骺愈合为一体时的实际年龄。

测定骨龄需拍 X 光片。一般拍左手和手腕的骨较为方便。

4. 影响骨生长发育的因素 影响骨生长发育的因素很多,主要有以下几点。

1) 遗传因素 影响骨生长发育的内在因素,但也可以通过外在因素逐渐地改变。

2) 激素的影响 对骨生长发育影响较大的内分泌腺有脑垂体、甲状腺和性腺等。

(1) 脑垂体:对骨的影响最大,脑垂体分泌的生长激素能使骺软骨细胞增生繁殖,长骨不断加长。如分泌不足则形成侏儒症,分泌过多则形成巨人症。

(2) 甲状腺:它分泌甲状腺素,当分泌机能低下时,骨的生长发育发生障碍,身体矮小,而且智力低下,形成呆小症。

(3) 性腺:性腺对骨的发育也有重要作用,在性腺发育期,骨生长加速,当性腺成熟后骨就停止生长。所以性早熟会使骨骼成熟加速,骺与骨干提前愈合。

3) 营养 除了保障足够的热量外,蛋白质和维生素 A、C、D 对骨的生长也有重要作用。

(1) 维生素 A:有平衡造骨细胞和破骨细胞功能的作用,维生素 A 缺乏时易导致骨的畸形生长,如骨质增生;超量时,则破骨细胞活动,易骨折。

（2）维生素 C：对有机物的生成有重要意义，缺乏时骨的生长发育停滞，骨折不易愈合。

（3）维生素 D：能促进钙和磷的吸收，缺乏时骨组织不能钙化，儿童期易造成佝偻病，成人则易形成骨质疏松症。另外，蛋白质则是骨中有机成分的基础，必须满足需要。

4）体育锻炼和劳动　适当的体育锻炼和劳动可使骨的血液循环加强，改善骨的营养，增强骨的新陈代谢，从而促进骨的生长发育和骨的形态结构发生良好的变化。一方面，促使骨长长，从而使身材增高；另一方面，使骨小梁更加明显，骨密质增粗，骨的结节、粗隆等更加突出，骨变得更加粗壮坚固，骨的抗压、抗弯曲和抗扭转方面的性能提高。不同的运动项目对人体各部骨的影响不同，负荷大的部位骨质增粗明显。如果长期不运动，骨质就会退化（表 12-1）。因此，体育锻炼应经常化，项目要多样化，以免造成骨的畸形发展。

表 12-1　肱骨 X 射线检查所见的平均数值　　　　单位：mm

组别	骨体横径	骨体内侧壁厚度	骨体外侧壁厚度	解剖颈部密度厚度	体部腔径	三角肌粗隆	骨小梁排列状况
举重组	27	6.5	8.4	3.5	12	突触明显	大结节垂直位清晰
径赛组	25	5.9	5.9	2.0	13	不明显	大结节垂直位不清晰

（五）骨的功能

1. 保护功能　骨骼因为其坚硬的特点，可以保护人体内部柔软的器官不受外力冲击，如人的颅骨可保护脑组织；胸骨和肋骨则可以保护胸腔内的心脏、肺脏等。

2. 支持功能　全身骨骼有机地组合在一起构成骨架，骨架又作为人体的支架，保持身体的各种姿势。

3. 造血功能　骨松质和骨髓腔中的红骨髓有造血功能。

4. 储存功能　骨还是钙和磷的储备仓库。钙离子与肌肉的收缩有关，在血中要保持一定的浓度。血中钙与骨中钙不断地进行交换。磷是神经组织的重要成分，同时与 ATP 的形成有关。

5. 运动功能　骨骼和肌肉是构成人体运动系统最主要的部分，人要依靠骨骼、骨骼肌、肌腱、韧带和关节等的协同作用，实现人体的运动功能。

二、骨连结

（一）骨连结分类

骨与骨之间借致密结缔组织、软骨或骨相连结，称为骨连结。依据连结方式的不同可分为无腔隙连结和有腔隙连结两大类。

1. 无腔隙连结（直接连结）　直接连结在骨与骨的连结面上无间隙，此种连结大都不活动或仅有少许活动。以连结组织的不同，将其分为以下 3 种形式。

1）纤维连结　骨与骨之间借致密结缔组织直接相连，称为纤维连结，如椎骨之间的韧带，颅骨之间的缝等。

2）软骨结合　骨与骨之间借软骨直接相连，称为软骨结合，可分为暂时性和永久性两种。

（1）暂时性软骨结合：只存在于少年时期，以后软骨骨化成为骨性结合如髋骨。

（2）永久性软骨结合：骨与骨之间的软骨永不骨化，如椎间盘等。

3）骨性结合　骨与骨之间借骨组织相连结，称为骨性结合。常由纤维连结或软骨连结骨化而成，如髂骨、坐骨、耻骨之间的软骨，骨化后形成一块髋骨。

2. 有腔隙连结（间接连结）　间接连结又称滑膜关节，通常简称关节，其特点是骨与骨之间借膜性的结缔组织囊相连接，相对骨面之间具有间隙并充以滑液，具有较大的活动性，是骨连结的高度分化形式。

此外，还有一种介于上述两者之间的连结形式，连结面上只有一条很小的缝隙，活动性很小，称半关节。全身只有一个半关节，即耻骨联合。

（二）滑膜关节的结构

1. 关节的基本结构　关节的基本结构包括关节面、关节囊和关节腔3部分。这三种结构是每个关节必须具备的（图 12-2）。

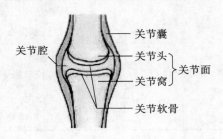

图 12-2　关节的基本结构

（1）关节面：相连两骨的关节面一般多为一凹一凸，凹面称为关节窝，凸面称为关节头。所有的关节面上都被覆有一层软骨，称为关节面软骨。关节面软骨大多数为透明软骨，少数为纤维软骨。关节面软骨表面光滑发亮，其厚度不同，为 2～7 mm，老年人厚度减少。关节面软骨具有减轻冲击、吸收震荡、减少摩擦和保护关节面的作用。

（2）关节囊：呈袋状，附着于关节面周缘的骨面，并与骨膜融合续连。它包围关节，使之与邻近的结构隔开。关节囊分内、外二层。外层为纤维层，由致密的纤维结缔组织构成，富有血管、神经、淋巴管。在纤维层的表面，某些部位增厚成为韧带，以加强连结，其厚薄、松紧程度与关节的作用相适应。内层为滑膜层，由平滑光亮、薄而柔润的疏松结缔组织膜构成，贴于纤维层的内面，其边缘附着于关节软骨的周缘。除关节软骨、关节唇和关节盘外，滑膜覆盖关节内的一切结构。有时滑膜从纤维层缺如处突出，形成与关节腔相通的滑液囊。滑膜内富有血管网，能产生滑液，并对关节软骨提供部分营养。滑膜层内表面常有很多微小突起和皱襞，分别称滑膜绒毛和滑膜襞，其内若含脂肪组织，即成为滑膜脂垫。在关节运动时，关节腔的形状、容积、压力发生改变时，滑膜脂垫可以起调节作用。滑液是透明的蛋清样液体，略呈碱性，润滑性强，是关节软骨、半月板等进行物质交换的媒介。

（3）关节腔：由关节囊滑膜层和关节面软骨共同围成的密闭腔隙称为关节腔。关节腔内有少量滑液，腔内呈负压，对维持关节的稳固性具有重要作用。滑液为无色或淡黄色、黏稠和微碱性的液体，含有 96% 的水和 4% 的固体，比重为 1.010，pH 值为 7.7，可有少量细胞（每升约 0.2×10^9），如单核细胞、淋巴细胞、巨细胞、多核细胞和游离的滑膜细胞等。总蛋白浓度为 1%～2%，糖可自血液扩散入关节液中，浓度不定。其功能是提供营养、润滑关节面、增加关节效能。滑液内的细胞主要起清扫作用。正常关节功能的维持，依靠关节腔与循环系统的特殊传递和交换。微生物进入关节液，一般比进入脑脊液、眼前房透明液及尿液容易，所以在感染过程中，关节受侵袭是比较常见的。滑液中蛋白的浓度和细胞数目的增加，通常标志着关节有炎性疾病发生，且关节腔内的蛋白数量和细胞数目与炎症的程度呈正相关。如化脓性关节炎时，关节腔内的蛋白数量和细胞数目

Note

即显著增加。

2. 关节的辅助结构　某些关节除具备上述基本结构外，为了适应其特殊功能还具有一种或数种辅助结构，以增加关节的稳固性或灵活性。

（1）关节唇：附着于关节窝周缘的纤维软骨环，可加深关节窝，以增加关节的稳固性。如肩关节和髋关节都有关节唇。

（2）关节内软骨：存在于关节腔内的软骨称关节内软骨，由纤维软骨构成。存在形式有两种，一为关节盘，二为半月板，它们可加深关节窝，使两个关节面互相适应，同时还有减轻冲撞和吸收震荡的作用。

（3）韧带：指连于相邻两骨之间的致密结缔组织束，可增加关节的稳固性。位于关节囊外的称为囊外韧带，位于关节囊内的称为囊内韧带。

（4）滑液囊：关节囊的滑膜层向关节囊外突出的部分。滑液囊垫在肌腱与骨之间，有保护肌腱的作用。

（5）滑膜皱襞：关节囊滑膜层向关节囊内突入，形成皱襞，填充在空隙处，使关节面互相适应，稳固关节。

（三）关节的分类

1. 按关节运动轴的数目　按关节运动轴的数目分为：单轴关节、双周关节和多轴关节（图 12-3）。

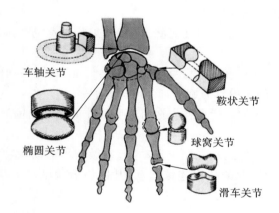

图 12-3　关节的类型

（1）单轴关节：单轴关节包括滑车关节和圆柱关节两种。①滑车关节：又称屈戌关节，一骨关节头呈滑车状，另一骨有相应的关节窝。通常只能绕冠状轴做屈伸运动，如指间关节。②圆柱关节：关节头呈圆柱状，运动环节可绕垂直轴或自身的长轴做回旋运动，也称车轴关节。

（2）双轴关节：双轴关节包括椭圆关节和鞍状关节。①椭圆关节：关节头和关节窝都呈椭圆形。运动环节能进行屈、伸、内收、外展和环转运动，如桡腕关节。②鞍状关节：两关节面均呈马鞍形，成十字交叉结合。可做屈、伸、内收、外展和环转运动，如拇指腕掌关节。

（3）多轴关节：多轴关节有三个或三个以上的运动轴。多轴关节有球窝关节、杵臼关节和平面关节。①球窝关节：关节头是球的一部分，呈半球状。可做屈伸、内收外展、回旋和环转运动。此种关节不仅运动轴多，而且运动幅度大，是最灵活的关节，如肩关节。②杵臼关节：关节头近似球体，关节窝很深，关节呈杵臼状。其运动形式类似球窝关节，

Note

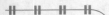

但运动幅度较小,如髋关节。③平面关节:关节活动性很小,称为微动关节,如肩锁关节和椎间关节,其关节面较平,又称平面关节,此类关节只能做微小的滑动。

2. 根据关节的结构

(1) 单关节:由两个骨的关节面组成,即一个关节头和一个关节窝,如肩关节和髋关节。

(2) 复合关节:由两个以上的关节面构成多个单关节,包在一个关节囊内,每个单关节都能单独活动,如肘关节。

3. 按关节的运动形式

(1) 单动关节:能单独进行活动的关节叫单动关节,绝大多数关节属于此类关节,如肩关节、踝关节等。

(2) 联动关节:也称联合关节,两个或多个独立关节,同时进行活动,共同完成一个动作。例如,前臂的桡尺近侧关节和桡尺远侧关节,它们共同运动完成前臂的旋内或旋外运动。这种关节,在结构上独立,运动时联合。

(四) 关节的运动

关节面的形态、运动轴的多少与方向,决定着关节的运动形式和范围,主要有以下几种运动形式(图 12-4)。

1. 屈和伸 屈和伸是指关节沿冠状轴进行的运动。运动时两骨之间的角度变小为屈,增大则为伸,但膝、踝关节则相反。

2. 外展、内收 外展、内收是指在冠状面内,绕矢状轴运动。远离正中面为外展;靠近正中面为内收。

3. 旋转 旋转是指绕垂直轴或自身的长轴旋转。运动时骨的前面转向内侧为旋内,转向外侧为旋外。前臂的旋内称为旋前,旋外称为旋后。

4. 水平屈伸 水平屈伸是指上臂先在肩关节处外展 90°,向前运动为水平屈,向后运动为水平伸。

5. 环转 环转是指骨的近端在原位转动,远端做圆周运动,整个骨运动的轨迹呈圆锥形。其实质是屈、展、伸、收的依次连续运动,凡能绕冠状轴和矢状轴运动的关节均可做环转运动。

(五) 影响关节运动幅度的解剖学因素

1. 关节运动幅度的概念 关节运动幅度是指运动关节绕某一运动轴,从动作开始至结束进行转动的最大活动范围,通常用角度来表示,是评定关节活动度的重要指标。

2. 影响关节运动幅度的解剖学因素 关节的灵活性和稳固性是关节的两个重要特征,两者之间是相互矛盾的。一般来说,灵活性好则稳定性差,稳固性好则灵活性就差。关节的灵活性与稳固性除受其本身结构制约外,还受多种因素的影响。

(1) 关节面积的弧度差:构成关节的两个关节面积弧度之差称为弧度差。弧度差越大,则关节的灵活性就越大,如肩关节。反之,灵活性就小,如髋关节。

(2) 关节囊的厚薄和松紧度:关节囊薄而松弛,则关节灵活性就大。反之,则灵活性就差。

(3) 关节韧带的多少与强弱:关节韧带多而强,则关节稳固性就好,但运动幅度就小,灵活性小。反之,关节的灵活性就大。

(4) 关节周围肌肉的伸展性和弹性:肌肉的伸展性和弹性越大,则关节越灵活;肌肉收缩力强,则关节稳固。因此,发展肌肉的伸展性和收缩力,对提高关节的灵活性和稳固

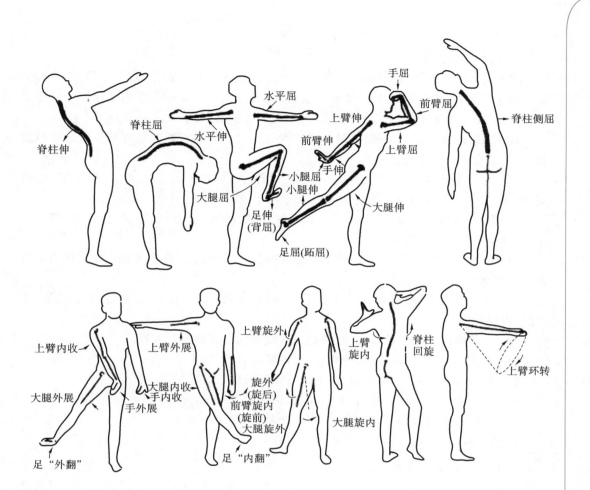

图 12-4　关节的运动类型

性有重要意义。

（5）关节周围的骨结构：关节周围的骨性突起常阻碍关节的运动幅度，如桡骨茎突，突起越大，则关节的灵活性就越小。

（6）其他因素：如年龄、性别等因素，对关节的灵活性也有一定的影响。

上述各因素中，有一些因素如肌肉、韧带和关节囊等软组织，可以通过柔韧性训练，使它们的伸展性和弹性得到提高。力量训练则使肌肉的收缩力增强，提高其稳固性。这样不仅大大提高了关节的灵活性，同时也加固了关节。

三、骨骼肌

人体的骨骼肌绝大多数附着于骨骼上，骨骼肌收缩时牵动骨骼，在神经系统的支配下引起人体的各种随意运动。各种体育动作都是由许多骨骼肌协同工作而完成的。同时，体育运动又明显地改善和提高了骨骼肌的形态结构和功能。全身共有骨骼肌 600 余块。成年人的骨骼肌约占人体重的 40%（女性为 35%），而四肢肌又占全身肌肉的 80%，其中下肢肌占全身肌肉的 50%。每块肌肉都具有一定的位置、形态、构造和功能，并有丰富的血管、淋巴管和神经分布，故每块肌肉都可视为一个器官。

（一）骨骼肌的分类和命名

1．骨骼肌的分类

（1）肌肉形状分类：按肌肉的形状可分为长肌、短肌、阔肌和轮匝肌。长肌呈梭形，主要分布于四肢，收缩时可产生大幅度的运动。短肌短小，主要分布于躯干深层。阔肌扁薄宽大，多分布于躯干浅层。轮匝肌呈环形，位于孔裂的周围，收缩时可关闭孔裂。

（2）肌腹的数量：按肌腹的数量分为单腹肌、二腹肌、多腹肌。肌腹与肌腹之间以腱相连，如腹直肌。大多数肌肉为一个肌腹。

（3）肌肉跨过的关节分类：跨过一个关节的肌肉，称为单关节肌；跨过两个关节的肌肉，叫双关节肌；跨过两个以上的关节的肌肉，称为多关节肌。

2．骨骼肌的命名　肌肉可根据其肌头的数量、机能、起止点、形状、位置、位置和大小、纤维方向和部位等命名。

（1）按肌头的数量命名：根据肌头的多少可分为二头肌、三头肌和四头肌。肌头是指肌肉的起点腱，大多数肌肉为单头肌。

（2）按机能命名：按机能命名的有屈肌、伸肌、展肌、收肌、旋前肌、旋后肌、括约肌、开大肌、提肌等。

（3）按肌肉的起止点命名：如肱桡肌、胸锁乳突肌、肩胛舌骨肌等。

（4）按形态命名：如斜方肌、菱形肌、三角肌、梨状肌等。

（5）按位置命名：如肩胛下肌、冈上肌、冈下肌、肱肌等。

（6）按位置和大小综合命名：如胸大肌、胸小肌、臀大肌等。

（7）按纤维方向和部位综合命名：如腹外斜肌、肋间外肌等。

（二）骨骼肌的构成

骨骼肌由肌腹、肌腱构成。

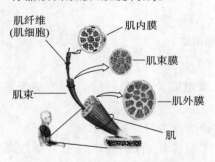

图 12-5　骨骼肌肌腹横切面

1．肌腹　肌腹主要由肌纤维构成，每条肌纤维长度在 1 mm～15 cm 之间。较长的肌肉是由若干肌纤维连接而成。每条肌纤维的外面包有一层结缔组织膜，称肌内膜。100～150条肌纤维集合在一起形成肌束，外面包有肌束膜。由若干肌束组成整块肌腹，外面包有肌外膜。在肌内膜、肌束膜和肌外膜中都分布有丰富的血管和神经，与肌肉的营养和神经支配有关（图 12-5）。

2．肌腱　肌腱大都位于肌腹两端。肌腱由胶原纤维束构成，胶原纤维不是平行排列，而是互相交织成辫状。肌腱没有收缩功能，但有很强的抗张力（拉力）性能。实验表明，成年人的肌腱，每平方厘米的抗张力达 661～1265 kg，而松弛的肌肉抗张力强度只有5.44 kg。肌纤维和肌腱的胶原纤维之间并不直接相连，在肌纤维末端，肌内膜增厚而与肌腱的胶原纤维相连。

3．骨骼肌中的血管　骨骼肌中含有丰富的血管，尤其是毛细血管特别丰富。据估计，在人的骨骼肌中，每平方毫米约有毛细血管 3000 条，全部肌肉毛细血管长度约为 10万 km。在安静时，肌肉中毛细血管并不是全部都开放，一般每平方毫米只有 100 条毛细血管开放。而在激烈运动时，可有 3000 条毛细血管开放（表 12-2）。

表 12-2　安静和运动时骨骼肌中毛细血管的变化

状态	每平方毫米肌肉中毛细血管开放数/条	每平方厘米肌肉中开放毛细血管的表面积/cm²	开放毛细血管容积/肌容积/（%）	毛细血管直径/μm
安静	31.85	3.0～8.0	0.02～0.06	3
按摩	1400	200	2.8	4.6
运动	2500	360	5.5	5
最大运动	3000	750	15	8

4. 骨骼肌中的神经　骨骼肌中分布的神经有运动神经、感觉神经和交感神经三类。运动神经支配骨骼肌的运动。一个运动神经元以及它所支配的肌纤维数量构成一个运动单位。运动单位是骨骼肌的基本机能单位。一般的运动单位约有 100 条肌纤维，而较大的运动单位则有 1000～2000 条肌纤维，运动单位愈大、收缩力愈强。大块肌肉由大运动单位构成。本体感觉神经起于肌梭、腱梭和环层小体等本体感受器，向神经中枢传导运动器官的运动状态。另外，还有传导一般感觉的神经纤维。肌肉中的交感神经兴奋可开放毛细血管，改善肌肉营养，又称营养性神经。

（三）骨骼肌的辅助结构

肌肉周围有一些协助肌肉活动的结构，称为肌肉的辅助结构。主要的有筋膜、腱鞘、滑液囊、籽骨和滑车等。

1. 筋膜　筋膜是包在肌肉周围的结缔组织膜，较厚。分为浅筋膜和深筋膜。浅筋膜又称皮下筋膜，位于皮肤深层，由疏松结缔组织构成。深筋膜由致密结缔组织构成，包在肌肉周围。深筋膜构成肌鞘和肌间隔，分隔各块肌肉或肌群，保证每块肌肉或肌群能单独活动，互不干扰。同时对肌肉还有保护作用（图 12-6）。

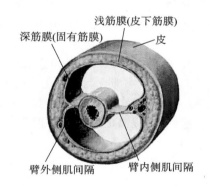

图 12-6　筋膜

2. 腱鞘　腱鞘是套在肌腱外面的结缔组织膜，呈长管状（图 12-7）。腱鞘由外层和内层组成，外层厚而韧，称纤维鞘。内层称滑液鞘，分为壁层和脏层，两层之间有滑液。脏层连于肌腱，壁层连于纤维鞘。腱鞘有保护肌腱的作用，主要分布在手和足部的肌腱外面。

3. 滑液囊　滑液囊也称滑膜囊，内有滑液可减少摩擦。滑液囊位于软组织与骨之间，有肌下滑膜囊、腱下滑膜囊和皮下滑膜囊等。

4. 籽骨　籽骨由肌腱骨化而成，通常位于肌肉止点腱与骨之间。例如，髌骨就是股四头肌止点腱与股骨髌面之间的籽骨。籽骨可以增大肌肉的肌拉力角，从而加大了肌肉工作的力臂有利于肌肉发力。

5. 滑车　滑车有两种，一种是骨性滑车，即骨性槽，滑车表面覆以软骨，有肌腱或籽骨在此滑动。如股骨下端前面的髌面，就是骨性滑车，髌骨在此滑动。还有足骨的内、外踝等处都有骨性滑车存在。另一种滑车是由结缔组织构成的环，有肌腱从环中通过。滑车可以防止肌腱向旁边移位；此外，肌腱通过滑车后往往会改变拉力方向。上述这些辅助结构与肌肉的机能密切相关，为肌肉的工作提供了有利的力学条件。

Note

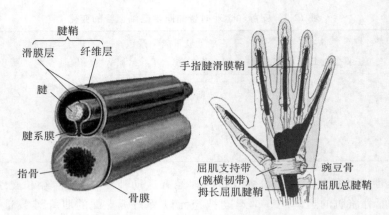

图 12-7　腱鞘

（四）骨骼肌的物理特性

1. 收缩性　收缩性是肌肉的重要特性,表现为肌肉长度的缩短和张力的变化。肌肉收缩时肌纤维长度可缩短 $1/3\sim1/2$。有时肌肉收缩,但长度不变化,被称为等长收缩。即使在静息状态,也有少量运动单位轮流收缩,使肌肉保持一定的紧张度,以维持某种姿势。

2. 伸展性与弹性　骨骼肌具有伸展性和弹性。肌肉在外力作用下可被拉长,为肌肉的伸展性;当外力消失时,肌肉又恢复到原来形状,为肌肉的弹性。适当的提高肌肉的伸展性和弹性,对肌肉工作很有利。因此,加强肌肉柔韧性训练和力量训练都是十分重要的。

3. 黏滞性　肌肉的黏滞性是由肌肉内部胶状物(原生质)所造成的,在肌肉收缩时所产生的阻力。黏滞性与温度的变化有密切关系,温度越低黏滞性越大;温度越高,黏滞性就越小,越灵活。因此在运动前需要做准备活动(也叫热身运动),其可提高肌肉温度,减少黏滞性,对提高成绩和减少损伤有重要意义。冬季肌肉容易拉伤,应特别注意做好准备活动。

（五）骨骼肌的工作条件

每块肌肉的附着点,可分为起点与止点。起点通常是指肌肉靠近身体正中面或在肢体近端的附着处;止点则是指肌肉远离正中面或在肢体远端的附着处(图 12-8)。肌肉的起点与止点是人为确定的、固定不变的。肌肉收缩时,通常一骨的位置相对固定,另一骨的位置相对移动,从而产生动作。肌肉在固定骨上的附着点称为定点,在移动骨上的附着点称为动点。由于运动中固定骨和移动骨在一定条件下可相互转换,所以,肌肉的定、动点也是可以转换的。

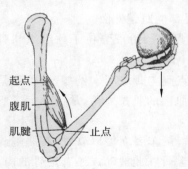

图 12-8　肌肉起止点

1. 近固定与远固定

（1）近固定:当肌肉收缩时,起点相对固定,则称为近固定。此时,起点为定点,止点则为动点。

（2）远固定:当肌肉收缩时,止点相对固定,则称为远固定。此时,止点为定点、起点则为动点。

例如在做推铅球动作时,伸肘关节的肱三头肌是近固定工作。在做俯卧撑动作时,伸肘关节的肱三头肌则是远固定工作。

2.上固定与下固定　主要是指分布在躯干腹侧和背侧的肌肉。它们的肌纤维呈上、下行排列,肌肉的上端连于胸廓,下端连于骨盆,如腹直肌、竖脊肌等。

(1)上固定:当胸廓相对固定,骨盆运动时,参与工作的肌肉是做上固定工作,例如"仰卧位骨盆前倾"。

(2)下固定:当骨盆相对固定,胸廓运动时,参与工作的肌肉则做下固定工作,例如"仰卧起坐"。

3.无固定工作　若肌肉收缩时,两端的附着骨都运动,则称为无固定工作,例如挺身跳远的腾空动作。

(六)骨骼肌的配布规律

骨骼肌是人体运动的原动力,全身有数百块肌肉参与躯体的随意运动,而每一块肌肉在运动中发挥着不同的作用。根据对关节所起运动的作用,骨骼肌分为屈肌、伸肌、外展肌、内收肌、旋内肌和旋外肌等。这种分法是以具体关节的运动形式为依据的,具有永恒性。例如,肱二头肌是肘关节的屈肌,肱三头肌是肘关节的伸肌,这是固定不变的。

上述各种肌肉在躯体上的配布规律,与具体关节所固有的运动轴有关。例如,肘关节可做屈伸运动,在肘关节的前面配布的肌肉称为屈肌,在后面配布的肌肉则称为伸肌;前臂可做旋前、旋后运动,所以在前面分布有旋前肌,后面分布有旋后肌。此外人体各部分肌肉的体积、数量和灵活程度等,与该肢体所承受的负荷与机能活动有密切关系。例如,下肢肌肉较上肢明显发达。

(七)影响肌力的主要因素

1.肌肉的生理横断面　所谓"生理横断面"就是横切一块肌肉所有肌纤维所得横断面的总和。它有别于"解剖横断面",后者只是简单的沿肌肉纵轴作垂直切面,而前者要垂直切割每一条肌纤维(图12-9)。

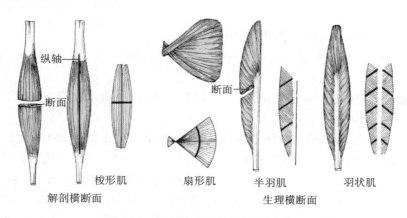

图12-9　解剖横断面与生理横断面

梭形肌的肌纤维排列,大致与肌肉纵轴平行,因此梭形肌的生理横断面与解剖横断面相同。而羽状肌的肌纤维斜行排列,因此生理横断面大于解剖横断面。这说明羽状肌的收缩力明显大于相同体积的梭形肌。但由于羽状肌的纤维短,所以收缩幅度小。

2.肌肉的长度　一根普通的肌纤维能够缩短至安静时长度的一半,同样也能伸长至安静时长度的一半。肌纤维最大长度与最小长度之差,就是它的收缩幅度。肌肉收缩前的长度叫初长度。在生理范围内使肌肉的初长度拉长,除能增加肌肉收缩的速度和幅度

Note

外,还能增加肌肉的收缩力量。例如,足背屈至 60°拉长小腿三头肌,可使收缩力量能从 384 kg 增至 598 kg。当肌肉发挥最大收缩力量时的初长度称为最佳初长度。

3. 肌肉的募集 一个运动神经元连同所支配的肌纤维,称为一个运动单位。同时投入收缩的运动单位数量越大,肌力也越大,称为肌肉的募集。

4. 年龄和性别的影响 肌力的大小,与年龄和性别有一定的关系。人在 30 岁左右肌力达到最高峰。女子肌力一般小于男子。

(八)肌肉伸展性训练的原则和方法

肌肉伸展性训练应遵循循序渐进、动与静结合的原则。伸展性训练可按照超负荷原理,采用拉伸方法进行训练。拉伸的方法分为两类,一类为静力拉伸法;另一类为动力拉伸法。静力拉伸法是一种缓慢持续的拉伸;动力拉伸法是一种节奏较快并多次重复的拉伸。目前,国外多采用超负荷静力拉伸法,其方法是训练者在拉伸软组织时,迫使被拉伸的软组织达到"酸、胀、痛"的位置并略微超过一些,停留约 10 s,每天重复 15 次左右,可分数次进行。

1. 训练前热身 伸展性训练必须在热身练习后进行,切不可用力过猛。因为肌肉韧带、筋膜等软组织是黏滞体,具有黏滞性。黏滞性与温度有密切关系,温度越高,黏滞性越小,灵活性就大。在黏滞性小的情况下拉伸效果好,而且不易受伤。但在疲劳的情况下训练要慎重,以免损伤。

2. 循序渐进 伸展性训练必须按照先易后难、循序渐进的原则进行训练。因为肌腱、韧带、筋膜和关节囊等致密结缔组织的主要成分为胶原纤维,其抗拉性很强,弹性差,需长期训练。训练时用力要柔和、缓慢,切忌暴力。

3. 动、静结合 按照以静力拉伸为主,动、静结合的原则训练。

4. 与力量性训练相结合 伸展性训练必须与力量性训练相结合,并交替进行。单纯的力量性训练会降低柔韧性,单纯的柔韧性训练又会影响关节的稳固性,所以,两种训练要有机地结合,穿插进行。

(九)肌肉力量性训练的原则和方法

肌肉力量训练应遵循循序渐进、先热身后放松的原则。抗阻力训练是力量训练最基本的方法。

1. 先热身后放松 力量训练前应先做热身运动,以免造成损伤;训练后一定要进行放松活动,防止肌肉僵硬,可采用抖动或按摩等方法。

2. 循序渐进采用不同的训练方法 实验证明,用小于最大负荷的四分之一进行训练时,参与活动的主要是慢肌纤维;用最大负荷的四分之一到二分之一进行训练时,则主要是快肌纤维参与活动。因此,训练耐力,可采取小强度多次重复的方法;训练力量和速度,则采用大强度和快速运动的方法,以提高肌肉的爆发力。通过系统的小负荷、多重复的训练会使红肌纤维明显增粗,体积增大;大强度训练可使白肌纤维明显增粗,体积增大;中等量训练,两者均有发展。

3. 采用增大阻力臂的方法来提高训练难度 在阻力不变的情况下,增大阻力臂就会使阻力矩增大,而阻力矩增大,就必须要增大力矩。肌拉力线的力臂是不能随意改变的,所以要增大力矩,就必须要增大肌肉的收缩力。例如,用仰卧起坐来训练腹肌的力量,可采用三种姿势:即上肢放在体侧;上肢放在胸前;上肢放在头部。由于上肢的上移,使上体的重心也随之向上移,阻力臂也就逐渐延长,阻力矩增大,以上肢放在头部姿势阻力矩为最大,训练肌力的效果最好。

4. 近固定练习与远固定练习相结合 在进行力量训练时,既要采用近固定练习,又要采用远固定练习。近固定练习指靠近躯干位置固定的健身方式,远固定练习指远离躯干位置固定的健身方式。一般情况下,以躯干作为支撑的健身方式为近固定练习,其运动方式包括卧推、卧举哑铃等,而以手脚、膝肘为支撑的健身方式为远固定练习,其运动方式包括俯卧撑、蹲举等。实验证明,在做近固定屈髋时,髂腰肌的作用远远超过股直肌;而在做远固定屈髋时,则股直肌的作用就显著加强了。

5. 利用多关节肌的"主动不足"来训练肌肉力量 多关节肌作为原动肌工作时,其肌力充分作用于一个关节后,就不能再充分作用于其他关节,这种现象叫多关节肌"主动不足",其实质是肌力不足。比如充分屈指后,再屈腕,则会感到屈指无力(原来握紧的物体有松脱感),这就是前臂屈肌群发生了多关节肌"主动不足"的现象,因此在训练过程中如果出现此现象,应注意发展该肌肉群的力量。

第二节 运动系统的功能

一、运动

运动系统顾名思义其首要的功能是运动。全身骨与骨连结构成骨骼,骨骼肌附于骨骼上,收缩时,牵引骨移动位置,产生运动。人的运动是很复杂的,包括简单的移位和高级活动如语言、书写等,都是在神经系统支配下,肌肉收缩而实现的。即使一个简单的运动往往也有多数肌肉参加,一些肌肉收缩,承担完成运动预期目的的角色,而另一些肌肉则予以协同配合,甚或有些处于对抗地位的肌肉此时则适度放松并保持一定的紧张度,以使动作平滑、准确,起着相辅相成的作用。

二、支持

骨骼还是人体的支架,它与肌肉共同构成人体体形、支撑体重和内部器官以及维持人体姿势。人体姿势的维持除了骨和骨连接的支架作用外,主要靠肌肉的紧张度来维持。骨骼肌经常处于不随意的紧张状态中,即通过神经系统反射性地维持一定的紧张度,在静止姿态,需要互相对抗的肌群各自保持一定的紧张度取得动态平衡。

三、保护

骨骼和肌肉构成体腔的壁,如颅腔、胸腔、腹腔和盆腔以保护内脏。颅腔保护和支持着脑髓和感觉器官;胸腔保护和支持着心、大血管、肺等重要脏器;腹腔和盆腔保护和支持着消化、泌尿、生殖系统的众多脏器。这些体腔由骨和骨连结构成完整的壁或大部分骨性壁;肌肉也构成某些体腔壁的一部分,如腹前、外侧壁,胸廓的肋间隙等,或围在骨性体腔壁的周围,形成颇具弹性和韧度的保护层,当受外力冲击时,肌肉反射性地收缩,起着缓冲打击和震荡的重要作用。

另外运动系统内有一些在体表可摸到或看到的骨性或肌性标志在临床上有重要的意义,这些标志常用来确定内脏器官、血管和神经的位置以及针灸取穴的部位。

Note

第三节　运动系统常见疾病

随着医学科学的发展,生活条件的改善和寿命的延长,运动系统内不同疾病的发生率也发生了变化。例如 1930—1950 年的多发病骨结核、化脓性骨髓炎及脊髓灰质炎后遗症等现均已少见,而老年骨折、骨关节病、颈臂痛及腰腿痛的发病率相对提高。随着高速交通工具的发展,创伤的发病率也有了一定的提高。按病变部位可分为骨骼疾病、关节疾病、肌肉(包括肌腱及其他软组织)疾病三类,运动系统常见疾病有骨质疏松、骨质增生、颈椎病、腰椎间盘突出、肩周炎、腰肌劳损、软组织扭伤等,现以骨质疏松症、颈椎病、踝关节周围软组织扭伤为例简介如下。

一、骨质疏松症

骨质疏松症是全身性的骨量降低,骨组织微结构退化,导致骨脆性增加,极易造成骨折的一种疾病。

(一) 病因和发病机制

(1) 中、老年人性激素分泌减少是导致骨质疏松的重要原因之一。

(2) 随年龄的增长,钙调节激素的分泌失调致使骨代谢紊乱。

(3) 老年人由于牙齿脱落及消化功能降低,多有营养缺乏,致使蛋白质、钙、磷、维生素及微量元素摄入不足。

(4) 随着年龄的增长,户外运动减少也是老年人易患骨质疏松症的重要原因。

(5) 近年来分子生物学的研究表明骨疏松症与维生素 D 受体基因变异有密切关系。

(二) 临床表现

1. 疼痛　原发性骨质疏松症最常见的症状,以腰背痛多见,占疼痛患者中的 70%～80%。

2. 身长缩短、驼背　多在疼痛后出现。

3. 骨折　这是退行性骨质疏松症最常见和最严重的并发症。

4. 呼吸功能下降　胸、腰椎压缩性骨折,脊柱后弯,胸廓畸形,可使肺活量和最大换气量显著减少。

(三) 辅助检查

1. 生化检查　测定血、尿的矿物质及某些生化指标有助于判断骨代谢状态及骨更新率的快慢,对骨质疏松症的鉴别诊断有重要意义。

2. X 线检查　X 线为一种较易普及的检查骨质疏松症的方法。

3. 骨密度测量　目前临床常用的测量骨密度的方法有:单光子吸收测定法(SPA),双能 X 线吸收测定法(DEXA),定量 CT(QCT),超声波(USA)。

(四) 治疗原则

预防病理性骨折和解除腰背痛是治疗目的。对于原发性骨质疏松症的治疗仍以药物为主,如钙剂、雌激素、降钙素、维生素 D。

二、颈椎病

颈椎间盘退变及其继发性改变,可刺激或压迫相邻脊髓、神经、血管等组织,引起相应的症状和体征,称为颈椎病。仅有颈椎的退行性改变而无临床表现者则称为颈椎退行性改变。

(一)病因和发病机制

(1)颈椎间盘退行性变是颈椎病发生的主要原因。

(2)发育性颈椎管狭窄、后纵韧带骨化是颈椎病发生的重要前置因素。

(3)外伤是颈椎病发生的诱因。急性损伤可使原已退变的椎体、椎间盘损害加重而诱发颈椎病。慢性损伤可加速已退变颈椎的退变过程。

(二)临床表现

根据受累组织和结构的不同,颈椎病分为颈型、神经根型、脊髓型、椎动脉型、交感型和混合型。不同类型颈椎病有不同临床表现,但其主要症状是头、颈、肩、背、手臂酸痛,颈坚硬,活动受限。

(三)辅助检查

颈椎病的诊断主要依靠临床表现及影像检查,但在条件许可时,借用一些辅助方法,如 X 线、CT、磁共振、椎动脉造影等可对确定病变的性质、部位及鉴别诊断有一定帮助。

(四)治疗原则

颈椎病应以解除肌肉痉挛,使椎间隙增大,减少椎间盘压力为治疗原则。治疗上以非手术治疗为主,必要时采取手术治疗。

三、踝关节周围软组织扭伤

在外力作用下,关节骤然向一侧活动而超过其正常活动度时,引起关节周围软组织如关节囊、韧带、肌腱等发生撕裂伤,称为关节扭伤,如常见的踝关节周围软组织扭伤。

(一)病因和发病机制

踝部包括踝关节和距骨下关节,是下肢承重关节。在过度的强力内翻或外翻活动时,均可引起外侧或内侧韧带损伤,部分撕裂或完全断裂或撕脱骨折。大多是因为身体失去重心,落地时踩在别人的脚上或脚被绊时出现。

(二)临床表现

扭伤时,轻者局部会发生关节肿胀、疼痛,严重时甚至造成骨折。

1. 外侧韧带损伤　由足部强力内翻引起。因外踝较内踝长,外侧韧带薄弱,足内翻活动度较大,临床上外侧韧带损伤较为常见。其临床表现是踝外侧疼痛、肿胀、走路跛行;有时可见皮下瘀血;外侧韧带部位有压痛;使足内翻时,引起外侧韧带部位疼痛加剧。外侧韧带完全断裂较少见,局部症状更明显。

2. 内侧韧带损伤　由足部强力外翻引起,发生较少。

(三)辅助检查

应注意疼痛、压痛点的位置,肿胀的程度,关节是否畸形,并行踝关节正、侧位 X 线检查。

(四)治疗原则

简单有效的方法是急性期(一般在 24 h 内)立即冷敷,因低温可使血管收缩、减轻关节红肿等局部炎症反应,可用冰袋或者湿冷毛巾冷敷,一般持续半小时。待病情稳定后采取热敷,可将扭伤关节浸没于温水中,适宜的温热刺激可使血管扩张,增强局部血流和代谢,有利于受损部位的愈复,同时可以配合药物治疗和适度的关节功能训练。关节积血较多者,应在无菌技术下及时抽出,以免后遗关节内粘连。韧带断裂或撕脱骨折而影响关节稳定者,需行手术复位修补,以免引起反复扭伤,造成关节软骨损伤和创伤性关节炎。

目标检测

一、名词解释

1. 骨骺　2. 骨小梁　3. 骨龄　4. 屈、伸运动　5. 收、展运动　6. 关节运动幅度
7. 环转运动　8. 肌肉的起点和止点　9. 运动单位　10. 肌肉初长度　11. 肌肉的伸展性

二、单项选择题

1. 关于骨的描述,错误的是(　　)。

A. 骨是一种器官　　　　　　　　　　　B. 骨又称为骨骼

C. 成人共有 206 块骨　　　　　　　　　D. 分为中轴骨和四肢骨两个部分

E. 主要由骨质、骨膜和骨髓构成

2. 骨损伤后能参与修复的结构是(　　)。

A. 骨质　　　B. 骨髓　　　C. 骨骺　　　D. 骨膜　　　E. 关节软骨

3. 老年人易发生骨折的原因是由于骨质中(　　)。

A. 骨密质较少　　　　　　　　　　　　B. 有机成分含量相对较多

C. 有机成分和无机成分各占一半　　　　D. 骨松质较多

E. 无机成分含量相对较多

4. 儿童少年的长骨不断长长的原因是(　　)。

A. 骨膜内的成骨细胞不断分泌骨质的结果　　B. 骨骺不断增生的结果

C. 骺软骨不断增长、骨化的结果　　　　　　D. 骨细胞不断分裂、增大的结果

E. 以上都不正确

5. 体内缺乏什么时,儿童期易造成佝偻病,成人则易形成骨质疏松症?(　　)

A. 维生素 D　　　　　　　B. 维生素 C　　　　　　　C. 维生素 A

D. 蛋白质　　　　　　　　E. 生长激素

6. 关于骨的功能,错误的是(　　)。

A. 支架功能　B. 保护功能　C. 杠杆功能　D. 钙磷仓库　E. 以上都不对

7. 体育锻炼可使骨发生良好的变化,下列除哪一项外,都是正确的?(　　)

A. 骨干增粗,长度增加　　　　　　　　B. 骨密质增厚

C. 有机物增多,无机物减少　　　　　　D. 骨小梁变粗、增多,排列清晰

E. 在抗压、抗弯曲和抗扭转方面的性能均有提高

8. 构成关节的三要素是(　　)。

A. 关节面,关节囊,关节唇　　B. 关节面,关节囊,关节腔　　C. 韧带,关节囊,关节腔

D. 关节盘,关节唇,关节腔　　E. 关节内软骨,关节囊,关节腔

9. 关节面软骨(　　)。

A. 多是纤维软骨　　　　　B. 多是透明软骨　　　　　C. 多是弹性软骨

D. 多是混合性软骨　　　　E. 以上都不正确

10. 沿冠状轴在矢状面内进行的运动叫(　　)。

A. 旋内、旋外　　　　　B. 外展、内收　　　　　C. 屈、伸

D. 环转　　　　　　　　E. 水平屈伸

11. 影响关节运动幅度的关键因素是(　　)。

A. 关节囊的厚薄　　　　　　　　B. 关节韧带的多少

C. 关节周围肌肉的伸展性　　　　D. 关节面积的弧度差大小

E. 关节周围的骨结构

12. 肌肉的起点是指肌肉(　　)。

A. 收缩时相对固定的点　　B. 收缩时的动点　　　C. 靠近身体正中面的点

D. 靠近肢体远端的点　　　E. 远离正中面一端的附着点

13. 下列骨骼肌的物理特性,错误的是(　　)。

A. 收缩性　　B. 伸展性　　C. 黏滞性　　D. 弹性　　　E. 以上都不正确

14. 肌肉工作时远固定是指肌肉(　　)。

A. 起点相对固定　　　　B. 止点相对固定　　　　C. 止点运动,起点固定

D. 起止点都不固定　　　E. 起止点都固定

15. 下列影响肌力大小的主要因素,错误的是(　　)。

A. 肌肉的生理横断面　　B. 肌肉的长度　　　　　C. 年龄和性别的影响

D. 肌肉的募集　　　　　E. 以上都不正确

16. 下列肌肉伸展性训练的原则和方法,错误的是(　　)。

A. 训练前热身　　　　　B. 循序渐进　　　　　　C. 动、静结合

D. 与力量性训练相结合　E. 以上都不正确

三、问答题

1. 试述新鲜骨的构造。

2. 一般人在 25 周岁以后身高不再增长,原因何在?

3. 全身 206 块骨是如何连接的?

4. 试述肌肉的大体结构。

5. 肌肉力量性训练的原则和方法有哪些?

(张　丽)

参考文献

CANKAOWENXIAN

[1] 贺伟,李光辉,张洁琼.正常人体机能[M].武汉:华中科技大学出版社,2011.

[2] 朱大年,王庭槐.生理学[M].8版.北京:人民卫生出版社,2013.

[3] 王玢,左明雪.人体及动物生理学[M].2版.北京:高等教育出版社,2001.

[4] 刘玲爱.生理学[M].5版.北京:人民卫生出版社,2006.

[5] 姚泰.生理学[M].2版.北京:人民卫生出版社,2010.

[6] 白波,高明灿.生理学[M].6版.北京:人民卫生出版社,2011.

[7] 王玉勤.生理学[M].北京:中国中医药出版社,2015.

[8] 罗自强.生理学学习指导与习题集[M].2版.北京:人民卫生出版社,2013.

[9] 杨爱红.正常人体机能·生理学[M].上海:第二军医大学出版社,2016.

[10] 徐玲.人体机能学[M].2版.北京:科学出版社,2017.

[11] 武煜明,李小山.解剖生理学[M].北京:中国中医药出版社,2016.

[12] 涂腊根,况炜.基础医学概论[M].北京:人民军医出版社,2012.

[13] 王之一,冯建疆.正常人体学基础[M].3版.北京:科学出版社,2016.

[14] 汪华侨.功能解剖学[M].2版.北京:人民卫生出版社,2013.

[15] 郭华.常见疾病康复[M].2版.北京:人民卫生出版社.2016.